W0190659

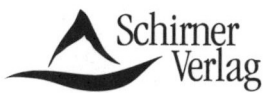
Schirner
Verlag

Schamanismus, Huna und Systemisches: In vier Monaten anhand eines detaillierten Übungskalenders mit 89 Übungen aus der schamanischen Welt zur Selbstheilung; selten gab es ein so klar strukturiertes Buch über die Anwendung schamanischer Weisheiten in verständlichen Übungen, mit denen Sie ohne Vorkenntnisse in der Lage sind, wieder ganz und heil zu werden.

Von einfachen ersten Atem- und Visualisierungsübungen bis hin zu den schamanischen Reisen in die Unter- und Oberwelt beinhaltet dieser Kurs eine Vielzahl von Übungen und Erklärungen, die Sie auf den Weg zu Erkenntnis und Heilung leiten. Spielerisch erlernen Sie so das geheime Wissen der Schamanen, Sie lernen, Ihr Leben zu erträumen und Ihre Träume zu realisieren, Sie lernen Vergangenheit und Zukunft zu verändern.

Undogmatisch und gelegentlich auch mit einem Augenzwinkern nimmt Oliver Driver dem Leser die Angst vor dem spirituellen Weg. Nach der »Reise meines Lebens«, einem spirituellen Roman, ist dieses Buch die Ergänzung für die praktische Arbeit dazu.

Oliver Driver

Selbstheilungspraxis
Der schamanische Weg

Ein Weg der Leichtigkeit durch
die Kraft der Seele

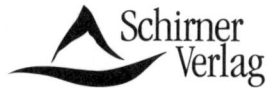
Schirner
Verlag

Haftungsausschluss

Die Angaben sowie die vorgeschlagenen Methoden und Mittel zur Selbsthilfe wurden vom Autor nach bestem Wissen zusammengestellt. Die Inhalte wurden mit größter Sorgfalt geprüft. Fehler können trotzdem nicht vollständig ausgeschlossen werden. Inhaltliche Fehler eröffnen keinen Haftungsanspruch gegen den Autor oder den Verlag. Beide übernehmen daher keine Garantie.

Die Inhalte dieses Werkes sind keine Heilzusagen und ersetzen in keinem Fall die Diagnose und Therapie von Erkrankungen und anderen körperlichen Störungen durch einen Arzt oder Heilpraktiker. Autor und Verlag distanzieren sich daher ausdrücklich von Heilaussagen und Heilversprechen. Die beschriebenen Methoden und Ernährungsvorschläge sind kein Therapieersatz.

Alle Informationen sollen Ratsuchenden eine unverbindliche Hilfe sein und können eine Therapie begleiten. Jeder Benutzer wird allerdings angehalten, ein Risiko sorgfältig für sich selbst zu prüfen beziehungsweise die Unbedenklichkeit für diesen Einzelfall durch Konsultation eines Arztes überprüfen zu lassen.

ISBN 978-3-89767-874-3

Oliver Driver:	Umschlag: Silja Korsmeier, Schirner
Selbstheilungspraxis	unter Verwendung des Bildes
Der schamanische Weg	Nr. 5393524, www.fotolia.de
Ein Weg der Leichtigkeit durch	Redaktion: Beate Christmann, Schirner
die Kraft der Seele	Satz: Sebastian Carl, 83123 Amerang
© 2010 Schirner Verlag, Darmstadt	Printed by: ren medien, Filderstadt, Germany

www.schirner.com

5. Auflage April 2014

Für meine Ahnen!

Ich danke allen meinen Lehrern, die mir vieles beigebracht haben, und den Autoren der wundervollen Bücher, die mich inspiriert haben und von denen ich neue Ideen und Anregungen bekam:

Alberto Villoldo, Serge Kahili King, Daan van Kampenhout, Martin Brune, Don Pedro Guerra Gonzales, Don Ramon Phacsi, Charles F. Haanel, Alfred Pallas, Eva Ulmer-Janes, Deepak Chopra, Paul Ka`ikena Pearsall, Osho, Sir Edwin Arnold, Theo Fischer, Dalai Lama, Thich Nhat Hanh, Jack Kornfield, Lama Anagarika Govinda, Erich Fromm, Daisetz Teitaro Suzuki, Holger Kalweit, Winfried Picard, Hans Findeisen, Sandra Ingerman, Felicitas Goodman, Bear Heart, Carlo Zumstein, Nevill Drury, Henry Krotoschin, Max Freedom Long, Michael Harner, Joan Halifax, Elizabeth B. Jenkins, Marlo Morgan, Carlos Castaneda, Klaus P. Horn, Barbara Ann Brennan, Dan Millman, Jean Houston, William Buhlman, Napoleon Hill, Neal Donald Walsh, Jane Roberts, Richard Bandler, Jon Kabat-Zin, Byron Katie, Clemens Kuby, Eckhart Tolle, Willigis Jäger, Brandon Bays, Rupert Sheldrake, Fritjof Capra, V.J. Becker, Arnold Mindell, Ken Wilber, Jörg Starkmuth, Mircea Eliade, René Egli und all denen, die ich hier vergessen habe.

INHALT

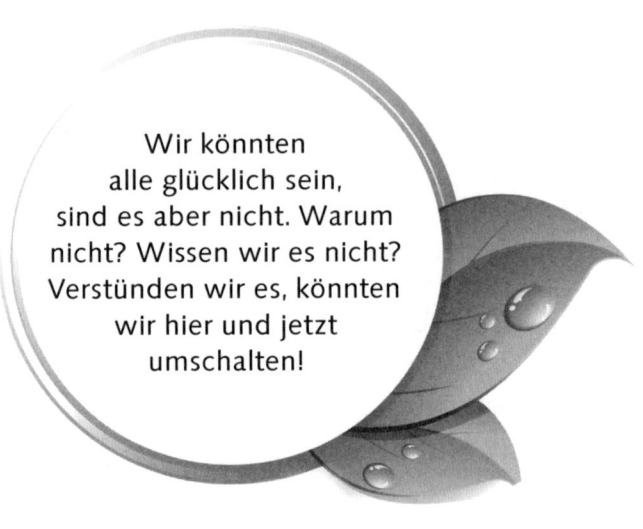

Wir könnten
alle glücklich sein,
sind es aber nicht. Warum
nicht? Wissen wir es nicht?
Verstünden wir es, könnten
wir hier und jetzt
umschalten!

Vorwort

»Wenn Spiritualität ein Medikament wäre,
wäre es längst zugelassen, denn sie wirkt.«[1]

Wie wirklich ist Ihre Wirklichkeit? Die Konstruktivisten des 20. Jahrhunderts waren der Ansicht, dass wir außerhalb von uns selbst nichts erkennen können, sondern dass wir unser Erleben erfinden. Die Schamanen sagen, dass wir unser Leben er-träumen. Sie sagen, dass, wer bewusst träumt, sich und die Welt verändern kann. Wo niemand träumt, da ist keine Bewegung mehr, da steht die Welt still.

> Wer bewusst träumt, kann sich und die Welt verändern!

Schließen Sie jetzt doch bitte einfach einmal Ihre Augen, und stellen Sie sich ein kleines Wesen vor, vielleicht so etwas wie einen Gremlin. Dieses Wesen ist stark behaart, trägt eine Nickelbrille und einen Schlapphut. In der linken Hand hält es einen Zauberstab und in der rechten Hand ein riesiges, weißes Kaninchen. Während ich diese Zeilen schreibe ist gerade Weihnachtszeit, und es liegt nahe, sich den Gremlin in einem Weihnachtsmannkostüm vorzustellen. Stellen Sie sich vor, wie dieses Wesen jetzt genau hinter Ihnen sitzt, bereit, Sie anzuspringen. Malen Sie sich dieses Bild detailliert aus, riechen Sie den Geruch von Tier. Gelingt Ihnen das? Haben Sie das Bild vor Augen? Versuchen Sie das jetzt, und lesen Sie erst danach weiter!

1 Ellis Huber, ehemaliger Präsident der Berliner Ärztekammer, zitiert in *Psychologie Heute Kompakt*. 19/2008. S. 40.

Glückwunsch, Sie können *sehen*, soeben haben Sie Ihren ersten Spirit gesehen.

Deswegen haben Sie aber wohl kaum dieses Buch gekauft, oder? Verabschieden Sie sich von der Vorstellung, dass Schamanismus und (Selbst-)Heilung in dieselbe Ecke gehören wie Tischerücken und Geisterbeschwörung. Spiritualität und Mystik haben nichts mit entrückten Bewusstseinszuständen, Ekstase oder außerkörperlichen Erfahrungen zu tun. Ganz im Gegenteil: Erwarten Sie kein außergewöhnliches Ereignis. Lichterscheinungen und mystische Ekstase führen die meisten Menschen eher weg vom Leben als zu ihm hin. Niemand braucht sie, nur wenige erleben sie, und noch wenigere kommen damit klar. Im Übrigen geht man heute eher davon aus, dass wir alle bereits erleuchtet sind und uns dessen einfach nur noch bewusst werden müssen.

Ich werde versuchen, das Thema nicht ganz so ernst darzulegen, wie es schon so oft geschehen ist. Spiritualität und Humor sind schließlich kein Widerspruch. Ganz im Gegenteil: Sie werden ohne Lachen und Freude nie dorthin gelangen, wo Sie hinmöchten. In diesem Buch werden Sie lernen, bewusst zu sehen, sich zu heilen und wie ein Schamane zu handeln, kurz gesagt, Sie selbst zu sein. Sie werden Ihren 6. Sinn wiederentdecken, den Sie seit Ihrer Kindheit so vernachlässigt haben. Jeder hat diesen 6. Sinn, jeder kann lernen, ihn zu benutzen, jeder trägt die Fähigkeiten dazu in sich. Da gibt es keine Ausnahmen, Sie müssen nur wollen.

Sie werden eine neue Magie kennenlernen, und das ist nicht die Magie eines David Copperfield oder Uri Geller und auch nicht die irgendeines Hokuspokus oder Taschenspielertricks. Die Magie der Spiritualität ist es, die ich Ihnen zeigen will. Erwarten Sie jedoch bitte nicht, dass Sie danach nur einmal mit dem Finger zu schnippen brauchen, und danach ist alles wieder bestens. Jeder Wandel hat seinen Preis, ohne Arbeit wird bei den meisten leider auch nichts passieren. Aber ist es nicht besser, an sich selbst zu arbeiten, als wenn das Schicksal an Ihnen arbeitet?

Neben der Magie geht es auch um Ihr Glück. Und es geht um die Liebe, die wahre Liebe, die philosophische Liebe, die die Grundlage allen Tuns ist. Vor allem aber geht es um Ihre Träume. Nicht die Träume der Nacht, sondern die Träume und Visionen, die Sie vielleicht einmal hatten, aber nicht verfolgt haben. Die Träume, die in Ihrem Inneren schlummern und nur darauf warten, geweckt zu werden, die Träume der Schamanen, die die Wirklichkeit verändern können. Ich werde Ihnen einen Einblick darein geben, wie es möglich ist, über Träume zu einem magischen Leben voller Glück zu gelangen. Ich will Ihnen zeigen, wie der Weg der Liebe zu einem erfüllten Leben führt.

Der Weg wird Sie zu Ihrer ureigenen Kraft zurückführen, die Sie irgendwann einmal verloren haben mögen. Und doch haben Sie diese Kraft nie wirklich verloren, sie ist immer noch in Ihnen, tief in Ihrem Herzen. Insofern könnte dieses Buch auch »Zurück in die Kraft« oder auch »Der Weg des Herzens« heißen.

Hinweis: Am Ende des Buches finden Sie einen Übungskalender. Dieser dient Ihnen als Unterstützung für Ihr ganz persönliches Programm zur Selbstheilung.

1: ATEMPAUSE

Lassen Sie uns gleich mit der ersten Übung beginnen. Sie haben doch keine Zeit zu verlieren, oder? Ich werde Sie zunächst bitten, ganz einfache Dinge zu üben, die trotzdem enorm wichtig sind. Machen Sie diese erste kleine Atemübung immer wieder zwischendurch, egal, ob Sie Auto fahren, am Schreibtisch sitzen, in der Fabrik arbeiten oder auf Ihre Kinder aufpassen. Sie benötigen nicht viel Zeit dafür, immer nur gerade so viel Zeit, wie Sie haben.

Halten Sie inne, bei dem, was Sie gerade tun, und werden Sie sich Ihres Atems bewusst. Schauen Sie, wie Ihr Atem ein- und wieder ausfließt, aber konzentrieren Sie sich nicht auf den Atem. Sie mögen sich fragen, wie man auf seinen Atem achten, sich aber nicht auf ihn konzentrieren kann. Die Antwort lautet: Achtsam sein, schauen oder beobachten ist eben etwas anderes als Konzentration.

Versuchen Sie es einfach ein paar Atemzüge lang. Lassen Sie Ihre Umgebung dabei so sein, wie sie ist. Kümmern Sie sich einfach nicht besonders darum. Zum Abschluss atmen Sie einmal besonders tief in Ihren Bauch (nicht in den Brustkorb!), und pusten Sie die gesamte Luft durch den Mund wieder aus, bis die Lungen vollständig geleert sind.

Vom Suchen und vom Finden

> Jeder Mensch kann sehen, jeder Mensch kann heilen.

Eine Menge Menschen sind auf der Suche nach ihrem Weg, tun sich aber sehr schwer mit dem Finden – vor allem des ihnen zumeist noch unbekannten Ziels. Ich nehme an, auch Sie wissen, dass irgendetwas nicht stimmt. Aber wie es richtig sein sollte, wer weiß das schon? Den meisten von uns geht es um Glück, vielleicht auch um Lebenskunst und mehr Gelassenheit. Wenn es einem dann noch gelänge, einen Zugang zum Unendlichen, zum Transzendenten zu gewinnen, also die Endlichkeit des Lebens zu überlisten, wäre dies fantastisch. Nun lesen wir in vielen Büchern, dass wir das erst dann erreichen können, wenn wir es wieder aufgeben und loslassen. Der Sinn erscheint, wenn wir ihn nicht mehr verfolgen. Kompliziert, oder?

Meditation, Askese, Drogen, sexuelle Enthaltsamkeit, Feuerläufe, Pilgerwege, Seminare und Retreats – was tut man nicht alles in dem guten Glauben, seiner Seele etwas zu gönnen und wieder einen Sinn in seinem Leben zu entdecken. Mancher erwartet auch handfestere Ergebnisse wie Reichtum, andere suchen Hilfe bei der Heilung einer chronischen und möglicherweise auch lebensbedrohlichen Krankheit. An Informationen und Hilfsangeboten besteht kein Mangel, das Bücherregal zum Thema füllt mehrere Meter in jeder Buchhandlung. In den meisten spirituellen Büchern ist die Kernaussage, dass wir das, was wir suchen, ausschließlich in uns selbst finden. Warum aber verstehen wir das beim dritten Lesen immer noch nicht? Meist werden gleich ein paar Übungen mitgeliefert, die wir lesen und gelegentlich auch ausprobieren. Das Ergebnis? Nettes Buch, aber jetzt weiter. Nächstes Buch, nächster Kurs. Das kann es noch nicht gewesen sein.

Sind Sie auch einer dieser geistigen Weltenbummler, die schon alles Mögliche versucht haben? Und? Noch nicht fündig geworden?

Gemäß den spirituellen Gesetzen resultiert die Tatsache, dass Sie gerade mein Buch lesen, aus Ihren Gedanken, die sich gerade in dieser Sekunde in Ihrer »Wirklichkeit« manifestieren. Manche halten dieses »Gesetz der Anziehung« für das Nonplusultra, ich beabsichtige jedoch darüber hinauszugehen. Was für einen Sinn hätte mein Buch, wenn es lediglich Bücher wiederholen oder abwandeln würde?

Hier geht es nur am Rande um das Wünschen und Erdenken von allen möglichen Dingen durch Gedankenkontrolle. Mir geht es darum, dass Sie einen intuitiven Zugang zu sich selbst finden. Es geht darum, dass Sie ganz werden, dass Sie sich heilen und dass Sie Ihren wahren Traum leben.

Genauso, wie ich behauptet habe, dass jeder Mensch sehen kann, so behaupte ich auch, dass jeder Mensch sich selbst und andere heilen kann. Dies mag dem einen oder anderen Leser provokant vorkommen, dem religiös verbundenen Menschen blasphemisch, und wieder andere schütteln wohl nur den Kopf angesichts solch einer Behauptung. Und doch meine ich das absolut ernst.

Der normale Zustand des menschlichen Körpers ist es nun einmal, gesund zu sein und nicht krank. Krankheit ist jedoch inzwischen so ein fester Bestandteil unseres Alltags, dass diese Behauptung zunächst wie ein persönlicher Affront gegenüber jedem Kranken klingen mag. Kein Kranker hat sich schließlich seine Krankheit selbst ausgesucht. Wer leidet denn schon freiwillig?

2: HÄTTEN SIE DAS ERWARTET?

Haben Sie Lust auf ein erstes Experiment? Wollen Sie testen, wozu Ihr Körper in der Lage ist, wenn Sie ihm etwas bildlich vorgeben? Dann setzen Sie sich bitte stabil auf einen festen Stuhl, und lehnen Sie den Rücken an. Drehen Sie nun den Kopf langsam nach rechts, so weit, wie Sie können, ohne den Oberkörper mitzudrehen, also nur im Hals- und Nackenbereich. Merken Sie sich den Punkt, den Sie hinter sich gerade noch sehen können. Schauen Sie wieder nach vorn.

Nun schließen Sie die Augen, und machen Sie das Gleiche nur in Gedanken, Sie bewegen sich dabei also nicht. Drehen Sie den Kopf in Ihrer Vorstellung immer weiter, bis Sie ihn um 180° gewendet haben und das Gesicht nach hinten schaut. Ihr Kopf sitzt so nun genau falsch herum auf dem Hals. Drehen Sie ihn dann in Gedanken wieder zurück.

Als Nächstes drehen Sie den Kopf wieder in der Realität so weit, wie Sie es schaffen. Wie weit kommen Sie nun? Wo war der Punkt, den Sie sich gemerkt haben?

Können Sie beim zweiten Mal weiter hinter sich schauen? Nahezu allen Menschen gelingt dies komischerweise. Sie sehen: Der Geist ist in der Lage, den Körper zu beeinflussen. Später lernen Sie, diese Macht der Gedanken auch für andere Gelegenheiten zu nutzen.

Welcher Weg kann heilen?

Sie haben es eilig, Sie wollen gleich loslegen? Vielleicht sind Sie ernsthaft krank und setzen Ihre Hoffnung in das Buch, indem Sie es unterstützend zu einer konventionellen Behandlung nutzen? Dann nehmen Sie sich bitte Zeit, und machen Sie alle Übungen besonders sorgfältig. Und geben Sie die Hoffnung niemals auf, egal, wie schlecht es Ihnen gerade geht. Es wäre vermessen zu behaupten, dass sich jeder mit diesen Übungen heilen wird. Aber: Die Möglichkeit besteht.

Wie können wir unsere Selbstheilungskräfte dazu nutzen, körperliche und seelische Probleme abzuschütteln? Ist es möglich, eine Art spirituelle Vorsorge zu betreiben, um Krankheiten gar nicht erst entstehen zu lassen? Es ist erwiesen, dass die Menschen, die ein spirituelles Leben führen, ein stärkeres Immunsystem haben, das sich in deutlich niedrigeren Blutwerten von Interleukin-6 zeigt. Dieser Wert ist bei chronischem Stress erhöht und gilt als Zeichen eines geschwächten Immunsystems.[2]

Sie werden hier alles über den Zusammenhang zwischen Stress und Krankheit aus schamanischer Sicht lernen – und wie Sie Ihren 6. Sinn zur Heilung nutzen können.

Es gibt viele Wege der Heilung. Mein Weg besteht nicht nur aus Elementen des Schamanismus (der sich hervorragend zur Adaption an unser westliches Denken eignet). Meine Gedanken und Schlüsse sowie die darauf basierenden Methoden und Denkmodelle sind nicht eindeutig einer bestimmten schamanischen oder spirituellen Richtung zuzuordnen. Ich habe mich bei verschiedenen Methoden bedient, diese teilweise übernommen, manchmal ergänzt und oft auch abgewandelt. Dinge, die mir sinnvoll erscheinen, verwende ich; Dinge die ich für unnötig oder komplizierend halte, lasse ich weg. Mich interessiert mehr das Ergebnis und das Potenzial der Methode und weniger die Reinheit der Lehre. Wer sich heilt, hat recht, oder?

Anlässlich eines Seminars mit einem peruanischen Heiler aus dem Amazonasdschungel erzählte ich einer anderen Teilnehmerin von meinen Ansichten. Die schüttelte daraufhin nur den Kopf und meinte: »Irgendwie kommt mir das so vor, als ob du dir bei allem das Beste raussuchst, das, was dir passt.« Was als Kritik gemeint war, sehe ich mittlerweile als großes Kompliment. Warum auch sollte ich mir nur

2 Vgl hierzu: *Psychologie heute*, 19/2008, S. 40.

das Zweitbeste heraussuchen? Darf man in der spirituellen Welt immer nur einer bestimmten Richtung angehören? Darf man nichts verbinden? Muss man als Schamane, der mit den Methoden der Inka-Heiler arbeitet, deswegen seine Klienten mit Cola bespucken? Sollte ich das Meerschweinchen meiner Kinder über dem Kopf meiner Klienten schwenken, nur weil das in Peru so gemacht wird? Oder Lama-Föten im Stadtwald vergraben, nur weil diese in den Anden ein wichtiges Symbol sind?

In der Psychologie, beim systemischem Coaching, bei der Aufstellungsarbeit und in vielen esoterischen Richtungen, aber auch in Philosophie und Religion sind schamanische Elemente zu finden. Eigentlich kein Wunder, denn alles, was funktioniert, dürfte auf denselben Mechanismen beruhen, oder?

Ich versuche, Ihnen hier eine Abkürzung zu Ihnen selbst zu zeigen. Je schneller Sie anfangen, desto schneller werden Sie Ihr Leben verändern und damit auch sich selbst.

Jetzt ist der Moment, zu beginnen. Ihr Inneres wartet bereits darauf, dass Sie – vielleicht erstmalig – sein volles Potenzial nutzen. Um zu Ihrem Leben zu finden, brauchen Sie all diese Erläuterungen und die Theorie nicht. Fangen Sie besser gleich mit der ersten Übung an. Diese Einleitung genauso wie die Texte zu den einzelnen Kapiteln sind nur für Ihren Verstand geschrieben, der (noch) befriedigt werden will. Von der ersten Übung an geht es jedoch um Ihre Ganzheit, um Seele, Geist und Unterbewusstsein.

Das, was Sie suchen, wenn Sie dieses Buch jetzt in der Hand halten, ist nicht harte Arbeit, jahrelange Forschung und tägliche Meditation. Was Sie suchen, ist eine Lösung, keine Ausbildung, keine Lebensaufgabe. An dieser Stelle werden viele skeptisch: Etwas lernen ohne Ausbildung, ohne Zertifikat, ohne Lehrer, ohne Mühen und Misserfolge, einfach mithilfe eines Buches? Das kann doch nicht sein. Doch! Das Leben ist einfach. Und das genau jetzt und hier. Aber natürlich können Sie es sich auch schwer machen, wenn Sie Wert darauf legen. Ich persönlich bevorzuge mittlerweile den einfachen Weg.

Im Rückblick auf die letzten Jahre kann ich sagen, dass eigentlich niemand wirklich mehr braucht als jemanden, der ihm diese oder ähnliche Übungen zeigt. Und selbst diese Übungen müssten Sie nicht machen, wenn Sie das Leben einfach so annehmen könnten, wie es ist, und ihm nicht immer wieder Widerstand leisten würden.

Heilung bedeutet nicht in jedem Fall das plötzliche Verschwinden von Krankheit, Schmerz und Leiden. Heilung ist auch immer ein Wandel Ihrer inneren Einstellung. Krankheit ist lediglich ein Symptom für etwas, was nicht stimmt. Nicht immer verschwinden gleich die Symptome, und niemand sollte dies erwarten. Erst aus der absoluten Absichtslosigkeit kann Heilung entstehen. Es kann durchaus sein, dass die Krankheit zunächst bleibt, sich aber die eigene Sichtweise massiv verändert und so auch das ursprüngliche Problem eine deutlich geringere Wichtigkeit in Ihrem Leben hat. Heilung ist immer zunächst eine Heilung der Betrachtungsweise. Es geht letztendlich immer nur um Widerstand: Wer seine Widerstände auflöst, ist auf dem besten Weg zu seinem Glück.

Genauso habe ich aber auch festgestellt, dass kaum jemand in unserer verstandes-orientierten westlichen Welt dazu überhaupt in der Lage ist. Der Markt für Esoterikkurse, spirituelle Bücher und verschiedenstes Zubehör boomt entsprechend. Es entbehrt nicht einer gewissen Komik, dass jeder halbwegs vernünftige Kurs in den letzten Stunden und jedes gute Buch auf den letzten Seiten lehrt, dass wir einfach nur im Jetzt leben müssen, dass wir den Verstand hin und wieder außen vor lassen sollten und dass wir das Glück dieser Erde nur in uns selbst finden. Das lassen wir uns gerne immer wieder sagen, also kaufen wir weitere Bücher, wir bekommen gar nicht genug davon und besuchen andere Kurse und schaufeln Wissen, statt wirklich einfach einmal im Jetzt zu verharren und auf die Stille zu hören.

Offensichtlich schießt vieles von dem, was wir machen, am Ziel vorbei. Unser Verstand ist voller Wissen, in unseren Bücherregalen steht noch mehr davon. Und das, obwohl wir uns immer wieder sagen lassen, dass es auf das Wissen gar nicht ankommt. Was stimmt hier nicht?

Setzen Sie sich bequem hin, und entspannen Sie sich. Achten Sie nur auf Ihren Atem, aber konzentrieren Sie sich dabei nicht darauf. Schenken Sie ihm einfach Ihre Aufmerksamkeit. Alles um Sie herum ist ebenfalls noch da. Schauen Sie auf den Rhythmus Ihres Atems, wie er einfließt, wie er wieder ausfließt. Wenn Ihnen irgendwelche Gedanken dazwischenkommen – und am Anfang werden mehr Gedanken kommen, als dass Sie auf Ihren Atem achten –, dann stellen Sie einfach fest, dass sie da sind, und sagen Sie innerlich »Stopp.«

Daraufhin gehen Sie wieder zurück zu Ihrem Atem. Spüren Sie, wie er durch die Nase über den Rachen und den Hals durch die Lunge bis zum Zwerchfell fließt. Wie er dort kurz anhält, um dann wieder zu gehen.

Versuchen Sie, diesen Atemfluss zu visualisieren. Stellen Sie sich den Atem als pure Energie vor, als strahlenden Fluss aus Licht. Dieses Licht fließt in Sie herein und wieder hinaus. Vom Zwerchfell aus verteilt sich diese Energie nach jedem Atemzug bis in Kopf und Füße und gelangt so in jede einzelne Zelle Ihres Körpers.

Beim Ausatmen stellen Sie sich vor, wie alle negativen Energien, jeder Schmerz, die Müdigkeit, Wut und Angst ausströmen.

Machen Sie diese Übung hin und wieder nur für einige Minuten, und Sie werden spüren, dass Sie Kraft und Zuversicht gewinnen.

Variieren Sie diese Übung, und visualisieren Sie statt der Energie die Liebe, die in Sie einströmt.

☆ Nur Sie allein zählen

Ich empfinde es als eine fantastische Entwicklung, dass sich so viele Menschen Gedanken machen und auf der Suche sind. Auf der Suche zu sein, kann etwas Schönes sein. Wenn Sie ein seltenes Buch suchen und es nach Jahren finden, ist das ein tolles Gefühl. Wenn Sie den Partner fürs Leben suchen und ihn finden, gibt es nichts Schöneres. Aber was ist, wenn Sie gar nicht wissen, was Sie suchen? Wenn Sie nur dieses unspezifische Gefühl in sich haben, dass etwas nicht stimmt, dass etwas fehlt?

> Mit Ihrem Selbst allein können Sie schon alles lernen.

Diese chronische Unzufriedenheit mit dem Leben nervt, nur: Wo ist der Ausweg? Finden Sie diesen Weg in einer Buchhandlung? Welche Kurse sollte man besuchen, um möglichst effektiv und kostengünstig einen Ausweg zu finden? Sind teurere Kurse bessere Kurse?

Glauben Sie mir (nein, glauben Sie mir nichts! Sie sollen alles selbst erfahren, nicht glauben. Zweifeln Sie ruhig an, was ich Ihnen erzähle, aber machen Sie die Übungen!), es gibt keine Gurus, die irgendwelche Dinge beherrschen, die Sie nicht auch könnten, wenn Sie es wollten. Jeder ist in der Lage, all diese Dinge selbst zu erlernen. Die Samen zur Erlangung dieser Fähigkeiten sind in jeden von uns gesät. Wer daran noch zweifelt, dem sei gesagt, dass wir und alle anderen Lebewesen auf einer transpersonalen Stufe miteinander verbunden sind und so auch alles Wissen teilen. Dies ist der wesentliche Aspekt der meisten spirituellen Lehren: Alle Dinge sind miteinander verbunden, alles ist eins.

Es ist zwar gut, das zu wissen, nur hilft uns das Wissen selbst auch nicht weiter, denn wir verdrängen häufig erfolgreich.

Und ist es überhaupt notwendig, diese Dinge zu beherrschen? Spirits sehen zu können, wird nicht einen Hauch mehr Glück in Ihr Leben bringen. Es ist schön, wenn Sie mit Engeln sprechen, doch auch das macht zumeist nur Ihr Ego glücklich. Wissen Sie, auch ich kann mit Engeln sprechen, wenn ich möchte. Auch ich sehe Spirits, wenn ich sie rufe. Aber wofür? Sind wir auf einer Safari? Engel gesehen, abgehakt. Peruanische schamanische Spirits im Ayahuasca[3]-Rausch gesehen, abgehakt. Wie sehr viele Ziele, die wir uns im Leben setzen, entspringt auch die Absicht, solche Dinge zu lernen, dem Drang unseres Egos nach persönlicher Bestätigung und Erfolg. Erst die Einsicht, dass wir oft irgendwelche Kurse besucht haben, um Fähigkeiten zu gewinnen, die andere eben nicht haben, um uns dadurch auszuzeichnen, bringt uns wirklich weiter. Die Heilkünste eines Schamanen sind etwas Wundervolles, nur: Wie oft ist der ursprüngliche Antrieb nicht doch der Wunsch, etwas Besonderes zu sein und Dinge zu können, die eben nicht jeder kann? Niemand hat etwas davon, wenn er Geister sieht. Wir können uns aber diese Künste zunutze machen und mit ihrer Hilfe an unserem Leben arbeiten, sodass diese Fähigkeiten auch einen Sinn bekommen.

Ich habe mir überlegt, dass ein Übungsbuch ohne allzu viel theoretisches Wissen die einfachste und preiswerteste Methode ist, an sich selbst zu arbeiten. Wer die Übungen, die ich hier ausgesucht habe, sorgfältig macht, wird auch die entsprechenden Erfolge erleben. Auf einige grundsätzliche Gedanken wollte ich jedoch nicht verzichten.

Vielleicht sind Sie der Ansicht, dass man im persönlichen Kontakt mehr lernen kann als mithilfe eines Buches. Oder es fehlen Ihnen die Disziplin und die notwendige Konsequenz, die erforderlich sind, wenn Sie trotz kleiner und großer Rückschläge, die Sie sicherlich haben werden, weitermachen wollen.

Aber glauben Sie mir: Sie allein können schon alles erlernen, dieses Buch hier unterstützt Sie nur und erleichtert Ihnen den Weg durch bewährte Übungen, die erwiesenermaßen funktionieren. Das Einzige, was Sie sonst noch brauchen, ist etwas Zeit und die Bereitschaft, sich einzulassen. Es macht nichts, wenn Sie sich manchmal komisch vorkommen. Das ist völlig in Ordnung. Nur zweifeln Sie bitte nicht alles an, sondern probieren Sie es zunächst aus. Das, was Ihnen Ihr Verstand dazu zu sagen hat, brauchen Sie für die Übungen nicht. Halten Sie sich bitte einfach an die Anweisungen.

Ich würde mir wünschen, dass mein Buch Sie zu einem tieferen Verständnis der Welt führt. Mit seiner Hilfe werden Sie authentischer werden, gelassener und friedvoller, zugleich aber auch dynamisch und konsequent. Die Ihnen eigene Kreativität, die Sie möglicherweise bisher vernachlässigt haben, wird erweckt werden und Sie zu einem erfüllten Leben führen. Wollen Sie?

---

3 Trank aus einer halluzinogenen Liane des Amazonasdschungels

4: SCHNELL-ENTSPANNUNG

Dies ist eine einfache Entspannungsübung, die Sie bei allen möglichen Anlässen machen können. Legen Sie einfach Ihre linke Hand auf das unter Ende der Wirbelsäule etwa zehn Zentimeter über dem Steißbein und die rechte Hand an den Übergang zwischen Nacken und Kopf. Halten Sie beide Hände dort für eine Minute, und atmen Sie normal weiter. Sie werden merken, dass Sie sich deutlich entspannter fühlen.

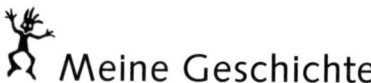

Meine Geschichte

Damals, als alles anfing, als ich diese schweren Bandscheibenprobleme hatte und mehr oder weniger zufällig in diese Schamanenausbildung geriet (darauf, dass es Zufälle nicht gibt, gehe ich später noch ein), hatte ich von Esoterik, Spiritualität, Schamanen und Geistheilung nicht die Spur einer Ahnung. Ganz im Gegenteil war ich der sachliche Ingenieur, wie man ihn sich vorstellt. In meinem ersten Buch, »Die Reise meines Lebens«, habe ich bereits detaillierter darüber geschrieben, wie und warum es dazu kam. Und plötzlich war ich Schamanenlehrling, konnte Energien sehen und heilen, hatte aber immer noch keine Ahnung, wie und wieso. Danach wühlte ich mich durch die einschlägige Literatur und stellte fest, dass es immer wieder auf die gleichen essenziellen Ansätze und Lehren hinauslief. Diese Gedanken habe ich dann in »Die Reise meines Lebens« versucht zu beschreiben und zusammenzufassen.

> Der menschliche Körper hat die natürliche Fähigkeit, sich selbst zu heilen.

Im Wesentlichen begann damals alles mit dem besagten Bandscheibenvorfall im unteren Lendenwirbelbereich, der zwei Jahre lang verhinderte, dass ich sitzen konnte. Mich auch nur leicht nach vorn zu beugen war ohne starke Schmerzen nicht möglich, die Schuhe allein schnüren zu können war ein frommer Wunsch. Da aber so gut wie keine Lähmungen und Taubheitsgefühle vorhanden waren, war eine Operation nach Ansicht der Ärzte nicht notwendig, und ich musste mit den Schmerzen irgendwie klarkommen.

Alle Behandlungsversuche, die ich mir als Privatversicherter gönnen durfte, blieben ohne Ergebnis, also gab ich irgendwann auf. Vielleicht war dies aber auch der Zeitpunkt, an dem ich meine Krankheit annahm, den Widerstand aufgab und endlich loslassen konnte? Oder sie duldete als etwas Unabänderliches? Ich weiß es nicht.

Noch lange nicht schmerzfrei, begann ich damals also eher aus Neugierde und Forscherdrang meine Schamanenausbildung und war erstaunt, dass meine Mitschüler ohne gegenseitige Absprache bei mir immer wieder ähnliche Bilder »sahen«. Bilder, die einer Rüstung, einem stählernen Panzer oder einem Stahlskelett glichen, das in mir war oder mich auch umhüllte. Damals war ich an einem Punkt angekommen, an dem ich zu glauben begann, dass am Thema Geistheilung doch etwas dran sein könnte. Nachdem ich dann auch selbst Klienten behandelte, diese sich anschließend deutlich besser fühlten und ihre Schmerzen und Ängste verschwanden, war mir klar, dass Geistheilung funktioniert. Jedenfalls spüre ich heute nur noch nach sechsstündiger Autofahrt Schmerzen in meinem Rücken und bin ansonsten wieder voll belastbar.

Viel später habe ich dann verstanden, dass letztlich jede Heilung auf Selbstheilung beruht, die der Heiler immer »nur« anregen kann. Die Selbstheilungskräfte in uns sind in der Lage, jede Krankheit – egal, ob physischer oder psychischer Natur – zu besiegen. Der Mensch bzw. der menschliche Körper hat die natürliche Fähigkeit, sich selbst zu heilen. Sie selbst werden es schon erlebt haben, dass Ihr Körper Krankheiten, Verletzungen und Probleme, die Ihnen in Ihrem Leben zu schaffen gemacht haben, allein oder mit Hilfe der Ärzte besiegt hat. Die vielen kleinen Schnitte in die Haut, manche nur ein Kratzer, andere aber auch richtig tief, verschwanden immer, ohne dass Sie oder ein Arzt etwas dazu hätten beitragen müssen. Ihre Krankheiten sind Ihr ganzes Leben lang von allein aufgetaucht und auch wieder verschwunden, weil Ihr Körper selbst immer am besten wusste, was er zu tun hatte. Heilung von außen beruht also immer auf der Anregung der Selbstheilungskräfte im Inneren. Wer diese Kräfte anregt, ist letztlich gleichgültig. Das kann ein Arzt, ein Schamane, ein Heiler, ein Reikimeister oder einfach Sie selbst sein.

Wenn Sie meinen, dass ein anderer Ihnen besser helfen kann, ist dies ein Glaubenssatz, gegen den der Heiler in Ihnen schlecht ankämpfen kann. Sobald Sie aber erkannt haben, dass Selbstheilung auch allein zu Hause im stillen Kämmerlein erfolgen kann (und vielleicht gerade dort), werden Sie zu Ihrem eigenen Heiler. Das zu zeigen ist das Ziel dieses Buches. Übrigens wird jeder rein statistisch irgendwo in seinem Stammbaum einen Heiler oder Schamanen finden, auf den er sich berufen kann, die Heilergene sind also in jedem von uns vorhanden. Werden Sie wieder der Magier Ihres Lebens!

 ## 5: DIE WIRKLICHKEIT DER GEDANKEN

Auch diese Übung ist ein kleiner Vorgeschmack darauf, wie Sie mit Ihrem Verstand arbeiten können. Setzen Sie sich für fünf Minuten bequem hin. Schließen Sie nun die Augen, und stellen Sie sich vor, dass Sie an Bord eines der Kolumbus-Schiffe, einen Tag nach der Entdeckung Amerikas sind. Das Schiff liegt in einer von Sandstrand und Palmen umgebenen Bucht vor Anker. Das Wasser ist kristallklar und warm. Hören Sie den Möwen zu. Riechen Sie das Essen, das in der Kombüse gerade zubereitet wird? Fühlen Sie das glatte Holz des Mastes? Nehmen Sie sich ein paar Minuten, um sich die Situation so schön und realistisch vorzustellen, wie Sie können.

Öffnen Sie wieder die Augen.

Denken Sie jetzt zehn Sekunden an Ihren letzten Urlaub.

Jetzt wechseln Sie wieder zu der Schiffsszene und stellen sich diese nochmals für eine Minute vor.

Gehen Sie wieder zu Ihrem Urlaub zurück, und denken Sie zehn Sekunden daran. Gehen Sie zurück zur Schiffsszene. Denken Sie ein letztes Mal an Ihren Urlaub. Lesen Sie bitte dann erst weiter, wenn Sie auch dies gemacht haben!

Welche Vorstellung war realer? Gab es überhaupt einen Unterschied? Haben Sie den Eindruck, dass sich die Richtigkeit oder Wirklichkeit einer Erinnerung. einfach so feststellen lässt? Kam Ihnen nicht die Szene in der Karibik realer vor als Ihr eigener letzter Urlaub?

Es stellt sich also heraus, dass der Körper die Realität nicht nach den gleichen Kriterien beurteilt wie der Geist. Der Körper evaluiert die Realität nach der erfahrenen sinnlichen Stimulierung und nicht danach, dass das eine real ist und das andere eben nicht.

Vielleicht denken Sie darüber jetzt einmal nach ...

Ein paar Anmerkungen zu den Übungen

Es ist absolut sinnvoll, die Übungen in der angegebenen Reihenfolge, in der vorgeschlagenen Häufigkeit und auch genau wie beschrieben auszuführen. Die Übungen bauen aufeinander auf. Daher mindert es den Effekt, wenn Sie springen oder Teile auslassen. Sie können gerne einmal Tage aussetzen, sollten dann aber die ausgelassenen Übungen nachholen und sie nicht überspringen.

Sie werden merken, dass Sie die Zeit, die Sie sich nehmen, irgendwo anders einsparen müssen. Eine feste Zeit direkt nach dem Aufstehen oder abends, wenn die Kinder im Bett sind, einzurichten, ist sehr sinnvoll. Machen Sie die Übungen zu einem festen Bestandteil Ihres Lebens; auch wenn Sie alle abgeschlossen haben, sollten Sie nicht abbrechen.

Machen Sie bitte die Übungen immer in der jeweils vorgegebenen Dauer. Brechen Sie nicht vorzeitig ab, weil Sie meinen, sie jetzt zu beherrschen, oder weil es Ihnen albern und selbstverständlich vorkommt. Es geht eben nicht darum, etwas zu verstehen oder gemacht zu haben. Sinn und Ziel mögen Ihnen schon beim Lesen offensichtlich sein – egal! Führen Sie die Übung in der vorgeschlagenen Art und Weise durch. Wirkung und Zweck scheinen Ihnen vielleicht bei manchen Übungen einleuchtend und auch wahrnehmbar zu sein, andere wiederum arbeiten in Ihrem Unterbewusstsein, und Sie werden die Auswirkungen nie messen können. Aber sie sind da. Glauben Sie mir!

Genauso wenig wie wir das Klavierspielen erlernen können, indem wir uns ein Buch über Musiktheorie und die Partitur eines Klavierkonzertes ansehen und unter das Kopfkissen legen, können wir das Prinzip der Selbstheilung lernen, ohne zu üben. Übung macht auch in diesem Falle den Meister – es sei denn, Sie sind der geborene Schamane oder Hellseher. Genauso wie beim Erlernen eines Instrumentes wird es auch hier Momente geben, wo auch einmal etwas nicht so funktioniert, wie Sie es sich wünschen. Dieser Kurs in Selbstheilung macht da keine Ausnahme.

Ich habe keine Zweifel, dass durch das regelmäßige Praktizieren auch die Selbstheilung Ihres Körpers und Ihrer Seele so weit angeregt wird, dass sie geheilt werden. Dies kann Ihr Ziel sein oder auch nur ein angenehmer Nebeneffekt, wenn Sie mit den Übungen andere Zwecke verfolgen. Wenn Sie durch die Übungen einen neuen Zugang zu sich selbst finden, bewirkt dies zwangsläufig eine Heilung und ein Ganzwerden Ihres Selbst – eine gründliche Reinigung Ihres Seelenpalastes ist Ihnen sicher.

Gleichzeitig möchte ich Sie aber auch darauf hinweisen, dass Sie laufende ärztliche Behandlungen, egal, ob sie körperlicher oder seelischer Natur sind, nicht abbrechen und auch Ihre Medikamente bitte weiter nehmen und nicht eigenmächtig absetzen sollten. Selbstverständlich kann ich keine Garantie für den Erfolg der Übungen übernehmen oder für irgendwelche Schäden haften. Ich bin mir jedoch sicher, dass Sie zumindest eine nützliche Ergänzung zur medizinischen Therapie für sich entdecken werden.

Auch auf die Gefahr hin, dass ich mich wiederhole: Führen Sie bitte jede Übung sorgfältig und bewusst durch. Seien Sie dabei achtsam und genau, auch wenn die eine oder andere Übung Ihnen bekannt, langweilig oder simpel erscheint. Wir wollen mit diesen Übungen Kräfte in Ihnen wiedererwecken, die Respekt verdienen. Gewöhnen Sie sich an, aus jeder Übung ein kleines Ritual zu machen. Nichts daran kann albern oder lächerlich sein. Wenn Sie alles gewissenhaft durchgeführt haben, werden Sie am Ende des Buches verstehen, was ich meine. Sie mögen manchmal das Gefühl haben, dass ich Sie ein wenig allein lasse. Sie werden nicht immer verstehen, warum Sie etwas machen sollen. Doch das ist egal. Ich werde Ihnen nicht bei jeder Übung den Sinn und das Ziel erklären. Es geht um die Erfahrung, nicht um die Erklärung.

Ein Ratschlag: Es wäre nicht gut, wenn Sie mit diesem Buch und seinen Übungen einfach einmal anfingen und dann mittendrin abbrächen. Bevor Sie das tun, legen Sie es besser erst einmal beiseite und holen es irgendwann wieder heraus. Sollten Sie vorher abbrechen, manifestiert sich das eher in Ihrem Unterbewusstsein. Das Verhalten wird tief in Ihnen verankert, und Sie wenden es dann auch auf andere

Lebensbereiche an. Möglicherweise fangen Sie nun zukünftig vermehrt Dinge an und führen sie dann doch nicht zu Ende. Oder passiert Ihnen das bereits jetzt schon häufiger?

Und noch einmal: Das Lesen der Übungen bewirkt garantiert rein gar nichts! Wie immer im Leben, wenn man etwas erreichen möchte, muss man seinen Anteil dazu beitragen. Ich wünsche Ihnen nun viel Spaß und Erfolg mit den Übungen. Hier noch ein guter Rat:

Glauben Sie an Ihren Erfolg! Wissen Sie bereits jetzt, dass Sie es schaffen werden! Freuen Sie sich auf Ihre Heilung! Malen Sie sich aus, wie Ihr Leben dann sein wird!

☼ Immer, wenn Sie diese kleine Sonne sehen, lesen Sie zunächst nicht weiter, sondern machen den Teil der Übung, den Sie gerade gelesen haben. In den schamanischen Reisen bedeutet dieses Zeichen eine kurze Pause.

☀ 6: PIKOPIKO

Pikopiko ist eine alte hawaiische Entspannungs- und Kräftigungstechnik. Die Übung können Sie jederzeit unauffällig machen. Ziel ist es, dass Sie sich beim Einatmen auf Ihre Schädeldecke konzentrieren und beim Ausatmen auf den Bauchnabel. Machen Sie nicht mehr als das, versuchen Sie nicht, sich fließende Energie oder was auch immer dabei vorzustellen. Schenken Sie nur Schädeldecke und Bauchnabel abwechselnd Ihre Aufmerksamkeit, mehr nicht. Machen Sie dies für etwa 30 bis 60 Sekunden.

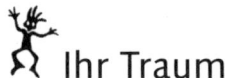

Ihr Traum

Da dieses Buch Ihnen bei der Selbstheilung helfen soll, sollten wir an dieser Stelle festlegen, worum es Ihnen geht, was Sie gerne ändern möchten. Ist das, was Sie heilen wollen, eine Krankheit oder ein Schmerz? Oder ist es ein seelisches Problem, vielleicht eine Angst oder eine schlimme Erfahrung, die Ihr Leben beeinflusst? Haben Sie einen geliebten Menschen verloren und kommen nicht darüber hinweg? Oder haben Sie einen Wunsch, der Ihnen unerreichbar erscheint? Möchten Sie aufhören zu rauchen, trinken Sie zu viel? Schaffen Sie es nicht, abzunehmen? Gerade bei Suchtverhalten ist es wichtig, zum Kern des Problems vorzudringen. Warum braucht Ihr Körper den Suchtstoff so dringend? Das Problem ist schließlich nicht das Rauchen, sondern der Grund dafür, dass Sie rauchen.

7: SCHREIBEN SIE IHR THEMA AUF!

Wenn Sie möchten – und Sie möchten, sonst würden Sie dies nicht lesen, beantworten Sie für sich doch bitte sorgfältig die folgenden Fragen. Gut wäre es, wenn Sie die Antworten aufschrieben und hier in das Buch legten, wir kommen noch darauf zurück.

Welches Ziel wollen Sie erreichen?

Beschreiben Sie auf mindestens einer halben DIN-A4-Seite Ihr aktuelles Empfinden. Schreiben Sie alles auf, was wichtig sein könnte. Was schmerzt, was macht Ihnen Angst, wo liegen Ihre Probleme?

Wie würden Sie auf einer Skala von 1 bis 10, wobei 10 der Wert der Schmerzfreiheit oder vollständigen Heilung ist, Ihren aktuellen Zustand einstufen?

Was müsste passieren, damit Sie sich besser fühlen?

Wo wollen Sie hin? Was ist Ihr Ziel? Formulieren Sie ein aktives Ziel, also nicht: »Ich will, dass meine Frau mich nicht mehr schlecht behandelt«, sondern eher: »Ich will lernen, mehr Geduld mit meiner Frau zu haben«, gegebenenfalls auch: »Ich will den Mut haben, meiner Frau einmal richtig die Meinung zu sagen.«

Angenommen, Sie lesen dieses Buch mit aller Sorgfalt. Sie machen die Übungen wie vorgeschlagen und geben nicht auf. Dann schlagen Sie in ein paar Wochen dieses Buch nach dem Lesen der letzten Seite und der letzten Übung zu. Abends essen Sie etwas, Sie gehen ins Bett und schlafen auch bald ein. Am nächsten Morgen wachen Sie auf, und über Nacht ist ein Wunder geschehen, einfach so! Ein Wunder in Bezug auf Ihren Wunsch, Ihren gerade schriftlich festgehaltenen Traum. Sie haben Ihr Ziel erreicht, wissen jedoch noch nichts davon, da Sie ja geschlafen haben. Woran würden Sie merken, dass dieses Wunder geschehen ist? Was würden Sie erleben, welche Unterschiede würden Sie feststellen? Wie würde Ihr Partner es merken, wie würde er reagieren?

Nehmen Sie sich bitte Zeit für diese Antworten.

Und ab jetzt versuchen Sie, möglichst wenig an Ihr Problem zu denken. Stoppen Sie Ihre Gedanken, wenn das Problem darin auftaucht. Sagen Sie »Stopp«, und denken Sie an etwas anderes. Es wäre schön, wenn es Ihnen gelänge, die nächsten Wochen nicht an ein Problem und auch nicht an das Erreichen eines Ziels zu denken (es sei denn, es ist in einer Übung so gefordert). Versuchen Sie, absichtslos zu sein. Ich weiß, wie einfach das gesagt und wie schwierig die Umsetzung ist. Niemand ist perfekt, es genügt, darauf zu achten und im Zweifelsfall »Stopp« zu sagen. Und wenn Sie den Eindruck haben, der Gedanke ist stärker als Sie, dann konzentrieren Sie sich voll und ganz auf den Gedanken und lassen ihn nicht los. Wenn Sie sich darauf konzentrieren, das Festhalten des Gedankens zu beobachten, werden Sie einiges über diese Mechanismen lernen.

Verbinden Sie Körper und Geist!

Ihr Atem ist das Bindeglied zwischen Körper und Geist, er lässt Sie im Jetzt sein. Niemand atmet im Gestern oder im Morgen, atmen können Sie nur im Hier und Jetzt. Über den Atem finden Sie neue Energie, frischer Sauerstoff fließt mit jedem Atemzug in Ihre Lungen, und verbrauchte Energie, das Kohlendioxid, wird wieder abgegeben. An Ihrem Atem können Sie Ihre Emotionen und Handlungen erkennen. Sind Sie aufgeregt, wird der Atem schneller und flacher, treiben Sie Sport, verändert er sich ebenfalls. So ist der Atem neben einigen Organen, wie dem Herz, ein Gradmesser Ihres Tuns und Seins.

> Der Atem ist das Bindeglied zwischen Körper und Geist.

Trotz seiner Bedeutung für Ihr Leben, sind Sie sich Ihres Atems zumeist vermutlich erst bewusst, wenn etwas ungewöhnlich ist, Sie beispielsweise erkältet sind und Atemprobleme haben. Dabei begleitet Sie der Atem genauso wie der Herzschlag von der ersten Sekunde Ihres Daseins bis zu Ihrem Tod. Das Leben beginnt mit einem Atemzug, und es endet damit. Sie schaffen es – wenn überhaupt – nur für einige Minuten, ohne ihn auszukommen. Ihr Atem ist gleichbedeutend mit Leben.

Auf Hawaii spricht man von *Haole* und von *Aloha*. Unter Haole versteht man den täglichen Stress unserer modernen Gesellschaft, Aloha hingegen ist das Prinzip des freudvollen Lebens. *Ha* ist der Atem, *ole* bedeutet ohne, und *Alo* heißt teilen. »Ohne Atem« steht also für Stress, »Atem teilen« für das Leben. Das Aloha-Prinzip beinhaltet, auf unseren Körper, auf unseren Geist, auf unsere Seele zu hören und das Leben auch mit der Welt zu teilen.

Bewusstes Atmen verbindet Ihren Geist mit Ihrem Körper. In der Konzentration Ihrer Gedanken auf diese eigentlich vom Unterbewusstsein gesteuerte Tätigkeit verbinden sich Geist und Körper zu einer Einheit. Außer Ihrem Körper, Ihrem Atem und Ihren Gedanken steht Ihnen nichts zur Verfügung. So ist bewusstes Atmen der Schlüssel zu allen Meditationssystemen auf der Welt. Nicht nur Yoga, Zen und andere asiatische Richtungen bedienen sich dieser Technik, auch Schamanen wissen seit Ewigkeiten von deren Wirksamkeit.

Ihr Geist reagiert auf bestimmte Frequenzen und Arten des Atmens mit veränderten Bewusstseinszuständen. Bewusstes Atmen löst Stress und stärkt den Geist. Achtsames Beobachten des Atems und seiner Auswirkungen auf den Körper kann heilend sein. Lernen Sie, den Atem zuzulassen, ihn sein zu lassen, wie er ist. Verfallen Sie nicht auf die Idee, ihn verändern zu wollen, während Sie ihn beobachten. Der Atem kommt von allein, er geht von allein, und er kehrt auch von allein wieder zurück.

 ## 8: ACHTSAME BEOBACHTUNG

Suchen Sie sich in Ihrer Wohnung einen kleineren Gegenstand, den Sie in einer Hand halten können. Vielleicht nehmen Sie nicht gerade einen weißen oder schwarzen Stein, sondern etwas Farbiges, Strukturiertes oder auch ein Foto. Setzen Sie sich hin, und schauen Sie den Gegenstand einige Minuten konzentriert an. Drehen Sie ihn hin und her, und achten Sie auf jedes Detail. Schauen Sie auf die Farben, die Struktur und alles, was Sie finden können. Bemerken Sie bestimmte Emotionen dabei? Lesen Sie erst danach weiter!

Schließen Sie nun die Augen, und stellen Sie sich eine Minute lang vor, Sie würden mit dem Gegenstand tauschen. Sie sind nun der Gegenstand, und Sie schauen sich selbst an.

Wechseln Sie erneut die Perspektive, und schauen Sie sich Ihren Gegenstand wieder an. Fällt Ihnen irgendetwas auf?

Hat sich etwas verändert? Sehen Sie womöglich anders? Bei den meisten Menschen scheinen die Farben nun kräftiger und satter zu sein, der Gegenstand hat an Dreidimensionalität gewonnen. Sie entdecken mehr Schattierungen, die Ihnen vorher nicht aufgefallen sind. Auch Ihre Erinnerung ist deutlicher geworden. Wenn Sie nochmals die Augen schließen, werden Sie viele Details behalten haben.

Machen Sie sich selbst die Freude, mehr und anders zu sehen, ändern Sie nach und nach Ihre gesamte Wahrnehmung. Schauen Sie ab sofort wenigstens einige Male täglich genau hin; sehen zu lernen braucht Zeit! Es ist egal, was Sie sich ansehen, schauen Sie alles an, was Ihnen gerade ins Auge springt. Wenn Sie an einer roten Ampel stehen, suchen Sie sich einen Ausschnitt des Straßenrandes und registrieren Sie jedes Detail. Das kann ein Verkehrsschild, der Grünstreifen, eine leere Zigarettenpackung auf der Straße, ein Radfahrer oder was auch immer sein.

Vielleicht gehen Sie auch wieder einmal in eine Kirche, in ein Museum oder einen Park und schauen sich dort einige Details ganz bewusst an. Auf dem Weg zur Arbeit laufen Sie täglich an diesem Laternenmast vorbei? Bleiben Sie einmal stehen, und schauen Sie genau hin.

Der Urquell aller Dinge

Der Urquell aller Dinge ist die Leere, die Stille. Rund um uns herum besteht die Welt heute aus jeder Menge Geräuschen. Wir haben uns so an diesen konstanten Lärmpegel gewöhnt, dass wir vergessen haben, dass all diese Geräusche aus der Stille kommen. Mancher Städter hat im Urlaub schon Schlafstörungen, weil es plötzlich zu still ist.

Alle Geräusche, ob laut oder leise, ob kurz oder lang, kommen aus der Stille und verschwinden auch wieder in ihr. Warum schenken Sie nicht der Stille hinter den Geräuschen mehr Aufmerksamkeit, statt immer nur auf den Lärm zu achten?

Der spirituell Bewanderte kennt die Bedeutung der Stille bereits und weiß, wie schwer es ist, sie zu finden. Und er weiß auch, dass es noch schwerer ist, sie für einige Augenblicke zu halten. Stille ist wichtig, in der Stille können Sie sich besinnen. Sie können den ansonsten auf Sie einstürzenden Gedankenströmen Einhalt gebieten. In der Stille finden wir Kraft, Ruhe und Erholung. Ohne Stille werden wir keinen Zugang zu unserem tiefsten Inneren und dem alles Verbindenden erhalten.

> Wenn Sie Zugang zur Stille finden, haben Sie auch Zugang zu sich selbst.

In der Meditation, in der wir uns auf unseren Atem konzentrieren, ist der Moment, wenn wir eingeatmet haben, ein besonderer Moment der Stille. Für einen winzigen Moment steht alles »still«. Nach dem Ausatmen finden wir diesen Moment wieder. Steht der Atem für diesen winzig kleinen Moment still, scheint die Welt mit ihm stillzustehen.

Stille steht aber auch für den Raum, für alles, was uns umgibt. So wie die Stille der Raum zwischen den Tönen und Geräuschen ist, so ist die Leere der Bereich zwischen den Dingen und in der zeitlichen Dimension der Zeitraum zwischen zwei Ereignissen. Vielleicht fällt Ihnen die Stille auf, wenn Sie allein in einer Kirche sind. Dann ist sie für die meisten Menschen angenehm. Wenn wir hingegen in einer Besprechung sind, und alle schweigen plötzlich, wird es eher unangenehm.

Dabei werden Worte erst durch die Pause zwischen den Lauten geschaffen, Musik wird erst durch die Pausen zwischen den Tönen zur Musik. Vor jedem Geräusch, vor jedem Ton herrscht die Stille. Nach jedem Gesang, nach der Musik, nach jedem einzelnen Ton herrscht die Stille. Vor und nach diesen Klängen ist immer Stille. Wenn wir uns unterhalten, hören wir zumeist nur auf die Worte, nie auf die Stille zwischen den Worten. Jeder versucht, so viel wie möglich mitzubekommen und zu verstehen. Und doch haben wir den Zugang zum Universalen gerade nicht dann, wenn wir auf die Worte hören, sondern in den Pausen. Noch hört kaum einer – auch Sie nicht – auf die Pausen dazwischen.

Genauso ist es mit dem Schauen. Wir schauen auf die Dinge, wir prägen uns alles so gut wie möglich ein. Aber wir schauen nicht auf den Raum zwischen den Dingen. Er ist für uns selbstverständlich. Doch selbst die Sterne würden anders wirken, wenn der sie umgebende leere Raum nicht wäre. Der Raum, die Stille, ist die Grundlage für alles, aus ihr entsteht alles. Wenn Sie Zugang zur Stille finden, haben Sie auch einen Zugang zu sich selbst. Überlegen Sie: Was ist ein Zimmer? Die Wände? Die Möbel? Der Teppich? Oder die Luft im Zimmer? Oder ist es nicht eher der Raum dazwischen?

Viele Menschen haben Angst vor der Stille. Sie fürchten sich davor, tiefer in sich selbst hineinzugehen und dort verdrängte Gefühle zu entdecken, von denen sie gar nichts mehr wissen wollen. Nun sind diese Gefühle trotzdem da, egal, ob wir sie haben wollen oder nicht. Sie sind da, und sie wirken sich auf uns aus.

Stille, die Leere und der Raum sind das Unfassbare, aus dem die Welt entstanden ist. Sie sollten lernen, sich darauf zu konzentrieren und nicht nur auf das, was Sie sehen, hören, riechen oder fühlen können. Beim Lesen dieser Zeilen saugen Sie die

Worte auf, die Stille dazwischen ist jedoch wichtiger, dorthin will ich Sie führen. Lernen Sie, auf die Stille zu hören, sie kann sie mehr lehren als Bücher.

Alle mystischen Richtungen haben die Wichtigkeit der Stille erkannt, auch in der modernen Physik spielt der leere Raum, der nach dem letzten Stand der Forschung wiederum gar nicht so leer ist, eine wichtige Rolle. Denn Teilchen entstehen aus dem Nichts und verschwinden wieder dort, der leere Raum enthält in der Physik heute ein Potenzial für alle denkbaren Formen. In der östlichen Mystik ist die Realität formlos und nicht mit Worten zu beschreiben. Sie ist die absolute Leere, wobei Leere nicht als pures Nichts zu verstehen ist, sondern als Urgrund von allem. Sie enthält alles Geschaffene in sich, alles kommt aus ihr. Die Hawaiianer sprechen von Kumolipo, der geheimnisvollen Leere. Es scheint eine Kraft zu geben, die in der Leere besteht, aus ihr entsteht. Sie sind ein Teil von ihr, und sie ist ein Teil von Ihnen.

 # 9: STOPP

Diese kleine Übung, die Sie mehrmals am Tag machen können, wird Ihnen wieder einen kleinen Schritt in Richtung Ihres Ziels ermöglichen. Sie unterbrechen damit den ständig in Ihrem Kopf fließenden Gedankenstrom und ermöglichen einen energetischen Umbruch. Machen Sie die Übung ruhig über einen längeren Zeitraum mindestens sechs Mal am Tag. Sie brauchen nur jeweils eine halbe Minute Zeit.

Sie sollen diese Übung absolut spontan machen. Zum Beispiel könnten Sie sich angewöhnen, dass Sie jedes Mal, wenn Sie auf die Uhr schauen, die Übung machen. Falls sie rauchen, haben Sie ebenfalls eine Menge Gelegenheiten am Tag, die sich anbieten.

Angenommen, Sie gehen gerade zur Arbeit, schauen auf die Uhr und: »STOPP!« Bleiben Sie dann einfach stehen, halten Sie inne bei dem, was Sie gerade tun. Bewegen Sie sich nicht, sondern seien Sie einfach da, seien Sie gegenwärtig. Machen Sie sich für einen Moment bewusst, dass Sie HIER und JETZT sind. Spüren Sie, dass dieses HIER und JETZT Ihr Leben ist. Mehr als das HIER und JETZT können Sie nicht erreichen, mehr gibt es nicht. Eine halbe Minute reicht aus. Danach gehen Sie weiter.

☼

Schaffen Sie es, diese kurze Achtsamkeitsübung zu einem festen Bestand-
teil Ihres Tagesablaufs zu machen? Vielleicht nehmen Sie sich vor, ein
oder zwei täglich wiederkehrende Abläufe, wie z.B. das Zähneputzen, zu
einer bewussten Handlung zu machen. Auch jede Mahlzeit ist hervorra-
gend für diese Übung geeignet. Essen Sie einfach mal nur und tun sonst
nichts dabei.

Wie bewerten Sie die Welt?

Das Leben arbeitet
immer zu Ihren
Gunsten.

Heute früh hatte ich gerade mit meiner täglichen Meditation begonnen und versucht, mich auf meinen Atem zu
konzentrieren, als ich durch das geöffnete Fenster
eines dieser vom Wind bewegten balinesischen
Glockenspiele hörte. Es klimperte leise vor sich
hin. Wir wohnen mitten in der Stadt, der große In-
nenhof ist umgeben von einer Menge Wohnungen.
Spontan begann ich zu überlegen, wer wohl dieses
verdammte Ding aufgehängt hatte. Das würden ja schöne Nächte werden, wenn dieses Klingeln so weiter ginge.
Im Geiste sah ich mich schon wochenlang wach liegen und um den Schlaf gebracht.
Sie bemerken, dass ich nicht gerade bewusst in meiner Meditation war …

Dann erinnerte ich mich an unseren letzten Urlaub in Laos. In Luang Prabang,
wo jeden Morgen einige Hundert Mönche in orangefarbenen Gewändern in langer
Reihe durch den Ort zum Tempel zogen und dabei von den Einheimischen mit
Lebensmitteln und anderen Dingen versorgt wurden, wäre ich wahrscheinlich ent-
zückt gewesen, durch das Hotelfenster in der Nacht dieses idyllische, leise Klingeln
zu hören.

Sie sehen, alles ist eine Frage der Bewertung. Wie Sie Ihr Leben erfahren, hängt
zum Großteil davon ab, wie Sie die Dinge bewerten und welche Einstellung Sie zu
ihnen haben. Eng damit verbunden ist das Ausmaß Ihres Kontrollbedürfnisses. Solange Sie meinen, alles unter Kontrolle haben zu müssen, werden Sie sich zwangs-

läufig dem natürlichen Lauf des Lebens widersetzen. Dadurch werden Sie Dinge erleben, die genau dem Gegenteil von dem entsprechen, was Sie sich wünschen.

Von Kind an werden wir schon entsprechend geprägt. Unsere Eltern bewerten uns, die Kindergärtner und Lehrer beurteilen uns, jeder versucht, sich und andere einzustufen und zu vergleichen. Wir bewegen uns nahezu immer in Wettkampf- und Konkurrenzsituationen. Alles wird in gut und schlecht unterteilt. Das Schubladendenken lernen wir bereits früh, auch, dass wir scheinbar alles andere als perfekt sind und es in unserem Leben immer jemanden gibt, der besser ist, egal, wie viel Mühe wir uns auch geben mögen. Der Zwang, zu bewerten, setzt sich fort.

Ist das Glas Wasser halb voll oder halb leer? Ist diese aktuelle, überraschende Entwicklung in Ihrem Leben ein Problem, eine Herausforderung oder eine Chance? Schon wenn Sie aufhören, Probleme ausschließlich negativ zu sehen, verändert sich Ihr Leben. Manchen Dinge, wie zum Beispiel das Wetter, sind noch relativ einfach zu akzeptieren. Wenn Sie Tennis spielen wollen, und es regnet, ist dies für Sie denkbar schlecht, für den Bauern, der dringend Wasser für seine Felder benötigt, ist es gut. Haben Sie sich schon einmal Gedanken darüber gemacht, dass das Leben grundsätzlich und immer zu Ihren Gunsten arbeiten könnte? Dass es niemals gegen Sie ist?

Sie allein entscheiden, wie Sie ein Geschehen bewerten. Ob Sie sagen, es handelt sich um ein Problem, oder ob Sie darin eine Chance sehen, liegt allein bei Ihnen. Wie wäre es, wenn Sie von nun an jedes Problem als Chance sehen könnten, an sich selbst zu arbeiten?

Wenn ich Sie zufällig auf der Straße treffen und Sie beleidigen würde, wären Sie wohl ziemlich sauer und verärgert. Warum? Weil Sie etwas, was ich gesagt habe, als beleidigend bewerten und Sie sich dafür entscheiden, sauer zu sein. Gut, ich war die Ursache für Ihren Ärger, aber: Nicht ich habe entschieden, dass Sie sich ärgern, sondern Sie. Bei extremeren Dingen, die wir alle als schlecht oder sogar verurteilenswürdig einschätzen würden, wird es Ihnen sicherlich schwerer fallen, zu akzeptieren, dass es immer noch in erster Linie Ihre Bewertung ist, die etwas zu dem macht, was es für Sie ist.

Wenn Sie schon einmal eine innere Wut spüren, von der Sie nicht wissen, woher sie kommt, dann ist diese das Ergebnis von unnatürlichen Bewertungsmaßstäben in Ihnen. Mit diesen Maßstäben versuchen Sie, Dinge und Menschen zu bewerten und entscheiden zugleich, ob diese Ihren Vorstellungen und Anforderungen entsprechen. Erfüllt jemand diese Erwartungen nicht, kann dies dazu führen, dass Sie ihn für schlecht halten und glauben, dass er bestraft werden sollte. Er sollte sich Ihrer Meinung nach verändern. Vielleicht ist derjenige selbst aber gar nicht Ihrer Meinung, sondern kommt gut mit sich klar.

Sie versuchen das, was ist, zu verändern. Wie sollte Ihnen das gelingen? Alles ist, wie es ist. Egal, ob es Ihnen passt oder nicht. So lange, wie Sie dies nicht in Ihrem tiefsten Inneren wissen und fühlen, entsteht Wut, daraus wiederum Stress und Anspannung, woraus später eine Krankheit resultieren kann. Der Ärger, die Angst und die Sorge über ein von Ihnen als Problem oder Ärgernis eingestuftes Ereignis können Sie krank machen.

Später gehe ich noch darauf ein, warum es wirklich keinen Sinn machen kann, irgendetwas an Ihren Mitmenschen, Ihrer Umwelt und an Ihrer Außenwelt zu bewerten oder gar zu kritisieren. Sie werden erkennen, dass Sie allein es sind, der all dies gestaltet.

Ein anderer Aspekt ist, dass jeder in der jeweiligen Situation unter Abwägung seiner internen Regeln und Ansichten immer sein Bestes gibt. Noch mal: Jeder gibt immer sein Bestes. Niemand gibt absichtlich sein Schlechtestes, in der betreffenden Situation kann er nicht anders, es ist gerade das Bestmögliche. Ob Ihnen das gefällt und ob Sie sich vielleicht eine andere Handlung vorstellen oder wünschen, ist irrelevant. Zudem ist jede Situation genau so, wie sie ist.

Wenn Sie demnächst wieder einmal darüber nachdenken, dass ein anderer dies oder das getan hat, und anfangen, sein Handeln zu beurteilen oder zu kommentieren, denken Sie daran: Was geschehen ist, ist geschehen, egal, was Sie sagen oder tun werden, Sie werden die Handlung nicht rückwirkend ändern. Es würde also gar keinen Sinn machen, sich zu ärgern. Es ist, wie es ist, und nicht anders. Der andere ist, wie er ist. Genau so und nicht anders.

Denken Sie beim nächsten Mal, wenn Sie einen Bekannten treffen, daran, dass alles, was Sie über ihn denken, Ihre Geschichte über ihn ist und nichts mit ihm zu tun hat. Das Konglomerat Ihrer Bewertungen, die Projektion Ihrer Gedanken sehen Sie in ihm, solange Ihr Verstand die Führung hat. Probieren Sie es dann einfach aus: Prüfen Sie, ob Sie ihn einmal unvoreingenommen und wertfrei wahrnehmen können.

10: WER SIND SIE?

Sorgen Sie dafür, dass Sie während dieser Übung nicht gestört werden. Wählen Sie eine ruhige Musik aus, die Sie gerne mögen. Schalten Sie die Musik an. Setzen Sie sich ruhig, entspannt und aufrecht hin.

Nun konzentrieren Sie sich auf die Person, die die Musik hört. Sie hören die Musik mit den Ohren. Ihr Gehirn verarbeitet die Töne. Wer ist derjenige, der der Musik zuhört? Werden Sie sich Ihres Selbst bewusst. Spüren Sie, dass Ihr Selbst über Ihren Körper hinausgeht. Dieses Selbst erschafft aus den Tönen diese Musik. Dieses Selbst ist größer als Ihre momentanen Gedanken und Gefühle. Spüren Sie in sich etwas, was stärker ist als der Moment?

Wo hören Sie auf, wo fangen Sie an?

Machen Sie sich doch einmal Gedanken darüber, wo rein körperlich die Grenzen Ihres Ichs sind. Wer sind Sie eigentlich? Wo fangen Sie an, wo hören Sie auf? Würden Sie sagen, dass Sie Ihre Haare sind, Ihre Fingernägel? Verlieren Sie einen Teil Ihres Ichs, wenn Sie sich die Haare oder Nägel schneiden? Wohl kaum. Wie sieht es mit der Luft aus, die Sie einatmen. Sind Sie diese Luft in Ihrer Lunge? Auch eher nicht, sagen Sie? Was ist dann mit den Speisen, die Sie zu sich nehmen? Wann werden diese zu einem Teil von Ihnen? Wenn Sie das Stück Fleisch in den Mund stecken, ist das Fleisch dann noch das Rind oder bereits Teil von Ihnen selbst? Im Magen wird das Fleisch aufgelöst und verdaut, Teile werden wieder ausgeschieden, aber einige Bestandteile werden von Ihrem Körper aufgenommen. Sind Sie dann diese Teile?

Wie sieht es mit Ihrem Blinddarm aus. Sind Sie Ihr Blinddarm? Und wenn er weg ist? Stellen Sie sich vor, Sie haben einen Unfall und verlieren einen Fuß. Sind Sie dann noch der Fuß? Wo bleiben Sie, im Fuß oder im restlichen Körper? Und wenn Sie sich nun einfach einmal vorstellen, Sie hätten keine Arme und Beine mehr. Wäre Ihr Ich dann verteilt auf all diese Teil oder wäre es immer noch vollständig? Oder Ihnen wird bei einer Blutspende Blut abgenommen. Verlieren Sie einen Teil von sich? Viele unserer Organe können mittlerweile ersetzt werden, rein theoretisch könnten Leber, Niere, Herz und Lunge von einem anderen Menschen sein. Sind Sie dann plötzlich der andere Mensch, oder bleiben Sie Sie selbst?

Und nach Ihrem Tod, sind Sie dann noch der tote Körper oder eher nicht? Wenn der Körper sich nach und nach in seine Moleküle und Atome auflöst, wenn diese Bestandteile von den Wurzeln der Pflanzen auf Ihrem Grab nach und nach aufgesogen werden, wo sind Sie dann? Sind Sie der Vogel, der die Holunderbeere des Strauchs neben Ihrem Grab frisst? Schließlich hat der Strauch Ihre Moleküle dazu benutzt, diese Frucht zu bilden.

Sie merken, es ist verdammt schwierig, zu bestimmen, wer, wo und was Sie, der Sie gerade diesen Text lesen, eigentlich überhaupt sind. Sind Sie in Ihrem Gehirn? Kein einziger Forscher hat im Gehirn irgendetwas gefunden, was auch nur im Entferntesten dem Sitz eines Ichs nahegekommen wäre. Wir alle stehen vor einem Rätsel, es gibt keine Grenze, von der wir sagen können, dass sie das Ich eingrenzt.

 ## 11: DER GEGENWÄRTIGE AUGENBLICK

Gehen Sie irgendwo in die Öffentlichkeit, vielleicht in die Lebensmittelabteilung eines Kaufhauses, in ein Einkaufszentrum, auf einen Markt, in einen Park oder auf einen Kinderspielplatz. Setzen Sie sich an einen ungestörten Platz, und sorgen Sie dafür, dass Sie mindestens zehn Minuten Ruhe haben. Es gilt wie immer: Nehmen Sie sich Zeit, hetzen Sie nicht durch die Übung.

Achten Sie zunächst auf Ihren Pulsschlag, vielleicht fühlen Sie ihn am Handgelenk. Dies ist der Rhythmus Ihres Lebens.

Achten Sie für einen Moment auf Ihren Atem, auf die Luft, die ein- und ausströmt. Sind Sie Ihr Atem, sind Sie die Luft?

Nun schauen Sie sich selbst an, wie sitzen Sie da, sitzen Sie aufrecht oder gekrümmt, offen oder verkrampft? Haben Sie die Beine übereinandergeschlagen? Spüren Sie die Beine, spüren Sie, wie die Füße den Boden berühren. Fühlen Sie auch die Kleidung, die Sie tragen. Da ist

der Gürtel, der Sie möglicherweise einengt, da sind die Stoffe, die Ihre Haut am ganzen Körper berühren und bei der kleinsten Bewegung über Ihren Körper streichen. Ihre Füße stecken in den Schuhen, bewegen Sie Ihre Zehen darin. Die Haut ist Ihr größtes Sinnesorgan, sie schützt Ihren Körper gegen alle Witterungseinflüsse, und sie sagt eine Menge über Ihren Gemütszustand aus. Sie wird blass, wenn Sie sich erschrecken, sie wird rot, wenn Sie wütend sind.

Wenden Sie sich nun Ihrer Umgebung zu, und schauen Sie sich um. Gehen Sie mit all Ihren Sinnen die Gegenstände durch, die dort sind. Welche Farben sehen Sie? Aus welchen Materialien bestehen die Dinge? Welche Form haben sie? Achten Sie auf die Linien und Krümmungen, die Sie sehen. Sehen Sie Pflanzen, schauen Sie sich diese im Detail (aus der Entfernung) an. Wie sind die anderen Menschen, wie sind sie gekleidet, wie alt mögen sie sein? Wie ist ihr Blick? Lachen sie? Schauen sie grimmig? Scheinen sie Sorgen zu haben? Vergessen Sie nicht, auf den Raum zwischen den Dingen zu achten. Gerade ihm sollten Sie jetzt für einige Augenblicke Ihre besondere Aufmerksamkeit schenken.

Als nächsten Sinn kümmern Sie sich um Ihren Geruchssinn. Welche Gerüche riechen Sie dort, wo Sie sitzen? Versuchen Sie, jeden Geruch einzeln wahrzunehmen. Es mag nach Essen und Blumen riechen, nach Abgasen und Schweiß, nach frisch gemähtem Gras, nach einem Sammelsurium von Parfums oder nach Zigarettenqualm. Der Geruchssinn des Menschen ist lange nicht so gut wie der mancher Tiere, doch nicht einmal das, was uns zur Verfügung steht, nutzen wir voll aus. Auch das ist ein Resultat unserer selektiven Wahrnehmung. Unser Gehirn sortiert 95% unserer Wahrnehmungen gleich aus, wenn wir sie für unsere momentane Handlung nicht benötigen. Sonst würden wir mit so vielen Informationen überschüttet, dass wir nicht mehr in der Lage wären zu handeln. Um diesem Umstand Rechnung zu tragen, sollten Sie einfach hin und wieder diese Übung machen und sich auf die normalerweise ausgefilterten Informationen Ihrer Umwelt konzentrieren.

Nun kommen Sie zum Geschmackssinn, was schmecken Sie gerade? Essen oder trinken Sie etwas? Vertiefen Sie sich in den Geschmack! Versuchen Sie, ihn, so weit wie möglich, bis in das letzte Detail zu schmecken, lassen Sie keine Nuance aus. Wie schmeckt Ihr leerer Mund, Ihre Haut, die Luft um Sie herum?

Ihr Gehör ist ebenfalls in der Lage, viel mehr aufzunehmen, als Sie das gewöhnlich tun. Welche Geräusche, Töne und Klänge können Sie jetzt gerade entdecken? Sie hören möglicherweise andere Menschen sprechen, Sie hören Schritte. Irgendwo fahren Autos, da ist ein Moped, gefolgt von einem Lkw. Können Sie das Summen und Brummen von Insekten hören? Zerlegen Sie den Gesamtklang Ihrer Umgebung in seine einzelnen Bestandteile. Selbst Lärm wird so nach und nach zu einer Komposition des Lebens. Dann achten Sie auf die Stille zwischen den einzelnen Geräuschen. Der Lkw verstummt, und da ist Stille. Jemand beendet sein Telefonat, und auch da folgt die Stille.

Machen Sie nun einen Test, und versuchen Sie, die Energie Ihrer Umgebung zu spüren. Stellen Sie sich vor, Sie hätten einen 6. Sinn und könnten Energien sehen. Alles ist Energie, also auch Ihre gesamte Umgebung. Spüren Sie einfach drauflos, Sie können nichts falsch machen. Wie ist die Atmosphäre dort, wo Sie sind? Ist sie angenehm oder nicht? Welche Energie strahlen die Dinge aus, was fühlen Sie beim Anblick ihrer Farben? Sind die Menschen gut oder schlecht gelaunt, fühlen Sie, dass der ein oder andere Sorgen oder Ängste hat? Bekommen Sie vielleicht eine Gänsehaut, oder verspüren Sie ein Kribbeln?

Sie werden nach und nach Ihre Wahrnehmungsfähigkeit verbessern, wenn Sie all Ihre Sinne immer wieder bewusst benutzen. Es ist sogar möglich, alle Sinne zu verknüpfen zu einer Gesamtwahrnehmung, bei *der nicht mehr unterschieden wird zwischen den einzelnen Sinnen. Wir sprechen dann von synästhetischer Wahrnehmung. Sie werden damit in der Lage sein, Gefühle zu schmecken, Blumen zu hören oder auch Klänge zu sehen. Probieren Sie einfach aus, wie Ärger schmeckt, und wenn Sie das nächste Mal lachen, schmecken Sie dieses Lachen. Merken Sie den Unterschied? Je bewusster Sie sich Ihrer einzelnen Sinne werden, umso leichter wird Ihnen auch das Arbeiten mit Ihrem 6. Sinn fallen.*

Alles ist eins

Alle unsere Widerstände, alle Dinge, gegen die wir ankämpfen, entstehen aus einem Grund: Wir trennen die Dinge in unser ICH und in die Welt. Auf den verschiedenen Ebenen unseres Bewusstseins trennen wir Innen und Außen. Wir meinen, dass alles ab unserer Nasenspitze mit uns selbst sehr wenig bis nichts zu tun hat. Weiter trennen wir unser Bewusstsein von unserem Körper, denn dieser ist schließlich vergänglich, also wollen wir damit gar nicht so viel zu tun haben. Wenn schon der Körper eines Tages geht, soll doch bitte wenigstens unser Geist in irgendeiner Form weiterleben.

> DU bist das andere ICH, ICH bin das andere DU.

In lak'ech – a lak'en: Du bist das andere Ich, Ich bin das andere Du. Was könnte besser als diese alte Maya-Weisheit beschreiben, wie wir alle miteinander verbunden sind? Mag sein, dass unser Selbst ganz ist, und doch geht es noch weit über uns hinaus. Wir sind Teil eines großen Ganzen, und zugleich sind wir das große Ganze. Sollten Sie sich mit diesem Gedanken noch nie beschäftigt haben, werden Sie sich wohl nicht so einfach vorstellen können, dass irgendwo in Ihnen ein Selbst sein soll, ein transpersonales Selbst, das Sie mit allen anderen Menschen und Dingen verbindet. Vielleicht lassen Sie diesen Gedanken erst einmal in Ruhe sacken, und wir sehen später, ob Sie ihn für sich annehmen konnten.

Alle Probleme, die Sie haben, entstehen aus dem Gedanken der Trennung, der Trennung in das Ich, also Ihr Innenleben, Ihr Inneres, und das Außen, also alles andere. Sobald Sie verstanden haben, dass Sie nicht getrennt von der Sie umgebenden

Welt existieren, dass Sie Teil des Kosmos sind, können Sie frei werden. Alles ist eins. Alles gehört zusammen. Tun Sie sich bitte einen Gefallen, und freunden Sie sich – zumindest bis Sie dieses Buch abgeschlossen haben – mit der Idee an, dass es einfach keine Trennung in eine Innen- und eine Außenwelt gibt. Schon Freud hat festgestellt, dass die Trennung in die Persona einerseits und in den Schatten andererseits Ursache vieler psychischer Probleme ist. Dabei versteht er unter Persona einen Teil in uns, der uns gefällt, und unter dem Schatten den Teil, in den wir alles verbannen, was uns an uns nicht gefällt. Zwangsläufig ist die Anerkennung und Auflösung des Schattens, also das Zulassen auch unserer Ängste und Schwachstellen, die Lösung.

Auch sind Probleme und Krankheiten nicht lokal, sie sind nicht nur Ihr individuelles Problem, sondern sie sind das Problem aller und werden erst durch Ihre eigene Festlegung zu Ihrem persönlichen Problem. Bis dahin ist das Problem überall und nirgends; im Daoismus würde man sagen, es ist ein Problem und es ist kein Problem, es ist ein Problem nicht und es ist kein Problem nicht. Mit der Lösung eines Problems helfen Sie nicht nur sich selbst, sondern auch mir und allen anderen. Und umgekehrt.

Wenn Sie sich nun von dem Gedanken der Trennung entfernt haben, werden Sie lernen, dass auch alle Ängste, alles Leiden und alle Freude allen Menschen gemeinsam sind. Sie haben nicht Ihr eigenes, persönliches und privates Leiden. Ihr Leiden ist mein Leiden. Wenn es Ihnen schlecht geht, geht es mir schlecht. Wenn es Ihnen gut geht, geht es mir gut. Vielleicht hatten Sie dieses Gefühl des Einsseins zumindest mit einem anderen Menschen einmal, als sie richtig verliebt waren, vielleicht auch in kurzen Momenten beim Sex.

Sowohl in der Physik und Biologie als auch in der Bewusstseinsforschung stellt man Effekte fest, die sich nur durch die Existenz eines Mediums, das alles verbindet, erklären lassen. Wir alle haben von Telepathie oder Gedankenübertragung und Ähnlichem gehört. Zumeist haben wir diese Fähigkeiten allerdings im Fernsehen gesehen oder darüber gelesen, und wir hatten unsere Zweifel, ob denn auch alles mit rechten Dingen zugehen mochte. Nun gibt es aber auch seriöse Studien, die die Existenz von Gedankenübertragung bestätigt haben. Und irgendwann einmal scheint diese Fähigkeit für die Menschen völlig normal und natürlich gewesen zu sein. Einige Eingeborenenstämme, wie zum Beispiel die Kogis in Kolumbien oder die Aborigines Australiens, beherrschen diese Kunst noch heute.

Genauso haben Quantenphysiker festgestellt, dass selbst weit voneinander entfernte Teilchen immer wissen, was das ehemalige Partnerteilchen gerade macht.

Es ist offensichtlich, dass wir Menschen – aber auch die Materie – auf irgendeine Art und Weise miteinander verbunden sind. Auch all die biologischen Abläufe in unserem Körper, die einer internen Kommunikation zwischen den Körperzellen bedürfen, müssen in irgendeiner Art und Weise koordiniert werden. Bei ganz normalen Abläufen in unserem Körper sind so viele Zellen beteiligt, dass die Übermittlung von Informationen kaum mehr allein durch Botenstoffe von einer Zelle zur nächsten gelingen kann. Auch sind unsere Nerven nicht darauf ausgelegt, diese Abläufe zu steuern. Und wenn wir uns überlegen, dass unser Körper letztlich aus nichts anderem als aus Energie und Schwingungen besteht, muss da irgendetwas sein, was all dies zusammenhält. So könnte man ein alles verbindendes Feld postulieren, in dem Information viel schneller als mit Lichtgeschwindigkeit abgerufen oder weitergegeben werden kann.

Der amerikanische Philosoph Ervin László vergleicht dieses Feld mit der Akasha-Chronik bzw. dem Akasha-Feld aus der indischen Mythologie, einem übergeordneten Feld, das irgendwann irgendwie und von irgendwem geschaffen worden sein muss und sich laufend weiterentwickelt, alles aufnimmt und nie vergisst, was im Universum jemals geschehen ist. Es wird ebenso durch alle neuen Erfahrungen und Formenentwicklungen weitergeschrieben. C. G. Jung spricht in diesem Zusammenhang vom Kollektiven Unbewussten. Viele mystische Richtungen sehen die Welt als eine Projektion, als Traum, als Bilder eines alles umfassenden Bewusstseins. Doch was ist dieses allumfassende Bewusstsein?

In der indischen Mythologie spricht man vom Netz des Indra. Der altindische Gott Indra hatte in seinem himmlischen Palast ein Netz, das Raum und Zeit umspannte und ein Abbild des Kosmos war. Es bestand aus sich gegenseitig reflektierenden Juwelen: Jede davon spiegelte sich in allen anderen wider. Was sich in einem Juwel zeigte, erschien gleichzeitig auch in den anderen. Was mit einem von ihnen geschah, beeinflusste auch alle übrigen.

Wie wir dieses Feld, dieses Potenzial, diese Kraft benennen, ist jedem selbst überlassen. Wir können sie personalisieren, dann entspricht sie dem Begriff »Gott« in der Religion, sie entspricht aber auch gewissen Modellen des Quantenvakuums in der modernen Physik. Da es sich um eine niemals in Worte oder mathematische Gleichungen zu fassende Kraft handelt, sollte es für uns ausreichend sein, dass sie da ist und wirkt. Wir können mit ihr arbeiten, egal, ob wir Christ, Moslem, Hindu oder Atheist sind.

12: SEIEN SIE DAS UNIVERSUM!

Sie benutzen bereits regelmäßig die Pikopiko-Übung zur Entspannung? Hier ist eine Abwandlung, die etwas mehr Kraft hat, die aber auch mehr Zeit benötigt. Setzen Sie sich bequem hin, schließen Sie die Augen, und schenken Sie Ihre Aufmerksamkeit Ihrem Atem. Atmen Sie so eine gute Minute ein und aus, ohne Ihren Atem willentlich zu beeinflussen. Stellen Sie sich vor, dass Ihr Selbst eine leuchtende, pulsierende Lichtkugel aus Energie von der Größe eines Tennisballs unter Ihrem Solarplexus ist.

Beim Einatmen gelangt neue Energie in diese »Wolke«, beim Ausatmen vertreiben Sie jegliche Schwere und Negativität. Machen Sie das einige Male, dann lassen Sie den Energieball in Gedanken größer werden, bis er Ihren Brustkorb ausfüllt. Atmen Sie wieder einige Male ruhig ein und aus. Vergrößern Sie die Wolke nun, und lassen Sie sie sich auf Ihren ganzen Oberkörper ausdehnen. Nach jedem der nächsten Schritte atmen Sie neue Energie mit dem Atem in die Wolke herein und negative Energien wieder hinaus.

Die Wolke wächst nun auf Ihre Größe an. Sie sind vollständig in der Wolke. Lassen Sie die Wolke sich ganz langsam ausdehnen. Sie wächst auf Zimmergröße, sie nimmt Ihr ganzes Haus ein. Ihr ganzes Dorf, Ihre Stadt ist von der Wolke umgeben. Im nächsten Schritt wächst die Wolke auf die Größe Deutschlands, und dann umfasst sie ganz Europa. Sie reicht mittlerweile bis zum Mittelpunkt der Erde und weit in den Himmel hinein.

Fühlen Sie nun, dass die gesamte Menschheit Teil Ihres Selbst ist? Und nun ist die Wolke größer als die Erde. Sie wächst mit jedem Schritt und umfasst bald das ganze Universum. Das gesamte Universum ist plötzlich in Ihnen enthalten. Sie sind alles, was ist. Versuchen Sie sich vorzustellen, dass Sie die Welt sind, dass alles von Ihnen geschaffen wurde, alles Gute, aber auch alles Schlechte. (Sie denken bitte daran, nach jedem Schritt einige Male zu atmen, bevor Sie fortfahren.)

Und nun lassen Sie die Wolke schrumpfen, immer weiter, bis sie wieder nur Tennisballgröße hat. Auch dabei sollten Sie immer wieder einige

Male atmen! Lassen Sie den Tennisball kleiner werden, die Wolke wird kleiner und kleiner, bis sie nur noch Atomkerngröße hat. Dann ist sie nur noch so groß wie das kleinste Teilchen. Und auch das sind Sie.

Lassen Sie diesen Energiekern nach einer Weile wieder auf Tennisballgröße in Ihrem Solarplexus anwachsen, atmen Sie normal weiter, und beenden Sie die Übung mit einem tiefen Atemzug.

Ein kleiner Exkurs in die moderne Physik

Eine Anmerkung vorweg: Sie müssen dieses Kapitel nicht verstehen, um weiteren Nutzen aus diesem Buch zu ziehen. Wenn Sie mit Physik nichts anfangen können, macht das nichts.

Quantenphysiker haben festgestellt, dass es klar zu fassende Materie nicht gibt. Man hat Probleme, die kleinsten Teilchen sauber zu beschreiben, weil diese keine Materie mehr sind, sondern energetische Potenziale, die erst als Teilchen zu beobachten sind, wenn jemand sie zu beobachten versucht. Vorher und nachher sind sie wieder nur das Potenzial zu einem Teilchen, dessen Aufenthaltsort nicht klar zu bestimmen ist.

Im Rahmen dieses Übungsbuchs möchte ich nur einige wesentliche Ergebnisse der modernen Physik, insbesondere der Quantenphysik, ansprechen, die dem westlich orientierten Verstandesmenschen vielleicht etwas mehr Vertrauen in die Arbeit der Schamanen geben, weil ganz erstaunliche Parallelen in den Denkmodellen nicht zu übersehen sind.

Sie haben in der Schule einmal gelernt, dass Materie aus Atomen besteht, die wiederum einen Kern aus Protonen und Neutronen haben, um den in Kreisbahnen Elektronen rasen. Dazwischen ist nichts. Auch Ihr Körper setzt sich so zusammen. Zum Großteil bestehen auch Sie also erwiesenermaßen aus nichts, bzw. diesem Feld, das ich im letzten Kapitel beschrieben habe.

Sie erschaffen Ihre Welt durch Ihr Bewusstsein.

Die Quantenphysik hat uns zusätzlich gelehrt, dass die kleinsten Teilchen nicht feste Körper im Sinne der klassischen Physik sind, sondern dass sie stets nur bestimmte diskrete Werte annehmen und sich in Form von (Quanten)Sprüngen ändern. Materie ist sowohl Welle als auch Teilchen, beide Existenzmöglichkeiten existieren parallel. Ihr Aufenthaltsort lässt sich nicht exakt bestimmen, sondern nur noch als Wahrscheinlichkeit angeben. Diese Nichtlokalität bedeutet, dass ein Teilchen hier ist, gleichzeitig aber auch nicht hier ist. Betrachten wir zwei voneinander unabhängige Teilchen, so stellen wir auch noch fest, dass diese – wie auch immer – miteinander in einer Geschwindigkeit kommunizieren, die noch Einstein für unmöglich gehalten hat, weil sie höher als die Lichtgeschwindigkeit ist. Durch die Nichtlokalität sind kleinste Teilchen auch miteinander weiter verbunden, wenn Tausende von Jahren vergangen sind und mehrere Tausend Kilometer zwischen ihnen liegen. Macht man mit dem einen Teilchen etwas, »merkt« das andere Teilchen dies und reagiert entsprechend.

Wenn nun unser Körper aus diesen Teilchen, Wellen und Wahrscheinlichkeiten besteht, sollte man erwarten, dass er sich auch in der Gesamtheit entsprechend verhält. Zudem könnten wir davon ausgehen, dass wir als Summe all unserer kleinsten Teilchen auch mit einer anderen Summe kleinster Teilchen, also einem anderen Menschen, mit einer Geschwindigkeit, die höher ist als die des Lichts, kommunizieren können. Wenn wir nun die Kommunikation zwischen den Teilchen und unserem Bewusstsein verstehen könnten, wüssten wir, wie Telepathie funktioniert.

Zu guter Letzt komme ich zum interessantesten Aspekt, der Beobachtung. Es hat sich gezeigt, dass die Existenz der kleinsten Teilchen von der Beobachtung abhängt. Schon durch die Absicht, etwas zu beobachten, beeinflussen wir das Beobachtungsergebnis. Mann könnte schlussfolgern, dass Bewusstsein demnach unsere Realität erschafft und dass da außer Bewusstsein nichts in der Welt ist.

Der herkömmlichen Physik wurde durch solche Ergebnisse wahrlich der Teppich unter den Füßen weggezogen. Es scheint, als ob die alten Mystiker diese Dinge bereits vor Jahrtausenden ohne jede moderne Technik erkannt hätten, denn die Aussagen in den Schriften des Hinduismus, Buddhismus oder Daoismus ähneln in vielerlei Hinsicht den Erkenntnissen der modernen Physik.

Sie selbst beeinflussen also den Lauf der Dinge allein dadurch, dass Sie sie beobachten. Sie erschaffen Ihre Welt durch Ihr Bewusstsein.

13: ERMÄCHTIGUNG

Diese Übung mag Ihnen auf den ersten Blick albern vorkommen, und doch ist sie ein wichtiger Schritt auf dem Weg, Sie dazu zu bringen, Ihre Macht, Ihre Autorität zu erkennen. Erst wenn Sie Ihre eigene Macht akzeptieren, werden Sie sich erfolgreich selbst heilen können. Vertrauen Sie mir, und machen Sie bitte diese Übung aus vollem Herzen und mit Liebe!

Schauen Sie sich dort um, wo Sie gerade sind. Benennen Sie alle Gegenstände, die Sie sehen, mit ihrem Namen. Schauen Sie also einen Stuhl an, und sagen Sie: »Du bist ein Stuhl.« Befehlen Sie all diesen Gegenständen, genau dort zu sein, wo sie sind. Sagen Sie also: »Stuhl, sei dort am Tisch!« Machen Sie dies alles bitte mit Gewissheit und ohne Zweifel. Sagen Sie nun allen Stühlen, dass sie dort stehen, wo sie stehen. Sagen Sie dem Teppich, er soll da sein, wo er ist. Heißen Sie die Blumen dort zu stehen, wo sie stehen. Befehlen Sie den Sonnenstrahlen, dort in den Raum hereinzufallen, wo sie es gerade tun. Wenn eine Kerze brennt, weisen Sie sie an zu brennen. Befehlen Sie Ihrem eigenen Körper genau dort zu sein, wo er ist. Heißen Sie auch Ihr aktuelles Leben so zu sein, wie es gerade ist. Sagen Sie auch Ihrer Laune, Sie soll so sein, wie sie ist. Beschwören Sie Ihre Beziehung, die vielleicht gerade nicht so gut läuft, so zu sein, wie sie ist. Je mehr Aspekte Sie durchgehen, desto besser ist es. Sie werden feststellen, dass Sie danach einen veränderten Blick auf Ihre Umgebung haben.

Machen Sie diese Übung mehrere Tage hintereinander immer mal wieder für 2–3 Minuten.

⚘ Ein Abenteuer mit sich selbst

Die klassische Meditation ist kein ureigenes schamanisches Tool. Doch sind viele der Übungen und Heilmittel, die der Schamane einsetzt, mit geführten Meditationen oder auch Selbsthypnosen vergleichbar. Meditation – oder, allgemeiner gesagt, das Besinnen auf uns selbst – ist eines der wichtigsten Tools, die uns zur Verfügung stehen, nichts kann mehr bewirken als sie. Sie vermag zwar Ihre Probleme nicht unmittelbar zu lösen, jedoch werden die Probleme durch die aus der Meditation entstehende Entwicklung möglicherweise verschwinden.

Meditation ist der Zustand, in dem unsere Gedanken stillstehen, in dem das ständige Gerede in unserem Kopf einmal Pause macht. In der Meditation lernen Sie, achtsam zu sein, also Ihre Energien bewusst auf etwas Bestimmtes zu lenken, indem Sie Körper und Geist so weit herunterfahren, dass Sie irgendwann tief entspannt sind, ohne tief entspannt sein zu wollen. Manche Menschen schaffen das sofort, bei anderen dauert es Jahre. Alles Denken setzt dann für einen Moment aus, und Sie werden eins mit der Stille. Sie sind jenseits des Denkens und verweilen absolut im jetzigen Moment. Und genau jetzt, wo Sie es sich zum Ziel machen, keine Gedanken zu haben, wird es schwierig, denn Meditation lässt sich nicht wollen. Ihr Verstand ist es, der das Erreichen des Ziels verhindert. Es ist notwendig, das Wollen abzulegen, sich davon zu trennen und einfach nur zu sein. Unendlich viel Geduld ist erforderlich, denn jeder Druck, den Sie sich machen, wird Ihr Ziel gefährden. Es gilt also, ein Ziel zu verfolgen, ohne das Ziel aktiv zu verfolgen. Meditation erfordert die Einsicht, dass sie kein Ziel hat. Stellen Sie sich das so vor, als ob Sie mit geschlossenen Augen auf etwas zugehen sollen, von dem Sie nicht wissen, wo es steht, und jedes Mal, wenn Sie blinzeln, um zu schauen, wie weit Sie sind, werden Sie wieder zum Ausgangspunkt zurückversetzt. Schwierige Aufgabe, nicht wahr?

Es kommt eben auf die innere Einstellung an, auf die Bereitschaft zur Achtsamkeit. Mit Gewalt geht es nicht, mit Nachlässigkeit aber auch nicht. Der Samen der Achtsamkeit braucht einen nahrhaften Boden, wenn er nicht wieder vertrocknen soll.

> Wer glücklich ist, braucht keine Meditation, er ist Meditation.

Seien Sie absichtslos, das ist die Erfolgsformel für die Meditation. Erfolgreich sein, ohne zu wollen – welch ein Widerspruch zu unserem normalen Denken! Dazu gehören Ruhe, Ausgeglichenheit und vor allem Vertrauen. Zum Ende dieses Buches werden Sie verstanden haben, dass in dieser Absichtslosigkeit womöglich auch das Wunder der Selbstheilung begründet liegt. Erst wenn Sie loszulassen und zu danken, zu vergeben und anzunehmen gelernt haben, stellt sich das wahre Glück ein.

Anfangs werden Sie froh sein, wenn Sie in der Meditation für einige Sekunden ohne Gedanken sind, später werden diese Phasen dann immer länger. Noch lange aber werden Sie warten müssen, bis dann irgendwann, wenn Sie alle Bemühungen und Anstrengungen, eine gelungene Meditation zu machen, aufgegeben haben, der Zeitpunkt kommt, wo Sie wirklich meditieren. Einfach so. Und genau dann brauchten Sie eigentlich auch nicht mehr zu meditieren, denn dann wird auch das tägliche Leben für Sie die reine Meditation sein.

Versuchen Sie, sich in der Meditation nicht zu konzentrieren, es gibt in diesem Moment nichts, was Ihrer Konzentration bedarf, nichts, worauf Sie sich konzentrieren könnten, denn Sie sind gerade eins mit der Welt. Konzentration erfordert ein Objekt, im Gefühl des Eins-sein-mit-der-Welt fehlt jedes Objekt. Wenn es kein Objekt gibt, fehlt auch die Existenzberechtigung für das Subjekt, und es verbleibt das reine Sein. Wollte man genau formulieren, dürfte man gar nicht sagen, dass man meditiert, sondern man ist die Meditation. Die Zeit scheint stillzustehen, wenn die Gedanken zur Ruhe kommen. Die Kunst der Meditation ist also die Kunst, die Welt zum Stillstand zu bringen. Meditation braucht keine Regeln und Vorschriften, denn sie ist nur im Jetzt ohne Vergangenheit, Zukunft oder Planung.

Übrigens: Wenn Sie sich dazu entschließen würden, einfach glücklich zu sein, brauchten Sie keine Meditation und wohl auch nicht dieses Buch. Wer glücklich ist, braucht keine Meditation, denn er ist Meditation.

Anfangs werden Sie wahrscheinlich sehr enttäuscht sein über das, was Sie in der Meditation finden und erfahren. Statt schöner entspannter Gefühle erleben Sie eher Ihre eigenen negativen Gedanken, die sich um Probleme, Sorgen und Zeitmangel drehen. Statt eine Phase des Glücks und der Leichtigkeit zu erleben, stürzen Sie in Anspannung und Zweifel. In der Regel glauben Anfänger zunächst fest, dass sie zu dumm sind zu meditieren, weil keine Sekunde vergeht, die nicht von irgendeinem Gedanken gestört wird. Auch die Meditation befreit Sie nicht von Ihrem Ich. Das Durcheinander in Ihnen gehört zunächst aufgeräumt. Das Chaos Ihrer Ängste und Ihre Wut sind nun einmal da. Aber auch diese Phase ist wichtig für Ihre Entwicklung. Ohne dass Sie feststellen, wo Sie gerade stehen und was zurzeit in Ihnen vorgeht, kann es keine Entwicklung geben. Und so beginnen die meisten in der Meditation zunächst mit einer Reise ins Ich, bei der jeder mögliche Müll zutage gefördert wird. Akzeptieren Sie das, beobachten Sie es einfach, und atmen Sie.

Für die praktische Ausführung wäre es gut, wenn Sie einen festen Platz finden würden, den Sie sich ein wenig nett herrichten, sodass Sie dort gerne sind. Das muss kein Tempel sein, es müssen keine Buddhafiguren aufgestellt und keine Räucherstäbchen angezündet werden. Selbstverständlich kann dieser Platz auch direkt neben dem Frühstückstisch der Familie sein, jedoch wird es Ihnen zumindest in der ersten Zeit sehr schwer fallen, dort zu meditieren. Eine gute Übung wäre es trotzdem … Versuchen Sie, jeden Tag zur gleichen Zeit zu meditieren, Körper und Geist sind Gewohnheitstiere, sie werden irgendwann sogar die Meditation einfordern. Wichtig ist die Regelmäßigkeit der Meditation und möglichst eine Mindestdauer von zwanzig, besser dreißig Minuten. Mehr als einmal täglich maximal eine Stunde ist wirklich nicht notwendig!

Später im Kapitel zum *Jetzt* werde ich noch auf einige weitere Aspekte eingehen. Achten Sie vorerst darauf, dass Sie die Meditation nicht dazu benutzen, vor der Welt zu fliehen. Die tägliche Arbeit, der Alltag, ist – richtig gelebt – mehr Meditation als jedes morgendliche Meditieren.

Übrigens, wenn Sie passionierter Läufer sind und das Gefühl kennen, im Laufen völlig aufzugehen und keine Gedanken mehr zu haben, ist auch dies eine Art von Meditation. Wer ein Instrument so spielt, dass er diesen Zustand erreicht, könnte auch musizieren statt zu meditieren. Musik öffnet Türen in Ihnen, die sonst verschlossen sind. Auch Tanz war ursprünglich einmal reine Meditation. Die Menschen tanzten sich zu einfachen Rhythmen in Trance. Der Tänzer verliert sein Ego im Tanz, er ist in Ekstase, im Jetzt. Alles, worin wir uns verlieren, wird zur Meditation, selbst eine ganz normale Fließband- oder Büroarbeit kann so manchmal zur Meditation werden. Wer meditiert, wird schnell feststellen, dass er das Gefühl hat, außerhalb der Zeit zu sein und dabei einen inneren Frieden zu erreichen. Dieses Nichtstun kann für Sie zur wichtigsten Zeit des Tages werden.

Vorerst sollten Sie sich in der Meditation ganz einfach auf den Atem konzentrieren. Auf das Einatmen und Ausatmen. Sie beobachten den Luftstrom, wie er durch die Nase, den Rachen und die Luftröhre in die Lungenflügel bis zum Bauch strömt. Durch diese Konzentration auf den Atem sind Sie im Jetzt. Lassen Sie Ihren Körper einfach atmen, verändern Sie nichts. Sie atmen seit Jahrzehnten schon, ohne besonders darauf zu achten, jetzt beobachten Sie, ohne zu kontrollieren. Beobachten meint nicht, dass Sie sich Gedanken über Ihre Art zu atmen machen. Fühlen Sie Ihren Atem, und lassen Sie es dabei bewenden.

Sobald Gedanken kommen, sind Sie nicht mehr im Jetzt. Bemerken Sie also, dass Sie denken, hören Sie einfach wieder auf damit, und gehen Sie zurück zur Beobachtung Ihres Atems, der Sie – wie der Anker das Schiff – in Ihrer Meditation hält. Und das machen Sie so lange, wie Sie Zeit haben und wie Sie möchten. Sollten Sie bereits meditationserfahren sein, schlage ich vor, dass Sie für die Zeit, in der Sie mit diesem Übungsbuch arbeiten, einfach nur machen, was ich vorschlage, und versuchen, Ihre anderen Meditationen zurückzustellen.

  # 14: ATEMMEDITATION

Die folgende Meditation ist eine einfache geführte Standardmeditation, die anfangs durch Beobachten des Körpers hilft, nicht allzu sehr in Gedanken zu versinken. Aber auch nach Jahren tut sie gute Dienste. Mehr an Meditation braucht niemand, eher weniger.

- *Setzen Sie sich aufrecht und bequem hin, und schließen Sie die Augen.*
- *Bewegen Sie den Körper möglichst nicht mehr, bleiben Sie aufrecht und still: Wenn der Körper sich nicht bewegt, beruhigt sich der Verstand von allein.*
- *Schenken Sie Ihre ganze Aufmerksamkeit Ihrem Atem.*
- *Lassen Sie den Atem so, wie er ist, verändern Sie Ihre Atmung nicht. Wenn Sie kurz atmen, dann ist das so, wenn Sie tief und ruhig atmen, ist das auch in Ordnung.*
- *Konzentrieren Sie sich darauf, wie der Atem ein- und ausfließt.*
- *Versuchen Sie, bewusst zu sein.*
- *Schenken Sie Ihre Aufmerksamkeit Ihrem Atem.*
- *Fühlen Sie, wie der Atem in Ihre Nase und weiter in den Rachen strömt, wie er in die beiden Lungenflügel dringt und bis in den Bauch gelangt.*
- *Folgen Sie eine Weile Ihrem Atem.*

- *Atmen Sie genauso bewusst aus.*
- *Verfolgen Sie den Atem auf seinem Weg vom Bauch bis zur Nasenspitze.*
- *Sie werden merken, dass Sie plötzlich an alles Mögliche denken – das ist normal.*
- *Wenn Sie gedanklich abschweifen, gehen Sie einfach zurück zu Ihrem Atem.*
- *Schauen Sie einfach zu, wie der Atem ein- und ausfließt.*
- *Spüren Sie, wie sich Ihr Körper anfühlt. Sind da Empfindungen oder Anspannungen?*
- *Wenn etwas wehtut, lassen Sie es einfach so, wie es ist.*
- *Wenn Gedanken kommen, lassen Sie sie kommen und wieder gehen.*
- *Sobald Sie bemerken, dass Sie in Gedanken abgerutscht sind, gehen Sie in aller Ruhe wieder zurück zum Atem.*
- *Behandeln Sie die Gedanken wie Wolken am Himmel: Lassen Sie sie kommen und vorbeiziehen, Sie haben keinen Einfluss darauf. Sie kommen und sie gehen.*
- *Gehen Sie einfach zurück zu Ihrem Atem.*
- *Achten Sie darauf, was ist, wenn Sie eingeatmet haben, aber halten Sie nicht den Atem an, sondern atmen Sie weiter. Der Atem bleibt für einen winzigen Moment stehen, bis er wieder ausströmt.*
- *Den gleichen Moment spüren Sie auch nach dem Ausatmen: Für einen Moment steht der Atem still.*
- *Genau dann ist da eine absolute Stille, eine Bewegungslosigkeit.*
- *Genießen Sie den jeweiligen Moment. Versuchen Sie, den Atem einfach fließen zu lassen. Kontrollieren Sie diese Pausen nicht.*
- *Achten Sie einfach auf diese winzigen Momente. Diese Momente werden länger, je länger Sie meditieren.*
- *Sie werden feststellen, dass auch die Gedanken in diesen Momenten stillstehen.*
- *Spüren Sie jeden Atemzug.*
- *Versuchen Sie nun, in jedes Körperteil zu atmen. Lenken Sie Ihr Bewusstsein bei jedem Atemzug auf ein einzelnes Körperteil, und entspannen Sie die Muskeln dort. Verweilen Sie in dem Körperteil, spüren und beobachten Sie es, während Sie jeweils fünf Mal ein- und aus-*

atmen. Wenn Sie keinen Bezug zu einem Körperteil aufbauen können, wenn Sie nichts fühlen, ist auch dies in Ordnung – machen Sie einfach weiter.

○ *Sollten Sie von einem anderen schmerzenden Körperteil abgelenkt werden, versuchen Sie trotzdem, Ihre Reihenfolge einzuhalten. Egal, wie sehr ein Körperteil schmerzen mag, atmen Sie auch dort nicht weniger oder häufiger als bei den anderen. Suchen Sie im Schmerz nicht nach Hinweisen oder Gedanken, sondern bleiben Sie einfach achtsam, und beobachten und spüren Sie das, was ist.*

○ *Gehen Sie ruhig jeden einzelnen Zeh und jeden Finger durch, genauso das Fußgelenk, den Unterschenkel, das Kniegelenk und den Oberschenkel.*

○ *Gehen Sie weiter zu den Fingern, Handinnenflächen, Handaußenflächen, Handgelenken, Unterarmen, Ellenbogen, Oberarmen und Schultern.*

○ *Machen Sie weiter mit dem Oberkörper, den Sie in verschiedene Bereiche auf Vorder- und Rückseite aufteilen können, und enden Sie mit Kopfhaut, Kiefer, Gesicht und Mund.*

○ *Abschließend könnten Sie noch Ihre inneren Organe einzeln durchgehen.*

○ *Wenn Sie in jedes Körperteil fünf oder sechs Mal atmen, dauert diese Übung etwa eine halbe Stunde. Zeitlich variieren können Sie die Übung, indem Sie Körperteile zusammenfassen oder jeweils öfter einatmen.*

Wenn Sie irgendwann merken, dass die Gedanken weniger werden, können Sie die Konzentration auf die Körperteile einfach weglassen oder auch diesen Part nur in gekürzter Form zur Einstimmung benutzen und sich dann ausschließlich dem Atem zuwenden.

alpha – beta – theta – delta

(handschriftliche Anmerkungen oben: "normal" über beta, "Schlaf / Tiefschlaf" über theta – delta)

Ein Effekt der Meditation ist, dass Sie mit bewusster Atmung einen bestimmten Gehirnzustand, den alpha-Zustand, erreichen, der eine niedrigere Gehirnwellenfrequenz von sieben bis zehn Impulsen pro Sekunde aufweist, was etwa die Hälfte der normalen Frequenz, des beta-Zustands, ist. Im Schlaf erreicht der Mensch sogar den theta-Zustand, bei dem die Gehirnwellenfrequenz auf vier bis sieben Impulse sinkt. Im Tiefschlaf erreichen wir den delta-Zustand mit Frequenzen unter vier Impulsen pro Sekunde.

Wenn wir den normalen beta-Zustand verlassen, erhalten wir einen Zugang zu unserem Unterbewusstsein, der sonst durch unseren Verstand abgeblockt wird. Im theta- und delta-Zustand können wir diesen Umstand natürlich kaum aktiv nutzen, da wir dann schon schlafen. Der alpha-Zustand hingegen kann durch Übungen erreicht und dann auch entsprechend eingesetzt werden.

Wir sind im alpha-Zustand in der Lage, unser Unterbewusstsein neu zu programmieren und auch alte Programme zu ändern. Viele erfolgreiche geistige Heilmethoden basieren auf diesem Prinzip. Durch Affirmationen und Visualisierungen in dieser Phase wird der Körper umprogrammiert und ist dann in der Lage, sich selbst zu heilen.

Machen Sie sich bitte keine Sorgen darüber, ob Sie in der Lage sein werden, diesen alpha-Zustand gezielt zu erreichen. Sie mögen jetzt denken, dass Sie das nicht können, und meinen, es gehören irgendwelche besonderen Fähigkeiten dazu – dem ist nicht so! Jeder kann sich mit etwas Übung so weit entspannen. Schließlich sind wir mindestens zweimal täglich, nämlich vor dem Einschlafen und noch einmal direkt nach dem Aufwachen, ganz automatisch in diesem Zustand.

15: ATMEN IM RHYTHMUS

Dies ist eine sehr nützliche Übung, die Sie beherrschen sollten, weil sie Sie in einen ganz leichten, entspannten Trancezustand, den alpha-Zustand, bringen kann. Der Atemrhythmus entspannt Sie und öffnet Sie für Ihre Energien. Er ist eine hervorragende Vorbereitung für alle Visualisierungen, die Sie später machen werden. Wie bei nahezu allen Übungen setzen Sie sich bequem und aufrecht hin, entspannen sich und schließen die Augen.

Atmen Sie langsam ein, etwa so lange, wie Sie brauchen, um bis fünf zu zählen. Halten Sie die Luft genauso lange an, atmen Sie wieder fünf Sekunden aus, und warten Sie fünf Sekunden, bis Sie wieder einatmen. Wiederholen Sie die Atemserie mindestens sieben, besser zehn Mal.

Ein–2–3–4–5–halten–2–3–4–5–Aus–2–3–4–5–halten–2–3–4–5
Ein–2–3–4–5–halten–2–3–4–5–Aus–2–3–4–5–halten–2–3–4–5
Ein–2–3–4–5–halten–2–3–4–5–Aus–2–3–4–5–halten–2–3–4–5
Ein–2–3–4–5–halten–2–3–4–5–Aus–2–3–4–5–halten–2–3–4–5
Ein–2–3–4–5–halten–2–3–4–5–Aus–2–3–4–5–halten–2–3–4–5
Ein–2–3–4–5–halten–2–3–4–5–Aus–2–3–4–5–halten–2–3–4–5
Ein–2–3–4–5–halten–2–3–4–5–Aus–2–3–4–5–halten–2–3–4–5

Üben Sie die Übung einige Male, bis Sie diese Atmung sicher beherrschen. Ihre Wirkung ist, dass sich Ihr Bewusstseinszustand ganz leicht verändert. Wenn Sie möchten, können Sie später auch jeweils bis sieben oder gar zehn zählen, aber übertreiben Sie es nicht.

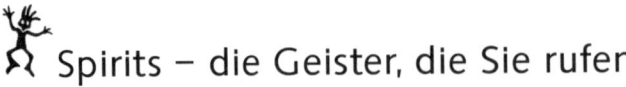

Spirits – die Geister, die Sie rufen

> Auch Sie sind ein Heiler.

Hier möchte ich zunächst mit der weitverbreiteten Meinung aufräumen, dass mancher heilende oder seherische Fähigkeiten hat und andere eben nicht. Als normaler Mensch ohne bisher festgestellte hellseherische Fähigkeiten sind Sie möglicherweise geneigt zu glauben, dass es vielleicht Heiler geben mag, diese Gabe jedoch ein Privileg weniger Auserwählter sei. Und dass man das Heilen nicht so einfach erlernen könne. Sie haben von Medien gehört, die Verbindung zum Jenseits aufnehmen, mit Engeln sprechen und die wildesten Geschichten erzählen. Geschichten, die Sie als der normalen Welt Verhafteter kaum nachvollziehen können.

Ich kann Sie beruhigen. Egal, ob Sie jemals in Ihrem Leben eine Aura gesehen haben, ob Sie meinen, heilende Hände zu haben, oder nicht, auch Sie sind ein Heiler. Kein Mensch braucht zur Heilung Geister, Spirits, Engel, Feen, Kraftplätze, Karten oder was es da sonst noch so alles gibt. Niemand muss eine Aura sehen können. Also machen Sie sich diesbezüglich keine Sorgen. Jeder Mensch ist anders, und jeder hat eine andere, eigene Wahrnehmung. Die Geister, mit denen Sie hier arbeiten sollen, sind eher als der Geist der Dinge zu verstehen. So wie die Liebe der Geist des Christentums ist, sind Ihre Geistergehilfen der Geist Ihrer Gedanken, der Geist Ihrer Probleme, der Geist Ihrer Liebe und der Geist Ihrer Kreativität.

16: WER SPRICHT IN IHNEN?

Ziel dieser Übung ist es, dass Sie Ihr Selbst erkennen und lernen, nicht mehr allzu sehr in den täglichen Automatismen zu verharren. Sie werden einen neuen Wesenszug, die Weisheit, in sich entdecken können; Sie werden von der Ebene des Unbewussten auf die Ebene der Seele gelangen. Auch diese Übung sollten Sie nicht nur einmal ausprobieren, sondern sie immer mal wieder, am besten mehrmals täglich, machen.

Nehmen Sie einfach irgendetwas, was Sie machen, denken oder fühlen, und fragen Sie sich, wer das jetzt gerade macht, denkt oder fühlt.

Wenn Sie gerade Angst haben, fragen Sie sich: »Wer hat Angst?«

Wenn Sie gerade telefonieren, fragen Sie sich: »Wer telefoniert?«

Wenn Sie atmen, fragen Sie sich: »Wer atmet?«

Wenn Sie es eilig haben, fragen Sie sich: »Wer hat es eilig?«

Wenn Sie sich ärgern, fragen Sie sich: »Wer ärgert sich?«

Wenn Sie über etwas nachdenken, fragen Sie sich: »Wer denkt das?«

Wenn Sie sich die Frage gestellt haben, versuchen Sie bitte nicht, sich mit Ihrem Verstand eine Antwort zu geben, warten Sie einfach einen Moment ab. Erst dann fragen Sie: »Wer fragt mich das eigentlich?«

Lassen Sie auch diese Frage einfach im Raum stehen, und seien Sie dabei achtsam, nicht mehr. Warten Sie ab, was sich entwickelt, wenn Sie dies hin und wieder tun.

Die Kunst des Sehens

Es ist nicht wichtig, ob Sie bereits ein Seher sind, Erscheinungen hatten oder vielleicht eine Ausbildung in Reiki oder Auralesen haben. Die wenigsten Menschen, die ich kenne, sehen von Natur aus die menschliche Aura oder andere Energien, geschweige denn Geister und Spirits. Sehen ist eine Kombination unserer althergebrachten fünf Sinne Sehen, Fühlen, Riechen, Hören und Schmecken kombiniert mit einer Art außersinnlichen Wahrnehmung, dem 6. Sinn. Dabei wissen wir nicht, ob es sich hier um mehrere Sinne handelt oder wo dieser 6. Sinn sitzt.

Sehen erschafft die Welt.

Es scheint jedoch sicher zu sein, dass jeder Mensch diese Fähigkeiten hat. Genauso wie viele Eingeborenenstämme Afrikas, Südamerikas und die Aborigines Australiens noch telepathische Fähigkeiten haben, sind die Wurzeln dazu in jedem von uns vorhanden. Sehen ist zudem eine schöpferische Tätigkeit, die es uns ermöglicht, unsere Welt zu erschaffen.

Im Vorwort habe ich die Spaßübung des Spiritsehens mit Ihnen gemacht, lachen Sie nicht, zweifeln Sie nicht, auch die bewusste Vorstellung von Dingen ist *sehen*. Je nachdem, welches Weltbild der Mensch hat, sieht er mehr oder weniger normale oder auch einmal obskure Dinge. Vielleicht schränkt Ihr Weltbild das, was Sie für möglich halten, ein und verhindert so, dass Sie allzu »wilde« Dinge sehen. Im Laufe dieses Kurses werden Sie mehr und mehr auch die gewagteren Dinge zulassen und sehen können. Wichtig ist an diesem Punkt zunächst, dass Sie immer, wenn Sie meinen, etwas nicht zu können, sich einfach bildlich vorstellen, wie es wäre, es doch zu können. Also, wenn Sie etwas nicht können, sagen Sie sich zunächst: »Ich kann das!« Dann tun Sie so, als ob Sie es auch wirklich könnten.

Wenn ein Chakra gesehen werden soll und da ist Ihrer Ansicht nach keines, dann stellen Sie es sich einfach vor, wie es Ihnen gerade einfällt. Denken Sie zum Beispiel an einen transparenten, trichterförmigen Wirbel aus einer energiereichen Masse in einer magischen, klaren Farbe, die Ihnen spontan gerade in den Sinn kommt.

Vielleicht tauchen in dem von Ihnen geschaffenen Bild irgendwo in diesem Trichter Flecken, Auswüchse oder Fremdkörper auf. Und siehe da: Sie sehen bereits energetische Blockaden.

17: VERSTÄRKUNG DER WAHRNEHMUNG DURCH DAS ERLEBEN DER SINNE

In verschiedenen Übungen haben wir uns bereits mit dem Sehen, dem Beobachten und der Wahrnehmung beschäftigt. Wir wollen jetzt langsam zur Kunst der Imagination übergehen.

Suchen Sie sich wieder einmal ein Objekt, das Sie in die Hand nehmen können oder vor das Sie sich setzen. Das kann ein Stein oder ein Stofftier sein, aber auch eine Blume, eine Statue im Garten, ein Bild oder das Nachbarhaus. Setzen Sie sich bequem hin, und schauen Sie sich dieses Objekt für drei Minuten konzentriert an. Nehmen Sie jedes Detail wahr.

Danach schließen Sie die Augen (beim ersten Mal natürlich nicht, Sie müssen ja diesen Text lesen) und versuchen, sich die folgenden Bilder so sinnlich wie möglich vorzustellen. Gehen Sie dabei in Gedanken alle Sinne durch.

Welchen Geruch mögen Sie besonders gern? Ist es der Duft der Rose oder der des Meeres? Sind es bestimmte Gewürze, Kräuter oder frisches Brot? Entscheiden Sie sich spontan für einen Geruch, rufen Sie sich diesen ins Bewusstsein, und genießen Sie ihn für etwa eine Minute.

Nun wählen Sie einen unangenehmen Geruch, einen Geruch von Abfall, von brennendem Kunststoff, Zigaretten oder Ammoniak. Stellen Sie sich auch diesen Geruch intensiv vor.

Machen Sie weiter mit dem Geschmackssinn. Stellen Sie sich Ihr Lieblingsobst oder eine Süßigkeit vor, konzentrieren Sie sich wiederum eine Minute lang auf den Geschmack, und stellen Sie sich vor, wie Sie das Essen genießen.

✧

Für Ihren Tastsinn malen Sie sich bitte aus, dass Sie barfuß an einem Karibikstrand durch den feinen Sand gehen. Sie fühlen ihn zwischen den Zehen, Sie hören ihn knirschen. Gehen Sie bewusst fünfzig Schritte durch den Sand, fühlen Sie, wie eine Welle warmen Wassers Ihre Füße umspült.

✧

Da Sie gerade am Meer sind, stellen Sie sich das türkisfarbene Wasser der Karibik vor, sehen Sie die Palmen, die sich weit über den Strand beugen. Schauen Sie sich die Muscheln und Krebse an, die Sie finden. Stellen Sie sich eine rot-grün-gelb gestrichene Strandbude vor, an der buntes Spielzeug verkauft wird.

Hören Sie, wie der Wind stärker wird und die Palmen zum Rascheln bringt? Die Wellen werden größer und brechen sich mit lautem Getöse am Strand, Möwen kreischen über Ihnen. Konzentrieren Sie sich für eine weitere Minute auf diese Geräusche.

✧

Verabschieden Sie sich nun von all diesen Wahrnehmungen, und halten Sie Ihre Gedanken an. Seien Sie still und leer.

Öffnen Sie langsam wieder die Augen, und richten Sie nun den Blick auf Ihr Objekt.

Was fällt Ihnen auf? Hat sich irgendetwas verändert? Ist das Bild schärfer, sind die Farben frischer, hat sich das Gewicht des Gegenstandes verändert?

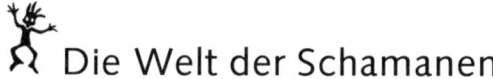

Die Welt der Schamanen

Nahezu alles in diesem Buch basiert auf dem jahrtausendealten Wissen der Schamanen, ihrer Weltsicht und ihren Künsten. Der Begriff Schamane kommt aus dem Tungisischen, der Sprache des in Sibirien lebenden Volkes der Ewenken, und bedeutet vermutlich »Einer, der weiß« oder »mit Hitze und Feuer arbeiten«. Die Schamanen sind sowohl Berater der Häuptlinge als auch Psychologen, Ärzte, Teufelsaustreiber (der Exorzismus der katholischen Kirche funktioniert so ähnlich wie manche Methoden

> Man könnte sagen, dass auch jedes Molekül, jedes Atom und jedes kleinste Teilchen eine Seele und ein Bewusstsein hat.

der Schamanen), Zeremonienmeister, Geburtshelfer, Wettermacher und vieles mehr. Auch heute noch gibt es Schamanen in Mittel- und Südamerika, bei den nordamerikanischen Indianern, in Sibirien, Afrika, bei den Aborigines in Australien und in Asien von den Philippinen bis nach Tibet. Der Core-Schamanismus der westlichen Welt versucht, die rituellen Bräuche der vielen verschiedenen schamanischen Richtungen für den westlichen Menschen nutzbar zu machen. Im Gegensatz zu den Schamanen Südamerikas, die gesellschaftlich hochstehende und für ihr Wissen respektierte Könner sind, sind die neuen europäischen Schamanen oft Aussteiger, die gerade keine wichtige Rolle in der Gesellschaft spielen, sondern eher mitleidig belächelt werden.

Zusammenfassend können wir den Schamanen als den Heiler der Beziehungen sehen. Für ihn besteht das Leben aus Beziehungen wie der zwischen Geist und Körper, der zwischen Menschen, der zwischen dem Menschen und seinen Lebensumständen, der zwischen Mensch und Natur sowie der zwischen Materie und Geist.

Schamanen sind die Mittler zwischen den Welten der Träume, der Geisterwelt und der Welt der Menschen. Sie selbst unterscheiden gar nicht zwischen diesen Welten, für sie ist das alles eins. Unser normales Wachbewusstsein, in dem wir uns üblicherweise befinden, ist in Wirklichkeit nur durch unsere eigenen, selbst gesetzten Grenzen von diesen Welten getrennt. Der Schamane ist kein Zauberer oder schwarzer Magier. Der moderne Schamanismus ist auch keine heidnische oder wie auch immer geartete Religion. Wer mit ihm arbeitet, muss also nicht einem bestimmten Glauben anhängen. Die auf schamanischem Wissen basierenden Methoden sind für jeden Menschen nutzbar.

Im Gegensatz zu den Mystikern, die auf der Suche nach der Erfahrung einer höchsten Wirklichkeit sind, die nicht mit Worten zu fassen ist, sind Schamanen einfache Menschen. Sie suchen den praktischen Nutzen für ihr eigenes Leben und das anderer Menschen. Ihr Ziel ist nicht die Erleuchtung oder Gottverbundenheit. Das persönliche Schicksal ist zweitrangig. Wenn der Schamane dabei erleuchtet wird, ist das eine nette Nebenwirkung. Wenn es zu etwas dient, nimmt der Schamane auch das an.

Schamanismus ist eine über Jahrtausende entwickelte empirische Methode, die immer weiter verbessert wurde, bis die Menschheit sich irgendwann mehr dem Materiellen zuwandt und den Schamanismus als veraltetes Hexenwerk abtat. So wurden Schamanen noch Mitte des 20. Jahrhunderts in Sibirien verfolgt und konnten nur heimlich praktizieren. Dabei sind ihre Mittel seit Ewigkeiten erprobt und können immer noch eingesetzt werden. Die guatemaltekischen Pocomames-Maya sind Regenmacher und werden noch heute von der Regierung damit beauftragt, Waldbrände zu bekämpfen. Hawaiische Schamanen sind in der Lage, ihre Kräfte zu bündeln und Wirbelstürme umzulenken. Dieses jahrtausendealte Wissen über den Umgang mit der Natur, mit Pflanzen, Menschen, Tieren, Umwelt, Träumen und Geistern machte die Schamanen aller Erdteile zu Hütern des alten Wissens um die Gesetze des Universums. Ähnliches Wissen ist übrigens die Grundlage der meisten Religionen, wenn man diese auf ihren ursprünglichen Kern zurückführt. Legte nicht auch Jesus die Hand auf und heilte so Menschen?

Der Schamane hat eine zutiefst animistische Weltanschauung. Für ihn hat alles eine Seele, jeder Mensch, jedes Tier, jede Pflanze, jeder Stein und auch der Stuhl, auf dem Sie gerade sitzen. Alles hat eine Seele! Man könnte sagen, dass auch jedes Molekül, jedes Atom und jedes kleinste Teilchen eine Seele und damit ein Bewusstsein hat. All diese Seelen sind über eine unsichtbare, nicht messbare Kraft miteinander verbunden. Das Wissen der ganzen Welt ist in jedem kleinsten Teil enthalten. Gerne wird hier als Vergleich ein dreidimensionales Hologramm gewählt, das, wenn man es in Stücke schlägt, immer noch in jedem einzelnen Splitter das ganze Bild zeigt. Denken Sie an eine Eichel oder einen Grassamen. Sie haben all das in sich, was sie dazu befähigt, eines Tages eine stattliche Eiche oder ein kleiner Grashalm zu werden.

In vielen spirituellen Richtungen wird unsere Aura, also der uns umgebende Lichtkörper, der aus verschiedenen Schichten besteht, die alle ineinander übergehen, als Speicherort alles Wissens und aller Erfahrungen gesehen. Diese Aura ist reine Energie. Hier finden wir auch alle Störungen, wie Traumata, Krankheiten, Schmerzen usw. in Form von Energien. Über unsere Aura bzw. die Chakras sind wir mit allen Lebewesen dieser Welt verbunden. Auch die meisten Schamanen arbeiten in der einen oder anderen Form mit den Chakras.

Ein Bild für die Erklärung des Schamanismus ist das Sender-Empfänger-Prinzip: Alles in diesem Universum sendet Informationen in seiner ihm eigenen Frequenz. Alles, bis zum kleinsten Teilchen, ist also Sender und zugleich auch Empfänger. Alles strahlt Informationen über sich selbst aus. Die jeweiligen Signale beinhalten also ein vollständiges Bild des Senders. Die Empfänger hingegen können, genauso wie sie nur in einer Frequenz zu senden vermögen, nur eine Frequenz erkennen. Nur der Schamane kann seinen Empfänger wie ein Radio auf die einzelnen Sender einstellen und deren Signale deuten.

Der moderne Schamanismus hat sich vielerorts an die aktuellen Gegebenheiten angepasst und historisch bedingte Entwicklungen und Rituale, die nicht zwingend erforderlich sind, abgelegt. Serge Kahili King prägte dafür den Begriff des Stadtschamanen. Dieser braucht keine bestimmten Kraftplätze mehr, auch arbeitet nicht jeder mit Krafttieren. Es ist nicht so, dass man einem bestimmten Volk angehören oder gespenstische Zeremonien abhalten muss, in denen man – wie in Südamerika – mit Hühnern und Meerschweinchen heilt, die nachher geopfert werden. Auch Drogen und halluzinogene Pflanzensäfte sind für die meisten tabu. Initiationsriten, also die Bedingungen, die man bei vielen Völkern erfüllen musste, um Schamane werden zu können, haben heute eher symbolischen Wert. Niemand muss, um schamanisch arbeiten zu können und vor allem auch zu dürfen, erst eine schwere Krankheit durchleben, und keiner muss vierzehn Tage im Wald hungern, bis er eine ordentliche Vision hat. Trommeln, Rasseln oder von welchen Utensilien auch immer Sie gelesen oder gehört haben, sind nicht zwingend erforderlich. All diese Dinge dienen bloß der Förderung der Konzentration und dazu, die Menschen zu beeindrucken und etwas in Wahrheit kaum Erklärbares greifbar zu machen.

Bei seiner Arbeit bewegt der Schamane sich auf einer anderen Bewusstseinsebene, er tritt über in einen anderen Bewusstseins- oder Geisteszustand, der weniger ein »Weggetreten« als vielmehr ein besonderer Wachzustand ist. Der Schamane selbst unterscheidet, wie anfangs bereits gesagt, gar nicht zwischen unserer Menschenwelt und einer anderen, übernatürlichen Welt, in der er reist. Für ihn ist alles, was er sieht oder erlebt, egal, ob im Traum, während einer Behandlung oder im Verlauf einer schamanischen Reise, genau gleich real. Die Art des Schamanen, unsere Welt zu betrachten, ist also nicht vergleichbar mit unserem »normalen« Sehen. Es handelt sich um eine andere Art der Wahrnehmung, die nicht über die Augen und Ohren geht, sondern viel tiefer ansetzt.

Die Rolle des Schamanen in unserer modernen Medizin ist die des Seelenheilers. Die Ärzte heilen den Körper, die Psychiater den Geist und der Schamane eben die Seele. Da er der Ansicht ist, dass jede Krankheit ihren Ursprung im Seelischen hat, geht er entsprechend gleich an die Wurzel allen Übels. Gerade für die Psychotherapie können schamanische Tools sehr hilfreich sein. Die Psychotherapie arbeitet im Wesentlichen mit Worten, die unser Unterbewusstsein nicht besonders gut erreichen können. Die Worte bleiben im Verstand, sie werden registriert, analysiert und dokumentiert. Oft fehlt der nächste Schritt zur nachhaltigen Veränderung des Unbewussten. Die hierfür notwendigen Mittel haben die Schamanen schon vor langer Zeit entwickelt.

> Die wichtigste Heilungsvoraussetzung ist das JA-Sagen. JA, ich habe ein Problem.

So erfolgt bei einer schamanischen Behandlung immer erst die energetische Heilung, danach kommt unser Geist hinzu, und es folgt das Verstehen. Das bedeutet auch, dass wir für eine Heilung erst einmal gar nicht verstehen müssen, welche Ursache ein Problem hat. Es reicht, zu erkennen, dass wir eins haben. Doch diese Erkenntnis ist zwingende Voraussetzung. Sie werden mit Ihren Problemen nur fertig, wenn Sie sich ihnen stellen.

Genauso wenig wie ein Arzt seine Patienten selbst heilt, so wenig heilt der Schamane seine Klienten aktiv. Beide leiten auf verschiedenen Wegen zur Selbstheilung an, der eine mit Medikamenten, der andere auf energetische Weise. Alles, was der Schamane macht, ist nur die Eröffnung eines neuen Weges für den Klienten.

Die wichtigste Heilungsvoraussetzung ist das Erkennen eines Leidens, eines Problems, eines Schmerzes, »JA« dazu zu sagen. Wenn ich »Ja« sage, »Ja, ich habe ein Problem«, ist das Wichtigste getan.

In der schamanischen Welt sind wir alle machtvolle Wesen, es gibt keine Ausnahme. Jeder kann diese schamanischen Techniken lernen, jeder kann sehen und heilen. Das glauben Sie nicht? Mir ging es genauso, und so begann ich meine schamanische Entwicklung. Glauben Sie mir, jeder, der die Ausbildung mit mir gemacht hat, hat es gelernt. Ob derjenige die neu erworbenen Fähigkeiten dann auch beruflich nutzt oder nicht, liegt an der individuellen Vision, an den Lebensträumen. Den Heilungsvorgang selbst zu beschreiben ist kaum möglich. Gegen Ende des Buches werden Sie ihn durch die Übungen aber sicher verstanden und erlebt haben, wenn Sie ernsthaft nach Anleitung geübt haben.

Sie werden sehen, dass sehr vieles, was ein Schamane macht, über Bilder und Imaginationen läuft und sich insofern gar nicht so sehr von anderen esoterischen und psychologischen Methoden unterscheidet. Es gibt Dutzende Varianten zur Lösung von Problemen und jeder Schamane heilt anders. Im Kern ist sich jedoch alles so ähnlich, dass ich absolut sicher bin, dass die von mir hier aufgeführten Übungen Sie auf Ihren schamanischen Weg bringen werden.

 # 18: ENERGIE SPÜREN

Hier ist nur Platz für eine kurze Einführung in das weite Feld des Aurasehens oder -fühlens. Deshalb möchte ich Ihnen nur einige einfache Übungen zeigen. Wenn Sie mehr dazu lernen möchten, empfehle ich Ihnen die Bücher von Barbara Ann Brennan. Nun aber zum praktischen Teil.

Falls Sie Brillenträger sind, nehmen Sie zuerst die Brille ab. Reiben Sie fest die Handflächen aneinander, bis Sie die Wärme richtig spüren können. Halten Sie die flachen Hände ganz dicht vor die Augen, und spüren Sie die Energie, die die Hände ausstrahlen.

19: ENERGIEKÖRPER FÜHLEN

Halten Sie Ihre Handflächen in einem Abstand von etwa zehn Zentimetern. Verkleinern Sie den Abstand jetzt ganz langsam, bis die Hände etwa zwei Zentimeter voneinander entfernt sind. Bewegen Sie sie nun einige Male ein paar Millimeter auseinander und wieder zusammen. Spüren Sie da eine Grenze oder einen Widerstand, vielleicht wie ein Luftpolster oder Watte? Machen Sie diese Bewegung, bis Sie die Distanz spüren, bei der die Energiefelder der beiden Hände sich treffen.

Nehmen Sie nun die Hände weiter auseinander, bis sie einen Abstand von etwa fünfzehn Zentimetern haben. Zeigen Sie mit einem Zeigefinger auf die Handfläche der anderen Hand, und bewegen Sie dann den Finger bis auf ein oder zwei Zentimeter an die Handfläche heran. Spüren Sie etwas, wenn Sie mit diesem Abstand jetzt den Finger in ganz langsamen kreisförmigen Bewegungen über die Handfläche führen?

Machen Sie die gleiche Übung noch mal. Summen Sie dabei einen tiefen Ton. Spüren Sie mehr?

20: ENERGIEKÖRPER SEHEN

Suchen Sie sich eine weiße Wand, und achten Sie darauf, dass die Beleuchtung im Raum eher gedämpft ist. Halten Sie die Hände etwa einen halben Meter vor Ihr Gesicht, spreizen Sie dabei leicht die Finger. Jetzt schauen Sie entspannt auf den Raum zwischen Ihren Fingern, ohne dabei irgendetwas zu fixieren. Fokussieren Sie weder die Finger noch die Wand. Sie sollten einen ganz leeren Blick haben. Nach einiger Zeit werden Sie um die Finger herum »etwas« sehen. Bewegen Sie die Finger leicht, bewegen Sie die Hände aufeinander zu und wieder auseinander. Die Finger sind umhüllt von einem dünnen, ganz leicht schimmernden Licht, einem Schleier aus Energie.

Wenn Sie immer wieder einmal üben, wird es Sie bald gar keine Mühe mehr kosten, diesen Energiekörper zu sehen. Jeder Mensch ist dazu in der

Lage. Oft wird die erste Schicht mit ein wenig Übung sehr schnell sicht-bar. Im Laufe der Zeit wächst dann die Fähigkeit, bis wir in der Lage sind, alle sieben Schichten wahrzunehmen. Wenn Sie im klassischen Konzert oder bei einer Lesung sind, schauen Sie von hinten auf die Köpfe Ihrer Mitmenschen mit dem gleichen Blick – Sie werden die Aura sehr gut er-kennen können.

 ## 21: ENTDECKEN SIE IHREN ENERGIEKÖRPER

Probieren Sie einmal, ob Sie bereits Ihren Energiekörper, der Sie voll-ständig umhüllt, fühlen können. Dazu stehen Sie stabil, entspannen sich zunächst, schließen die Augen und atmen einige Male wie bei der Meditation. Reiben Sie kurz die Hände aneinander, bis sie leicht warm sind, und führen Sie dann die Handflächen vor dem Körper zusammen. Öffnen Sie die Hände nun, und halten Sie die Handflächen abgewendet vom Körper in etwa 30 Zentimeter Abstand. Probieren Sie später auch einmal aus, ob Sie besser fühlen können, wenn der Handrücken nach vorn zeigt.

Bewegen Sie die Hände jetzt leicht wischend hin und her. Bewegen Sie sie auch etwas vor und zurück, als ob dort irgendwo eine unsichtbare Grenze zu entdecken wäre – bis Sie irgendwo einen Hauch von Wider-stand, Energie oder dichtere, vielleicht wärmere oder kühlere Luft spü-ren. Wie fühlen Sie diese Schicht?

Sind Sie vielleicht sogar in der Lage, diese energetische Hülle auszu-dehnen? Was würden Sie sagen, welche Farbe Ihr Energiefeld hat?

Führen Sie die Hände danach zusammen, und atmen Sie einige Male durch. Sie sollten diese Übung öfter praktizieren, vielleicht schieben Sie sie einfach vor jeder Meditation ein.

Wiederholen Sie diese vier Energieübungen ruhig einige Tage lang, wenn Sie Ihre Fähigkeiten im Sehen und Fühlen der Aura verbessern möchten. Für die Heilung benötigen Sie sie nicht.

Manager als Schamanen?

> Jede Führungskraft sollte schamanisch denken.

Vielleicht sind Sie Geschäftsführer eines Unternehmens, leiten eine Abteilung, oder Sie haben Ihr eigenes Team, für das Sie verantwortlich sind. Dann sind Ihnen die in jedem System vorhandenen Spannungen, die nahezu alle aus Problemen auf zwischenmenschlicher Ebene entspringen, bekannt. Dazu kommen oft wirtschaftliche Schwierigkeiten, sodass Situationen entstehen, die scheinbar nicht zu lösen sind.

Wenn ein Unternehmen nicht funktioniert, holt man sich heutzutage einen Unternehmensberater. Das Unternehmen wird wie eine Maschine betrachtet: Es funktioniert etwas nicht, der Mechaniker kommt und tauscht ein defektes Teil aus. Es wird weniger Geld eingenommen als ausgegeben, also werden die Kosten durch ein paar Entlassungen gesenkt. Das funktioniert zunächst auch.

Nur besteht ein Unternehmen im Wesentlichen aus Menschen und nicht aus Kosten, es lebt und verändert sich. Veränderung lässt sich nicht verhindern, und doch bringt sie nahezu immer Probleme mit sich. Als Mitarbeiter (und vielleicht auch als Führungskraft) hat man sich gerade daran gewöhnt, dass das Unternehmen im Gegensatz zu früher keine Art von Familie mehr ist, wo der Chef als Vaterfigur für einen sorgt und man zumeist bis zur Pensionierung arbeitet. Diese Sicherheit, die unsere Großväter und teilweise auch unsere Väter noch kannten, ist verloren gegangen. Viele der »alten« Werte haben ebenfalls keine Bedeutung mehr. Das alte »Familienmodell« war beileibe nicht perfekt, und einige seiner Nachteile kennt man auch noch heutzutage: So erwartet der Chef oft immer noch von seinem Angestellten das unterwürfige Verhalten, das früher Kinder ihrem Vater entgegenbringen mussten. Gleichzeitig sagt er aber, dass er natürlich nicht für die Sicherheit des Einzelnen sorgen könne, dafür müsse doch jedermann Verständnis haben.

Kreativität entsteht unter diesen Voraussetzungen nicht. Die Vaterfigur Chef erfüllt ihre wichtigste Aufgabe nicht mehr und wundert sich, dass die Kinder – als die Mitarbeiter – ängstlich sind, keine eigene Meinung mehr zu haben scheinen und einfach möglichst unauffällig sein wollen. Es wurden also Werte verloren oder bewusst aufgegeben, aber nicht durch neue ersetzt. Und hier kann der Schamanismus ansetzen. Eigentlich müsste jede Führungskraft schamanisch denken und heilen. Das wesentliche Hilfsmittel des Heilers, Mitgefühl, sowie das zweite Hilfsmittel, Stärke, sollten bei Führungskräften die hervorstechenden Eigenschaften sein.

 # 22: ACHTSAMKEIT

Diese Übung baut auf der Übung ACHTSAME BEOBACHTUNG auf. Gehen Sie heute – und auch in Zukunft – mit mehr Achtsamkeit durch Ihr Leben, und suchen Sie sich feste Momente, in denen Sie innehalten. Solch ein Moment könnte zum Beispiel eine rote Ampel sein. Versuchen Sie dann, bei jeder roten Ampel, vor der Sie anhalten müssen, den gegenwärtigen Moment ganz bewusst wahrzunehmen, ohne diesen Moment zu bewerten und zu interpretieren. Eine andere Möglichkeit zum Verweilen könnte der Zeitpunkt sein, wenn Sie im Büro den Telefonhörer auflegen. Falls Sie rauchen, haben Sie ebenfalls eine Menge von Gelegenheiten am Tag, die sich anbieten. Vielleicht passt es Ihnen auch besser, wenn Sie morgens nach dem Aufstehen und abends vor dem Einschlafen diese Übung machen.

Achten Sie dann ganz einfach auf die Gefühle im jeweiligen Moment, achten Sie auf körperliche Zustände, auf Anspannungen, auf alles, was gerade ist. Beobachten Sie Ihren Körper. Beginnen Sie mit der Feststellung des Ist-Zustands. Wie atmen Sie gerade? Achten Sie eine Weile darauf, wie Sie ein- und ausatmen. Sitzen oder stehen Sie?

Versuchen Sie, in Ihrem Leben mehr und mehr Dinge achtsam anzugehen, tun Sie immer weniger unbewusst oder automatisch. Seien Sie achtsam, selbst beim Spazierengehen. Gehen Sie bewusst, und achten Sie auf jeden Schritt, auf Ihren Körper, auf jede Bewegung, auf den Weg, auf dem Sie gehen, auf den Belag des Weges. Aber kontrollieren Sie nichts!

Integrieren Sie nach und nach alle Sinne. Was riechen Sie gerade? Wie ist die Luft? Ist es warm oder kalt? Windstill oder windig? Scheint die Sonne, oder regnet es?

Versuchen Sie, weiterhin nichts zu analysieren, sondern nur zu beobachten. Lassen Sie alles sein, wie es ist. Nehmen Sie hin, was ist.

Ziel ist es, dass Sie immer länger in der Achtsamkeit bleiben und nicht nur dann, wenn Sie sich gerade sehr bewusst darauf konzentrieren. Seien Sie möglichst oft bewusst, und versuchen Sie, aufmerksam durch den Alltag zu gehen.

Machen Sie auch diese Übung nicht einfach zwischendurch, sondern geben Sie sich Mühe, und nehmen Sie sich bitte Zeit für den jeweiligen Moment. Es hat keinen Sinn, mal eben über die Gedanken zu huschen und dann die Übung als erfolgreich absolviert abzuhaken.

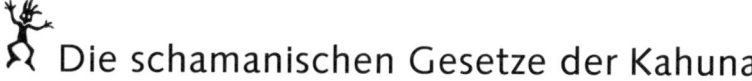

Die schamanischen Gesetze der Kahuna

Niemand hat die Gesetze des Schamanismus so kurz und prägnant formuliert wie die Kahunas, die Schamanen Hawaiis und Polynesiens. *Ka* steht für Bewahrer, und *Huna* ist das Geheimnis. Auch der Schamanismus selbst, dort Huna oder auch Kala Kupua genannt, ist in seiner einfachen, zugleich anspruchs- und wirkungsvollen Art bei uns noch viel zu wenig bekannt. Ich habe Huna als Grundlage für mein System und die Erläuterungen gewählt.

> Alle Macht kommt von innen.

Die dahinterstehende Lehre selbst ist jedoch nicht rein, stattdessen habe ich sie um Elemente aus verschiedenen anderen Richtungen ergänzt und auch Teile verändert. Es geht mir nicht um die Reinheit einer Lehre, sondern um ein pragmatisches Lehrbuch, das für möglichst viele Menschen lesbar ist, vor allem aber auch den meiner Ansicht nach sichersten Erfolg gewährleistet. Nicht beschnitten habe ich die spirituelle Dimension, den Kern des Schamanismus, dessen Verständnis ich für essenziell halte, und ich gehe auch entsprechend detailliert auf sie ein.

Machen Sie sich nun mit den sieben schamanischen Gesetzen vertraut, und konzentrieren sich zunächst immer nur auf den ersten Satz, später erst auf die ein oder zwei jeweils folgenden Ergänzungssätze. Vielleicht kopieren Sie sich die Gesetze und hängen sie an den Badezimmerspiegel oder Kühlschrank, bis Sie sie verinnerlicht haben.

IKE **Die Welt ist, wofür wir sie halten.**
Alles ist ein Traum.
Alle Systeme sind willkürlich.

KALA **Es gibt keine Grenzen.**
Alles ist verbunden.
Alles ist möglich.

MAKIA	**Energie folgt der Aufmerksamkeit.**
	Aufmerksamkeit folgt der Energie.
	Alles ist Energie.
MANAWA	**Jetzt ist der Augenblick der Macht.**
	Alles ist relativ.
ALOHA	**Lieben heißt, glücklich zu sein.**
	Liebe nimmt zu, wie das Urteilen abnimmt.
	Alles ist lebendig.
MANA	**Alle Macht kommt von innen.**
	Alles besitzt Macht.
	Macht kommt aus Autorität.
PONO	**Wirksamkeit ist das Maß der Wahrheit.**
	Es gibt immer auch einen anderen Weg.

 23: WER DENKT, UND WER BEOBACHTET?

Jede Handlung, die wir begehen, beruht auf einem ihr vorausgehenden Gedanken, Ausnahmen sind die vom Unterbewusstsein veranlassten automatischen Vorgänge. Weitere Ausnahmen sind alle spontanen Handlungen, bei denen wir vorher nicht nachgedacht haben. Um einen Entschluss jedoch in die Tat umsetzen zu können, benötigen wir den Verstand.

Wenn Sie sich also Gedanken machen, wohin Sie dieses Jahr in Urlaub fahren, und beschließen, diesmal in Deutschland zu bleiben, ist die darauf folgende Handlung geplant und Resultat Ihrer Gedanken.

Spontan und ungeplant – zumindest für einen Sekundenbruchteil – wäre es, wenn die Ferien anstehen, das Wetter schlecht ist und Sie entscheiden: »Lass uns in den Süden fahren.« Alles nach diesem Sekundenbruchteil ist dann schon wieder nicht spontan, die Planung beginnt. Für die Umsetzung jeder Idee gebrauchen wir unseren Verstand, und dafür ist er auch gemacht.

Wer gelernt hat, seinen spontanen Eingebungen zu folgen – womit ich kein chaotisches, unberechenbares Hinundherspringen meine –, der wird sicherlich mehr erleben und erfüllter sein als jemand, der ein nicht planbares Leben versucht zu verplanen.

Um zu erkennen, wie Gedanken und Denker zusammenhängen, machen Sie jetzt die folgende Übung, die zeigt, wie Ihr Verstand funktioniert, und auch dessen Grenzen demonstriert.

Schauen Sie sich dieses Kapitel über die schamanischen Gesetze nochmals an, lesen Sie es ein zweites Mal durch, und versuchen Sie dabei, Ihre Gedanken zu beobachten. Konzentrieren Sie sich darauf, zu beobachten, wie Sie, als der Denker, Ihre Gedanken denken. Schauen Sie auf den Denker, auf die Gedanken und auf den Vorgang des Denkens. Wenn Sie Ihre Gedanken erschaffen, wenn diese ein Teil von Ihnen sind, sollten Sie mit etwas Konzentration in der Lage sein, zu beobachten, wie Sie die Gedanken denken. Versuchen Sie, während Sie den Text lesen und ihn verstehen, Ihre Gedanken zu beobachten. Lesen Sie also den Text, nehmen Sie auf, was darin steht, und denken Sie auch darüber nach. Genau das sollen Sie beobachten!

✿

Und, war es schwierig? Haben Sie es gut gemeistert, oder hatten Sie Schwierigkeiten? Hat es überhaupt funktioniert?

Diese Aufgabe kann nicht gelingen. Wer sie richtig gemacht hat, hat sich niemals beobachten können, da dies unser Gehirn gar nicht ermöglicht. Der Denker kann einfach grundsätzlich nicht seine eigenen Gedanken beobachten. Noch werden Sie vielleicht glauben, dass Sie der Herr Ihrer Gedanken sind. Und trotzdem ist es nicht so. Entweder Sie denken Ihre Gedanken, oder Sie denken von sich als dem Denker. Beides zugleich geht nicht, es gibt keine Trennung zwischen Gedanken, Denker und dem Denken als Vorgang. Alles ist eins und nicht zu trennen.

Wie ist es, wenn normalerweise die Gedanken kommen? Wussten Sie jemals kurz vorher, welcher Gedanke als nächster kommen würde? Ihre Gedanken kommen ziemlich willkürlich und spontan, es wird Ihnen kaum gelingen, irgendeinen Gedanken gezielt zu haben. Während Sie jetzt noch überlegen, wie das denn bei Ihnen immer so ist, kommt Ihnen spontan ein völlig anderer Gedanke, absolut unkontrolliert und spontan. Sie sind nicht in der Lage, geplant einen Gedanken zu haben. Das müssten Sie aber können, wenn Denker und Gedanken getrennt sind.

Für alle anderen Sinne gilt das Gleiche: Sehen, der Seher und das Gesehene sind nicht zu trennen; Hören, der Hörende und das Gehörte sind eins.

Was bleibt, ist Ihr Bewusstsein.

Glück allein macht auch nicht glücklich

> Die Seele will das Leben erfahren, sie will Emotionen spüren.

In unserem Leben dreht sich heute alles mehr und mehr um den Weg zum Glück. Man könnte auch zynisch sagen, dass wir keine anderen Sorgen mehr haben. Unsere Eltern und Großeltern hatten nach dem Krieg über lebenswichtige Dinge zu entscheiden, für uns wichtige Themen und Ideen wie Selbstverwirklichung und Glücksuche waren zweitrangig. Wir müssen feststellen, dass »mein Haus, mein Auto, mein Boot«, wie es in der Werbung so prägnant hieß, eben doch kein langfristiges Glück bringt. Und »kein Haus, kein Auto und kein Boot« macht auch nicht zwingend unglücklich, oder? Gutes Essen und Trinken macht Spaß und zufrieden, damit allein ist es jedoch nicht getan. Oder sehen all die Besucher von teuren Restaurants glücklicher aus als die der Imbissbuden?

Wir merken – jedenfalls die meisten von uns –, dass Glück nicht durch die maximale Befriedigung all unserer Wünsche entsteht. Der wirtschaftliche Fortschritt erreicht große Teile der Welt und auch unserer Gesellschaft nicht. Zudem bringt der technische Fortschritt Gefahren mit sich, die von den meisten vorher nie bedacht wurden. Fortschritt schreitet fort von etwas – könnte dieses »etwas« unsere Seele sein? Zu viele Menschen sind ständig unzufrieden, deprimiert und abhängig. Unser Verhältnis zur Natur, unserem Ursprung, ist kaum noch vorhanden. Fortschritt impliziert ein »weg von«, also eine Unzufriedenheit mit dem, was ist.

Dazu kommen dann irgendwann diese hoffnungslos erscheinenden Sinnfragen: Wer bin ich eigentlich? Woher komme ich? Wo will ich hin? Was soll das Ganze? Und vor allem: Was ist Glück?

Nun, Glück ist das Wunderbare. Glück kann durch Liebe, Macht, Reichtum, Erfolg oder auch sinnliche Erlebnisse ausgelöst werden. All diese Dinge sind kaum unter einen Hut zu bringen, oder? Pauschal könnte man sagen, dass ein Aspekt allen gemeinsam ist: Glück ist, wenn unsere Wünsche erfüllt werden.

Auf die Frage, wie man glücklich werden könne, würde ich gerne antworten: »Wenn du glücklich sein willst, dann sei glücklich!« Sie sind genau wie jeder andere Mensch aus schamanischer Sicht voll und ganz allein verantwortlich für Ihr Leben (ich spreche hier nicht von Schuld!). Alles, was Sie erleben, haben Sie in irgendeiner Art und Weise gewählt, Sie haben alle Entscheidungen getroffen, die Sie dahin geführt haben, wo Sie jetzt stehen. Hier lernen Sie einen Weg, der Sie zurück in Ihre Mitte führt. Sie werden wieder in Ihre eigene Kraft finden und authentisch sein. Ich führe Sie zurück an den Ausgangspunkt, an dem Sie einmal gestartet sind. Den Weg zum Glück müssen Sie dann immer noch für sich selbst finden. Möglich, dass Sie nach der Lektüre dieses Buches aber auch einfach feststellen werden: »Hey, verdammt! Was ist los mit mir? Wieso bin ich auf einmal so befreit?«

Im Talmud gibt es eine Legende: Wenn ein Kind zur Welt kommt, berührt ein Engel seine Stirn, damit es die Wahrheit vergisst, die es im Augenblick der Geburt noch kennt. Würde das Kind sie nicht vergessen, wäre das spätere Leben in unserer Welt unerträglich für es.

Es geht im Leben nicht darum, alles richtig zu machen. Es geht auch nicht darum, perfekt zu sein. Dieses »entweder … oder …« ist Unsinn. Wir haben uns eine Schwarz-Weiß-Mentalität angewöhnt, die nicht funktioniert. Es geht darum, das Leben zu erfahren, es zu leben und nicht vor ihm davonzulaufen. Und so hat auch alles im Leben einen Grund. Manche sagen, dass es unsere Seele ist, die uns letztlich all die Herausforderungen, Probleme und Sorgen schickt. Die Seele will das Leben erfahren, will Emotionen spüren. Dafür gibt es keine Patentrezepte, keinen Weg der Wege. Schon die Formulierung *einen Weg gehen* ist eine Beschreibung, die Probleme bereiten kann. Einen Weg gehen bedeutet ursprünglich »weg gehen«. Wir wollen jedoch gar nicht weg von uns, da wir alles sind, was wir haben. Nur ein wenig anders hätten wir es gern. Entsprechend können wir uns diesen Weg, diese Vorstellung, der Weg sei das Ziel, denken wie eine riesige Schleife durch die Welt, die wir mehr oder weniger schnell entlanggehen, um dann am Ende wieder zurück an den Anfang zu gelangen: zu uns selbst.

Bei dem Weg scheint es sich um eine Einbahnstraße zu handeln, die man erst einmal beschreiten muss. Nur die wenigsten finden eine Abkürzung. Machen Sie sich keine Sorgen: Für die, die gerne Seminare und Gurus besuchen, die noch Pläne hinsichtlich weiterer Ashram- und Kloster-Retreats haben, gibt es noch Dutzende weiterer Schleifen, die durchlebt werden können. Irgendwann gibt man dann resigniert (und vielleicht verarmt) auf oder erkennt, dass man immer wieder nur bei sich selbst landet.

Fangen wir also mit dem Ziel an, zu lernen, das Leben so zu akzeptieren, wie es ist. Es ist, wie es ist. Alles ist, wie es ist. Unsere Mitmenschen sind, wie sie sind, und sie tun, was sie tun. Schauen Sie sich um. Egal, was Sie sehen – es ist so. Es ist nicht anders. Das mag Ihnen jetzt noch etwas verquer vorkommen, aber merken Sie sich bitte diesen Satz. Er ist vielleicht der wichtigste Satz dieses Buches: **Es ist, wie es ist.**

24: ZÄHLEN SIE IHR GLÜCK

Wie oft am Tag sind Sie glücklich? Was würden Sie spontan schätzen? Nur ein Mal? Oder fünf Mal? Öfter?

Mit dieser einfachen Übung werden Sie lernen, Ihr Glück überhaupt erst zu erkennen und es auch zu bewahren. Stecken Sie sich einfach Zettel und Stift ein, und machen Sie den ganzen Tag jedes Mal einen Strich, wenn Sie merken, dass Sie gerade glücklich sind. Das kann sein, wenn Sie Ihr Kind in den Arm nehmen, wenn Sie merken, dass jemand Sie liebt, oder auch, wenn der Chef oder Ihre Kollegen Sie loben, wenn Ihnen eine Arbeit besonders gut gelingt oder wenn Sie einfach spazieren gehen und ein Sonnenstrahl Sie trifft.

Machen Sie diese Übung drei Tage lang hintereinander und dann immer mal wieder für einen Tag.

Keine Welt ohne Grenzen

KALA – Es gibt keine Grenzen

Je nach Standpunkt des Betrachters können Ereignisse sehr unterschiedlich aussehen. Um aber überhaupt etwas zu sehen, ist immer ein Bezugspunkt notwendig. Ein Auto, das mit 200 km/h über die Autobahn fährt, scheint uns sehr schnell zu sein. In derselben Situation im freien Raum mit unendlich viel Platz, ohne Fahrbahnmarkierungen, ohne Bäume, Leitplanken und andere Autos, würden wir die Geschwindigkeit gar nicht bemerken. Geschwindigkeit ist Bewegung. Aber Bewegung kann immer nur relativ zu einem Bezugspunkt sein. Begrenzungen sind also notwendig, damit wir überhaupt Dinge erleben können. In der Unendlichkeit ist Erleben nicht möglich, da es keine Vergleichsmöglichkeiten, keine Orientierung gibt. Um Dinge zu erfahren, benötigen wir Grenzen. Wenn wir keine Grenzen haben, an denen wir uns orientieren können, wenn wir keine Widerstände erleben, an denen wir uns reiben können, verpufft unser Sein im luftleeren Raum.

> Grenzen gibt es nur in unseren Köpfen.

Bedenken Sie: Überall dort, wo sich zwei Dinge berühren, ist eine Grenze, jede Grenze ist also auch eine Berührungslinie. Grenzen verbinden auch die Dinge! Jede Linie, die trennt, grenzt gleichzeitig auch an die getrennten Dinge an und verbindet sie so.

Eine besondere Art von Grenzen sind Regeln. Regeln sind selbst gesteckte Grenzen, die unser Verhalten normieren und berechenbar machen. Stellen Sie sich ein Fußballspiel ganz ohne Regeln vor: In der einen Mannschaft spielen vielleicht nur drei Spieler, in der anderen möglicherweise achtundzwanzig. Einige Spieler spielen Fangen, andere pflücken Gänseblümchen, einer sitzt auf dem Ball. Keiner weiß, worum es bei dem Spiel eigentlich geht, es gibt kein Ziel und keine Regeln.

Sie benötigen also immer Regeln oder feste Punkte, um Ihr Leben zu bewältigen. Wenn Sie in einer Umgebung leben würden, in der es keine Bewegung und keine

Veränderung gäbe, würden Sie überhaupt keine Gefühle mehr haben können, keine guten und keine schlechten. Ohne Bezugspunkte gibt es keine Bewegung, existiert kein Maßstab.

Unsere Emotionen sind davon abhängig, dass das Leben sich ständig bewegt. Unser Versuch, es festzuhalten und zu kontrollieren, ist von vornherein zum Scheitern verurteilt. Das Leben definiert sich selbst durch Veränderung. Dies ist auch der Grund, warum man das pure Glück mit der Zeit immer weniger spürt, man gewöhnt sich daran, es verliert seinen Reiz. Grenzen bilden also den Orientierungsrahmen für unser Sein. Schon Archimedes sagte: »Gib mir einen festen Punkt, und ich werde die Welt bewegen.« Es ging ihm dabei übrigens um den Flaschenzug.

Solange wir uns der Tatsache bewusst sind, dass wir die Grenzen selbst erschaffen und dass wir ihnen nicht machtlos ausgeliefert sind, ist dies auch alles kein Problem.

Bei Grenzen können wir zwischen schöpferischen Grenzen und gefilterten Grenzen unterscheiden. Schöpferische Grenzen erlauben es uns, kreative Fähigkeiten zu verbessern, weil sie uns zwingen, uns auf einen bestimmten Bereich zu konzentrieren.

Ganz im Gegensatz zu den schöpferischen Grenzen wirken die gefilterten Grenzen in unserem Leben weniger positiv. Bis auf Ausnahmen, die ihre Berechtigung haben, handelt es sich meist um uns einschränkende Regeln, Annahmen und Vorurteile. Schon wenn wir noch Kinder sind, wird unsere Art der Wahrnehmung von unserer Umwelt geprägt. Wer sieht schon die Fee, mit der ein kleines Kind spricht? Wer geht auf den unsichtbaren Spielgefährten ein, mit dem es spielt? Irgendwann hat das Kind dann gelernt, dass es keine Feen und unsichtbaren Spielgefährten gibt. So übernimmt es die »erwachsene« Art der Wahrnehmung und entwickelt einen gesamtgesellschaftlichen Filter. Gefilterte Grenzen bestehen aus Glaubensinhalten oder Glaubenssätzen, auf die ich noch eingehen werde.

Alle Grenzen in unserem Leben sind von uns selbst gesetzt. Grenzen gibt es nur in unseren Köpfen, es sei vorerst dahingestellt, ob wir diese bewusst oder unbewusst erschaffen haben. Jeder hat seine eigenen Grenzen. Sobald wir unsere internen Spielregeln über Bord werfen, ist alles möglich. Wenn Sie schon einmal von Körperreisen gehört haben, also von Personen die glaubhaft versichern, dass sie zeitweise ihren Körper verlassen können, so mag Ihnen dies – aufgrund Ihrer Grenzen, die Sie sich selbst gesetzt haben – als Hokuspokus vorkommen. Wer dies allerdings für möglich hält, erlebt es sicherlich auch.

Neben den eigenen, individuellen Grenzen spielen gesellschaftliche Grenzen, also zwischenmenschliche Vereinbarungen zur Organisation unseres Zusammenlebens, eine große Rolle. Nicht alle Glaubenssätze oder verinnerlichten Regeln und Grenzen sind schlecht, Grenzen haben ihren Sinn. Ohne schöpferische Grenzen wäre das Leben vermutlich aus unserer Sicht ein Chaos. Grenzen können für den Alltag hilfreich sein. Nur: Die Grenzen, die ich mir setze, sollte ich möglichst auf dem aktuellen Stand halten. Später, wenn ich über das Ego spreche, kommen wir auf diesen Aspekt nochmals zurück.

 ## 25: ZWEITE WAHRNEHMUNG

Es gibt einen Aspekt, bei dem wir uns feste Punkte zunutze machen können. In Situationen, in denen Sie von Ihren Gefühlen überrollt werden, in denen Sie den Eindruck haben, dass Ihr Verstand sich abschaltet, also wenn Sie zum Beispiel Ärger mit dem Chef oder Streit mit dem Partner haben, machen Sie ganz einfach folgende Übung. Ziel ist es, der Wahrnehmung des Außen mit der Wahrnehmung des Innen entgegenzutreten.

Egal, was in Ihrem Leben im Außen passiert, Sie haben immer die Möglichkeit, sich auf Ihr Inneres zu besinnen und zur Ruhe zu kommen. Indem Sie sich auf Ihre Körperempfindungen konzentrieren, erhalten Sie wieder die Kontrolle über die Situation.

Sobald Sie registrieren, dass Sie nicht so ganz Herr einer Situation sind, und möglicherweise die Emotionen die Kontrolle übernehmen wollen, konzentrieren Sie sich bitte auf Ihr Gesäß oder – wenn Sie stehen – auf Ihre Füße. Suchen Sie sich also einen festen Punkt, und verschieben Sie Ihre Aufmerksamkeit auf den Stuhl, auf dem Sie gerade sitzen, oder auf den Boden, auf dem Sie gerade stehen.

Fühlen Sie, wie Sie sitzen, wie Sie die Sitzfläche berühren, wie Ihr Rücken die Lehne berührt. Fühlen Sie den Kontakt der Füße zum Boden, fühlen Sie die Hände, die sich vielleicht an die Lehne klammern.

Überlegen Sie nun einmal, wann Sie sich zuletzt geärgert haben. Versuchen Sie, sich die Situation wieder genau ins Gedächtnis zu rufen.

Nach einigen Augenblicken wird Ihre Aufmerksamkeit für das Drama schon geringer. Sie fühlen, Sie sitzen auf dem Stuhl, und das, worüber Sie sich aufgeregt haben, war nur ein Film, der gerade ablief.

Sie switchen also von der ersten Wahrnehmung im Außen zur zweiten Wahrnehmung, die sich Ihrem Körper zuwendet. In der zweiten Wahrnehmung nehmen Sie sich selbst wahr, während Ihnen die Emotionen und Gedanken nur so durch Kopf und Körper schießen. Dieses Umschalten können Sie üben.

Wenn Sie im Stau stehen und viel zu spät dran sind, kaum noch eine Chance haben, rechtzeitig Ihren Termin zu schaffen, gehen Sie in Ihre zweite Wahrnehmung. Was ist los? Sie sitzen auf Ihrem Autositz, fühlen Ihren Allerwertesten …

So lernen Sie, in beiden Wahrnehmungen zu sein und selbst zu wählen, welche davon Sie gerade in den Vordergrund stellen.

Womit segeln Sie durchs Leben?

Kommen wir nun zu Ihren Glaubenssätzen. Ein Glaubenssatz ist ein Seelenvertrag, also ein Vertrag, den Sie für sich mit Ihrer Seele einmal in der Absicht abgeschlossen haben, dass dieser Vertrag sowohl für Sie als auch für Ihre Seele nützlich sein soll. Ein Glaubenssatz könnte zum Beispiel sein: Männer weinen nicht. Verstehen Sie Ihre Glaubenssätze als Ihr bewusstes und unbewusstes Weltbild. Sie haben diese Verträge für sich abgeschlossen, um sich zu schützen. Dinge, die Sie aus Erfahrungen Ihres Lebens gelernt haben, machen Sie zu Verhaltensregeln für die Zukunft. Da Sie diese Verträge jedoch zumeist als kleines Kind und – wie mancher meint – möglicherweise auch in einem früheren Leben abgeschlossen haben, kennen Sie sie nicht, und trotzdem sind sie die Grundlage für Ihr Lebensspiel.

Eine ganze Reihe von Glaubenssätzen haben Sie von Ihren Eltern. Regeln der Eltern werden von jedem Kind ungeprüft übernommen. Da diese zumeist auch dem Schutz des Kindes dienen, ist dagegen erst einmal nichts einzuwenden. Schließlich ist dies die einzige Möglichkeit für das Kind, sich Regeln und Grenzen anzueignen.

Oft ist es infolgedessen so, dass eine Generation nach der anderen gewisse Glaubenssätze immer wieder übernimmt.

Gerade bei traumatischen Erlebnissen haben Glaubenssätze eine wichtige Schutzfunktion, die dafür sorgt, dass gewisse Dinge nicht wieder passieren. So mag es sein, dass Sie als Kind einmal ins Wasser gefallen sind und daraus gelernt haben, dass Wasser gefährlich ist. Ihr Glaubenssatz verhinderte von da an, dass Sie am Meer dem Wasser zu nahe kamen.

Betrachten Sie Ihre Glaubenssätze als Landkarte des Lebens. Das ist ein schönes Bild, um sich klarzumachen, wie unsere Glaubenssätze im praktischen Leben funktionieren. Stellen Sie sich die Sammlung all Ihrer Erfahrungen, all dessen, was Sie gelernt haben, als eine Landkarte zur Navigation durch Ihr Leben vor: Sie reisen mit der Karte des Kindes, wenn Sie in die Schule kommen. Auf dieser Karte sind alle prägenden Ereignisse der ersten Jahre gespeichert, dazu haben Sie sich in den ersten Jahren Ihres Lebens ganz einfach die Karten Ihrer Eltern kopiert und hier und da vielleicht etwas hinzugefügt. In den nächsten Jahren lernen Sie neue Dinge und kommen auf die weiterführende Schule mit einer überarbeiteten Karte. Natürlich haben Sie auch Fehler in Ihrer Karte, Missverständnisse und Trugschlüsse sind unvermeidlich. Sie korrigieren die Karte und ergänzen sie. So geht es immer weiter, bis Sie irgendwann meinen, dass Ihre Karte fertig sei, dass es nichts mehr zu verbessern gäbe. Jahre später ahnen Sie, dass die Karte teilweise nicht mehr aktuell, möglicherweise auch falsch ist. Trotzdem verdrängen Sie dieses Wissen, diese Ahnung. Das Leben und die Welt haben sich offensichtlich verändert, aber Ihre Karte ist noch dieselbe. Ihre Landkarte des Lebens passt plötzlich nicht mehr zu Ihrem Leben, die Angst vor Veränderungen verhindert jedoch, dass Sie Anpassungen vornehmen. Je länger Sie die alte Karte benutzen, desto mehr entfernen Sie sich vom Leben und desto größer ist zugleich Ihre Angst, etwas dagegen zu tun, denn vor der Tür steht das Unbekannte.

Alles, was Sie heute erleben, ist Ergebnis Ihrer aktuellen Glaubenssätze. Veraltete oder nicht angebrachte Glaubenssätze führen so zu einem mehr oder weniger verzerrten Weltbild. Sie leben Ihr Leben mit falschen Spielregeln, die Sie zudem nicht kennen. Eine absurde Vorstellung! Da Glaubenssätze unsere wichtigsten Regeln sind, tun wir alles dafür, dass wir uns ihnen entsprechend verhalten und die Verträge erfüllen, bis dann irgendwann – vielleicht nach Jahrzehnten – eine Ahnung oder ein Gefühl in uns aufkommt, dass wir da etwas falsch machen, dass wir in bestimmten Situationen irgendwie fremdbestimmt agieren. Oder wir merken, dass wir in manchen Bereichen des Lebens immer wieder auf die gleiche Art und Weise auf die Nase fallen.

Das Leben gibt sich die allergrößte Mühe, sich uns zu zeigen, wir handeln jedoch weiter nach unseren Glaubenssätzen und vertrauen dem Fluss des Lebens nicht. Eine Folge ist, dass wir in unserer Erinnerung leben und nie die Gelegenheit haben, das Leben direkt und unmittelbar zu erfahren.

In der Regel sind diese Sätze sehr subtil und unauffällig, etwa wenn Sie als Kind aufgeschnappt haben, dass wir nichts für uns selbst behalten dürfen, sondern immer alles teilen sollen. Gut möglich, dass Sie als Erwachsener später finanziell nie auf einen grünen Zweig kommen. Auch an solchen Glaubenssätzen werden Sie mithilfe dieses Buches arbeiten.

 ## 26: WAS WOLLEN SIE, UND WAS TUN SIE DAFÜR?

Nehmen Sie sich bitte ein Stunde Zeit, und beantworten Sie die folgenden Fragen schriftlich und in Ruhe.

Wie wichtig ist Gesundheit für Sie?
Was können Sie täglich dafür tun?
Wie wichtig ist Ihnen Ihre Partnerschaft?
Was können Sie täglich dafür tun?
Wie wichtig ist Ihnen Ihre Familie?
Was können Sie täglich dafür tun?
Wie wichtig sind Ihnen Ihre Freunde?
Was können Sie täglich dafür tun?
Wie wichtig ist Ihnen Ihr Beruf/Ihre Aufgabe?
Was können Sie täglich dafür tun?
Wie wichtig ist Ihnen Ihre finanzielle Situation?
Was können Sie täglich dafür tun?
Wie wichtig ist Ihnen die Umgebung, in der Sie wohnen?
Was können Sie täglich dafür tun?
Wie wichtig ist es Ihnen, die Welt kennenzulernen?
Was können Sie täglich dafür tun?

Was möchten Sie auf jeden Fall noch erleben?
Was können Sie täglich dafür tun?

Im nächsten Schritt suchen Sie sich bitte zu all den Zielen, die Sie für sich herausgearbeitet haben, Zwischenziele, und notieren Sie diese. Bei manchen Aspekten wird ein Zwischenziel vielleicht gar nicht nötig sein. Staffeln Sie Ihre Ziele und Zwischenziele in Zeiträume: Was davon wollen Sie in einem Jahr erreicht haben, was in einem halben Jahr, was in einem Monat, was in einer Woche? Gibt es etwas, was Sie bereits heute beginnen können?

Heben Sie diese Liste bitte auf.

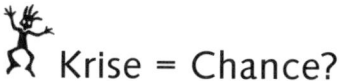

Krise = Chance?

Das Leben ist ständig im Fluss, es verändert sich in jeder Sekunde, die Welt von heute ist nicht mehr die Welt von 1900, die Welt in zehn Jahren wird nicht mehr die Welt von heute sein. Dieser Aspekt des Lebens wird im Daoismus durch Yin und Yang symbolisiert. Die Zweiheit des Yin und Yang steht für alle Veränderungen in unserer Welt. Die Symbole stehen für alle Gegensätze im Leben – auch dafür, dass nicht alles im Leben positiv sein kann. Es kann überhaupt keine Position ohne ihre Negation existieren,

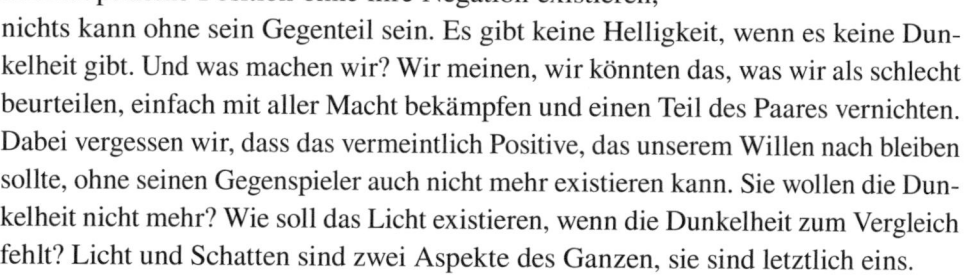

Alles fließt, alles ist in Bewegung.

nichts kann ohne sein Gegenteil sein. Es gibt keine Helligkeit, wenn es keine Dunkelheit gibt. Und was machen wir? Wir meinen, wir könnten das, was wir als schlecht beurteilen, einfach mit aller Macht bekämpfen und einen Teil des Paares vernichten. Dabei vergessen wir, dass das vermeintlich Positive, das unserem Willen nach bleiben sollte, ohne seinen Gegenspieler auch nicht mehr existieren kann. Sie wollen die Dunkelheit nicht mehr? Wie soll das Licht existieren, wenn die Dunkelheit zum Vergleich fehlt? Licht und Schatten sind zwei Aspekte des Ganzen, sie sind letztlich eins.

Alles in der Welt können wir entweder Yin oder Yang zuordnen, das Weibliche ist Yin, das Männliche ist Yang. Yang ist stark und schöpferisch, Yin hingegen ruhig und empfangend. Und doch spreche ich hier nicht über die Gegensätze, sondern über die Gesamtheit der Eigenschaften, das eine existiert nicht ohne das andere. Unsere Welt ist beides, würden wir das Negative aus der Welt verbannen, bliebe nichts.

Diese Gedanken berücksichtigend, können Sie sich entscheiden, auf welcher Seite Sie leben möchten, einseitig im Sinne des Yin oder genauso einseitig im Sinne des Yang? Überlegen Sie sich einmal, dass Sie durch die Betonung des einen möglicherweise auch das andere stärken. Ist der bessere Weg nicht der Mittelweg – oder *Der Mittlere Weg*, wie es bei den Buddhisten heißt? Die Gefahr besteht darin, dass, wenn Yin seinen Höhepunkt erreicht hat, Yang die Macht übernimmt, bis auch Yang sich wieder in einem ewigen Kreislauf verliert. Aus wenig (Geld) wird viel (Geld), aus viel (Geld) wird wieder wenig (Geld).

Die buddhistische Richtung des Mittleren Weges sieht es als sinnlos an, nur nach dem Guten zu streben, weil so zwangsläufig das Schlechte auch gestärkt wird, (bis es sich dann wieder auflöst).

Vielleicht sind Sie ein Mensch, der meint, er müsste alles im Griff haben, der versucht, alles zu kontrollieren, sein Leben, seine Mitmenschen und alles andere auch. Das Leben lässt sich jedoch – wahrscheinlich Gott sei Dank – nicht kontrollieren, es kommt zu Ihnen. Ob Sie wollen oder nicht: Es verändert sich, und es geht wieder. Sie können das akzeptieren oder es sein lassen, dem Leben ist das völlig egal. Wenn Sie sich gegen die Dinge, die Ihnen das Leben bringt, wehren, wenn Sie versuchen, es zu kontrollieren, ist dieser Versuch zum Scheitern verurteilt. Es ist wesentlich einfacher, sich dem Leben anzupassen und flexibel auf Neues zu reagieren, als zu versuchen, an Altem festzuhalten.

Im japanischen Zen-Buddhismus gibt es das Beispiel von Weide und Eiche: Es schneit sehr stark und die Last des Schnees liegt schwer auf den beiden. Die Äste der Weide sind elastisch und geben dem Druck nach, sodass der Schnee herabrutscht. Die Eiche hingegen versucht, dem Schnee zu widerstehen. Ihre Äste brechen.

27: SCHREIBEN SIE IHRE GEDANKEN NIEDER

Suchen Sie sich einen ruhigen Platz, an dem Sie nicht gestört werden, und nehmen Sie Papier und Stift zur Hand. Fangen Sie einfach an zu schreiben, schreiben Sie auf, was Ihnen gerade einfällt. Egal, wie verquer Ihnen Ihre Gedanken vorkommen mögen, schreiben Sie sie auf! Schreiben Sie keinen Brief, sondern legen Sie einfach los. Schreiben Sie alles auf, was Sie denken. All die wirren Gedanken, die Ihnen gerade kommen, gehören auf das Papier. Keine Sorge: Sie können das Papier danach verbrennen. Hören Sie nach zehn Minuten auf, und lesen Sie Ihren Text. Was meinen Sie?

Seien Sie mir nicht böse, wenn ich kein Ziel bei diesen Übungen angebe und Ihnen nicht sage, was Sie überhaupt daraus lernen können oder sollen. Es geht um die Erfahrung, um nicht mehr. Egal, wie Sie die Übung machen, solange Sie hundertprozentig dabei sind, ist dies das Beste, was Sie tun können.

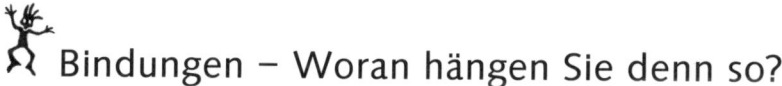 ## Bindungen – Woran hängen Sie denn so?

Erich Fromm hat in seinem Buch »Haben oder Sein« sehr schön herausgearbeitet, dass es einen Trend vom Sein zum Haben gibt. Nachdem es früher noch in der Sprache hieß *Ich bin hungrig* oder *Ich bin besorgt*, sagen wir heute *Ich habe Hunger* oder *Ich habe ein Problem*. Die Sein-Form wurde ersetzt durch Substantive nach dem Motto: Ich bin, was ich habe.

Uns schmerzt heutzutage nichts, wir sprechen stattdessen von »mein« Schmerz, so identifizieren wir uns mit unserem Schmerz. Man beachte dabei die Trennung in das Ich und den Schmerz, die weiterhin besteht. Mir gehört also etwas, was eigentlich außerhalb von mir ist. Was für ein merkwürdiges Konstrukt!

Wir definieren uns viel zu oft über das, was wir in unserem bisherigen Leben, in der Vergangenheit, angehäuft und erreicht haben. So gut es eben geht, versuchen wir, möglichst viel zu erreichen und dies dann bloß nicht wieder zu verlieren.

Nicht nur im Buddhismus gilt die Gier neben dem Hass als das größte Problem der Menschheit. Nichts verursacht mehr Leiden als die Gier. Nicht viel besser ist der zwanghafte Wille, das einmal Erreichte nicht wieder zu verlieren, denn zumindest alles Materielle, was Sie haben, werden Sie mit tödlicher Sicherheit wieder verlieren. Die Angst, die Dinge wieder aufgeben zu müssen, zu verlieren, bestimmt unser Leben mehr, als uns lieb sein kann. Selbst die Angst vor dem Tod resultiert aus der Sichtweise, das Leben »haben« zu wollen. Ergänzend anmerken möchte ich hier, dass wir uns zusätzlich auch noch über den angesammelten Ballast des bisherigen Lebens definieren und alles mehr oder weniger Schlimme, was uns zugestoßen ist, je nach Bedarf – bewusst oder unbewusst – als Erklärung, wenn nicht gar Ausrede, für unser heutiges Verhalten nutzen.

> Bindungen beruhen auf Angst und Unsicherheit.

Die Lösung aus dieser Klemme ist einfach, Sie müssen wieder vom Haben zum Sein kommen. Dazu ist es notwendig, dass Sie Ihre bestehenden Bindungen aufgeben. Sie müssten es wagen, auf all das Liebgewonnene zu verzichten, sodass immaterielle und materielle Dinge nicht mehr wichtig sind. Überflüssige Gedanken würden verschwinden. Hört sich alles wunderbar an, aber ..., denken Sie? Schon kommt die Angst auf. Die Sicherheit, die vermeintlich aus dem erwächst, was Sie sich erarbeitet haben, erscheint Ihrem Verstand als massiv bedroht. Genauso gut könnte ich Sie auffordern, irgendwo im Dunkeln von einer Mauer hinunterzuspringen, ohne dass Sie den Boden sehen können.

Und doch ist es genau andersherum, erst ohne das Anhaften an den Dingen sind Sie in der Lage, zu Ihrer Kraft zu finden. Bitte beachten Sie: Nicht anhaften und die Dinge loslassen bedeutet nicht, alles aufzugeben, nichts mehr zu haben und als Asket von Luft und Liebe zu leben. Es meint nur, nicht von den Dingen abhängig zu sein.

Wie oft passiert es Ihnen, dass Sie genau denjenigen bewundern, der Mut hat, der ein Ziel hat und dieses zielstrebig verfolgt, den, der also ins kalte Wasser springt? Sie bewundern ihn, weil Sie tief in Ihrem Inneren wissen, dieser Weg könnte auch

Ihr Weg sein, wenn Sie nicht ein solcher Feigling wären. In Märchen, Sagen und Religionen sind das die Helden. Wir laben uns an ihren Geschichten, sind oft aber auch froh, sie nur zu hören und nicht selbst den Schritt wagen zu müssen. Überlassen wir dies doch den Helden, die sind schließlich dafür geschaffen. Wir sind dann doch lieber die Zuschauer.

Die Lösung finden Sie im Sein. Das Haben nutzt sich im Gebrauch ab, das Sein wächst mit jedem Tag.

Ich habe bereits über die Landkarte des Lebens gesprochen. Diese Karte können Sie als die Summe all Ihrer Glaubenssätze und Bindungen verstehen. Sie schippern übers Meer und orientieren sich an den Rahmenbedingungen, die Sie irgendwann einmal in Ihre Karte übernommen haben. Wenn Sie sich vergegenwärtigen, wie viele Bindungen Sie für sich im Laufe Ihres Lebens geschaffen haben, woran Sie sich gebunden haben, werden Sie verblüfft sein. Durch gesellschaftliche und familiäre Bindungen, Bindungen an die Firma und Freunde strukturieren Sie vermeintlich Ihr Leben. Bindungen sollen Sicherheit geben, führen jedoch zu Unsicherheit und der Angst, gerade diese Bindungen, nämlich das, was Sie sich aufgegeben haben, zu verlieren. Bindungen sind der Rahmen, mit dessen Hilfe Sie sich Sicherheit schaffen wollen und das Glück festzuhalten versuchen. Werden diese Bindungen dann von der Gegenseite plötzlich gelöst, stellen Sie fest, dass die Bindungen vielleicht doch keine so gute Idee waren, denn ohne Vorwarnung wird Ihnen der Boden unter den Füßen weggezogen. Befreien Sie sich von Ihren Bindungen, Ihrer Vergangenheit, und wagen Sie sich vor in die Unsicherheit des Jetzt. Sie erreichen nichts, wenn Sie Ihre Bindungen nicht aufgeben. Sicherheit gibt es nun mal nicht für Geld oder was auch immer. Das Leben ist sicher an sich.

Stellen Sie sich einmal eine Ihrer Bindungen als ein festes Seil vor, dessen eines Ende um Ihren Hals und das andere um Ihr Objekt der Begierde geschlungen ist. Solange Sie beide im Einklang sind und gemeinsam im Strom des Lebens treiben, ist alles in Harmonie. Sollte sich Ihr Objekt jedoch plötzlich – warum auch immer – einen anderen Weg suchen, der nicht der Ihrige ist, wird es eng; sehr eng. Der drohende Verlust scheint Sie zu würgen, und er wird Sie umbringen, wenn Sie die Verbindung nicht aufgeben. Da nutzt Ihnen Ihre Bindung an das Objekt, also das Seil, überhaupt nichts mehr. Was hätte es im Nachhinein für einen Unterschied gemacht, wenn Sie sich nicht angebunden und stattdessen das Leben hätten bestimmen lassen? Sie hätten das Objekt genauso lange und intensiv genießen können, sich jedoch eine Menge Schmerz erspart.

Versuchen Sie, sich von Ihren Bindungen zu lösen, egal, ob sie materieller, religiöser, politischer oder zwischenmenschlicher Art sind. Sie sollen also gerade das aufgeben, was Ihnen bisher Sicherheit gegeben hat. Denn all diese Bindungen sind ein gedankliches Konstrukt des Ego, das Sie in Wahrheit nicht brauchen, und das Sie nur vom an Ihnen vorbeiströmenden Leben trennt.

Um Ihre Bindungen loslassen zu können, müssen Sie selbstverständlich diese Bindungen erst einmal überhaupt erkennen und sich ihrer bewusst werden. Jeder von uns hat reichlich davon. Es lohnt sich, sich die Zeit dafür zu nehmen, sich diese Bindungen und Zwänge bewusst zu machen.

Nun werden Sie wissen wollen, was alles unter diese Bindungen fällt. Die Antwort ist einfach: Alles, was Sie zu brauchen meinen, alles, woran Sie hängen, alles, was Ihnen lieb ist. Verwechseln Sie aber bitte nicht eine Bindung mit dem, woran Sie sich gebunden haben. Ihr Kind ist etwas Wundervolles, und Ihre Liebe zum Kind ist für beide wichtig und natürlich richtig. Erst wenn Sie sich an das Kind klammern und es eine Rolle in Ihrem Leben spielt, die ihm nicht wirklich gerecht wird, wird dies zu einer das Leben erschwerenden Bindung. Und wenn Ihr Kind irgendwann einmal flügge wird, werden Sie dies sowieso nicht verhindern können. Je mehr Sie sich dagegen stemmen, desto mehr wird Ihr Verhältnis zu ihm darunter leiden. Nur Ihre Liebe wird immer bleiben.

Zwischenmenschliche Bindungen können schwerer loszulassen sein als jegliche materiellen Dinge. Machen Sie sich bewusst, dass Sie genauso wenig, wie Sie Ihr Geld oder Ihr Auto sind, Ihre Ehe oder Partnerschaft sind. Dies alles vergeht früher oder später; was nicht vergeht, sind die Liebe und Sie selbst.

Auch Autoritäten können Bindungen sein, vielleicht gibt es in Ihrem Leben Personen, die Sie besonders bewundern und schätzen. Achten Sie darauf, dass Sie diese nicht auf ein Podest stellen, sondern sie als Ihnen gleichwertig ansehen.

Lernen Sie also, Ihre Bindungen zu erkennen und zu akzeptieren, verurteilen Sie sich ihretwegen nicht, und entwickeln Sie keine Widerstände gegen sie. Seien Sie aufmerksam, und stellen Sie zunächst einmal die Bindung fest.

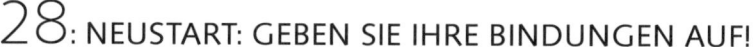

Haben Sie eine Vorstellung davon, wie viele Bindungen Sie – mehr oder weniger bewusst – haben? Jetzt ist der Zeitpunkt gekommen, sich einen Überblick zu verschaffen. Am besten machen Sie dies schriftlich, legen Sie sich einige DIN-A4-Blätter an, und nehmen Sie sich für jede Bindung einige Zentimeter Platz, sodass Sie das Blatt nachher in einzelne Streifen schneiden können. Jeder Streifen steht dann also für eine Bindung. Schon beim Schreiben werden Sie sich vieler Dinge bewusst werden, über die Sie im Alltag aus Bequemlichkeit, Angst oder Ignoranz hinweggegangen sind.

Schreiben Sie alles auf, alles Materielle, alles Zwischenmenschliche, alle Menschen, alle Werte, alle Genüsse, alle Einstellungen, die öffentliche Meinung oder die Regeln der Gesellschaft, die Sie bei sich finden.

Gehen Sie der Reihe nach alles Materielle durch, an dem Sie hängen oder von dem Sie meinen, dass Sie es nicht entbehren können: Ihr Geld, Ihr Auto, Ihr Haus, Ihr Breitbildfernseher etc. Machen Sie weiter mit den Menschen, die eine Bedeutung für Sie haben. Alles, was Ihnen lieb und teuer ist, alles, was Sie im Laufe Ihres Lebens als vermeintlich notwendige Regeln gelernt haben, sind Bindungen.

Sie werden es bereits bemerkt haben, diese Übung machen Sie besser mit Ruhe und nicht so mal zwischendurch. Vielleicht lassen Sie sich auch ein paar Tage Zeit dafür, es schadet nicht, am nächsten Tag noch einmal darüber nachzudenken!

Wenn Sie Ihre Bindungen erkennen und aufgeben, werden Sie ein Gefühl der Freiheit spüren. Wenn Sie immer noch Zweifel haben, ob dieses Buch überhaupt seinem Anspruch gerecht werden kann, wenn Sie nicht glauben, dass Selbstheilung möglich ist, schreiben Sie dies auch auf. Sie sind offensichtlich an diese Meinung gebunden. Gerade dieser Typ Bindung, innere Vorgaben Ihres Ichs, sind am schwersten zu erkennen; geben Sie nicht auf, wenn es ein wenig dauert, bis Sie auch davon einige gefunden haben! Wenn Sie nicht mehr weiterkommen, legen Sie Ihre Liste beiseite und machen am nächsten Tag weiter.

Denken Sie bitte daran, dass Sie dies alles nicht aufgeben, abschaffen oder verlassen, sondern nur Ihre Bindung daran loslassen sollen. Sie sollen Ihren Partner nicht verlassen, erkennen Sie lediglich Ihre Bindung an ihn, Ihre Abhängigkeit, und geben Sie sie auf. Sie werden sehen, dass es sich in Freiheit wesentlich leichter lieben lässt, und wollen wir nicht alle nur in Leichtigkeit l(i)eben? Wenn Sie mit der Liste fertig sind, schneiden Sie sie in Streifen, sammeln diese und schauen sich alle noch einmal an jedem der nächsten drei Tage an. Wenn Ihnen noch etwas einfällt, ergänzen Sie die Streifen. Im Alltag werden Sie nun schon eine Aufmerksamkeit entwickeln für die Dinge, an die Sie sich gebunden haben. Schauen Sie dann genau hin, und beobachten Sie sich und Ihre Bindung. Lassen Sie jedoch jedes Bewerten oder Kommentieren, schauen Sie nur, seien Sie nur achtsam. Sie werden bemerken, wie Sie sich durch diese Bindungen in Ihrer Freiheit einschränken.

Nehmen Sie sich, wenn ein paar Tage vergangen sind, Ihre Papierstreifen, und spießen Sie jeden auf jeweils einen Zahnstocher oder ein anderes Hölzchen. Schaffen Sie an einem Abend etwas festliche Stimmung mit Kerzen und Musik. Brennen Sie ein Räucherstäbchen ab, wenn Sie möchten. Machen Sie ein kleines Feuer, eine Kerze tut es auch, und stellen eine Schale aus Metall daneben. Zum feierlichen Abschluss Ihrer Bindungen lesen Sie sich nun jede einzelne Bindung nochmals bewusst und laut vor und verbrennen sie dann in der Schale.
Wenn Sie möchten, können Sie sich zum Abschluss ein kleines Gebet einfallen lassen.

Ent-täuschen Sie sich!

Erwartungen sind etwas Schönes, nicht wahr? Kennen Sie eine zuverlässigere Methode, enttäuscht zu werden, als hohe Erwartungen in jemanden zu setzen? Sich vorzustellen, dass der andere jetzt eigentlich dies oder das zu machen hätte, sich dann zurückzulehnen und abzuwarten, ob er denn auch unseren Erwartungen gemäß handeln wird?

Lassen Sie sich das Wort Vorstellung einmal auf der Zunge zergehen. Sie *stellen* sich etwas *vor*, Sie stellen etwas *vor* sich. Statt der Wirklichkeit steht eine Erwartung vor Ihnen, ein Wunsch, eine Illusion.

> Mit jeder Enttäuschung lernen Sie mehr über sich selbst.

Die darauf folgende Enttäuschung scheint sicher, oder? Das Wort Enttäuschung impliziert bereits, was es mit Erwartungen auf sich hat: Sie werden ent-täuscht, eine Täuschung wird aufgehoben. Sie waren einem Trugschluss erlegen, der Gott sei Dank jetzt aufgedeckt wurde. Da könnten Sie dem anderen, der Sie ent-täuscht hat, doch dankbar sein. Mit jeder Ent-täuschung lernen Sie mehr über sich selbst, jedes Mal, wenn jemand Sie ent-täuscht, deckt er eine andere Erwartung, eine Täuschung, auf. Irgendwann werden Sie dann verstehen, dass Sie Ihre Erwartungen besser gleich sein lassen; ständig enttäuscht zu werden ist denn doch nicht so unterhaltsam, oder?

Verstehen Sie dies bitte nicht als Rechtfertigung dafür, den lieben Gott einen guten Mann sein zu lassen und sich fatalistisch dem Leben zu ergeben. Es gibt einen Weg in der Mitte, den Weg der Leichtigkeit, nicht den Weg des geringsten Widerstandes, und doch ist er der leichteste Weg.

Und wenn Sie sich wieder einmal dabei ertappen, dass Sie etwas erwarten, dann sollten Sie konkret daran arbeiten, dass diese Erwartung erfüllt wird – oder Sie geben die Erwartung auf und lassen das Leben machen!

29: ÜBUNG GEGEN DAS SCHLECHTE GEWISSEN

Haben Sie in den letzten Tagen etwas ausgefressen, jemanden gekränkt oder verletzt? Atmen Sie einige Momente ruhig ein und aus. Konzentrieren Sie sich auf Ihr Schuldgefühl. Nehmen Sie sich Papier und Buntstifte.

Gehen Sie in sich, und suchen Sie nach einem Symbol, das für Ihre Schuldgefühle steht. Lassen Sie kommen, was Ihnen in den Sinn kommt. Malen Sie sodann dieses Symbol, so gut Sie eben können. Nehmen Sie einen dicken Filzschreiber, und ziehen Sie rund um das Symbol eine dicke Linie. Zerknüllen Sie das Papier, und verbrennen Sie es feierlich. Sagen Sie: »Es tut mir leid.«

Es spricht übrigens nichts dagegen, diese Übung bei Bedarf mehrmals zu machen!

Sind Sie noch vollständig?

Der Begriff des Seelenverlustes spielt im Schamanismus eine wichtige Rolle. Irgendwann einmal als Trauma erlebte Dinge, ob dies in der Kindheit, später im Erwachsenenalter oder möglicherweise auch Generationen früher geschehen ist, also ererbte Seelenverluste, setzen sich energetisch in uns fest. Sie mögen anzweifeln, dass sich traumatische Erlebnisse über Generationen vererben können, doch fragen Sie einmal die Fachleute, wie häufig ähnliche Probleme bei Mutter und Tochter vorkommen. Wie oft erlebte schon die Mutter häusliche Gewalt, und die Tochter sucht und findet später unbewusst genau den gleichen Typ Mann und setzt das Leben ihrer Mutter fort. Einige Indianerstämme sprechen bei vererblichen Krankheiten vom Ahnenfluch.

> Seelenverluste setzen sich als negative Energien fest.

Manch einer wird sagen, dass diese Veranlagung in den Genen weitergegeben wird. Nun, auch die Gene bestehen aus nichts anderem als Energie.

Seelenverlust ist in der schamanischen Welt die Bezeichnung dafür, dass ein Teil von uns – aus Selbstschutz – von uns gegangen ist. Unsere Seele wurde einmal verletzt, und dieser Teil wurde von uns als Schutz vor weiteren Verletzungen sicher in die hintersten Kammern unseres Unterbewusstseins verbannt. Dorthin, wo ihm niemand etwas anhaben kann. Dumm nur, dass wir ohne diesen Seelenanteil eben auch nicht vollständig sind, es wird uns ständig etwas fehlen. Noch dümmer ist, dass wir den Schlüssel zu diesen Kammern gleich mit weggeworfen haben, damit niemand dorthin gelangen kann – wir selbst eingeschlossen.

Beim Seelenverlust hat Sie also ein Teil Ihrer Seele verlassen, weil er die Welt so nicht ertragen konnte, und ist abgetaucht in die Tiefen Ihres Unterbewusstseins. Es ist durchaus möglich, dass sich im Laufe eines Lebens mehrfach Seelenanteile abspalten. Diese Seelenanteile sind nicht wirklich verschwunden, Sie haben aber den Zugang zu ihnen verloren. Viele Menschen haben ein ganz gutes Gespür dafür, dass ihre Seele nicht in Ordnung ist, kennen jedoch keinen Weg, der ihnen helfen könnte. Mittels der Reise in die Unterwelt kann nun ein Schamane diese Anteile wieder zurückholen – dieses Stück Lebensenergie steht ihnen dann wieder zur Verfügung.

30: LÖSEN SIE IHRE IDENTIFIKATIONEN

In dieser sehr wertvollen Übung werden wir alle wichtigen Menschen Ihres Lebens kurz durchgehen. Gemeint sind alle Menschen, von denen Sie geprägt wurden, von denen Sie verärgert wurden, von denen Sie geliebt wurden. Menschen, die Sie in irgendeiner Form zu irgendeinem Zeitpunkt überdurchschnittlich positiv oder negativ berührt haben. Also in der Regel die Eltern, die Geschwister, die Großeltern, Spielkameraden, alle Feinde, die Sie hatten, alle Menschen, mit denen Sie Probleme hatten. Gehen Sie alle Ihre Freunde in der Kindheit, Ihre Klassenkameraden, mit denen Sie sich geprügelt haben, Ihre Lehrer und Ausbilder, ihre Freunde und Freundinnen durch. Nehmen Sie alle Menschen, in die Sie verliebt waren, und all die, die in Sie verliebt waren, hinzu. Kollegen und Chefs, die wichtig waren, alle Menschen, die Sie bewundert, gehasst oder verachtet haben, gehören ebenfalls dazu.

Versetzen Sie sich in jede der Personen hinein. Stellen Sie sich vor, Sie wären die andere Person. Es reicht nicht aus, dass Sie beobachten oder nah daran sind, Sie müssen die entsprechende Person **sein**. Identifizieren Sie sich zu 99 Prozent mit ihr, behalten Sie nur ein Prozent Ihres eigenen Ichs. Ziel dieser Übung ist es nicht, die jeweilige Person neu zu beurteilen, es geht darum, dass Sie sich innerlich von Dingen befreien, die früher einmal waren.

Vielleicht gehen Sie nun zuerst alle Personen durch und machen sich eine Liste derjenigen, die infrage kommen. Berücksichtigen Sie lieber zu viele als zu wenige Personen. Wenn Sie mit Ihrer Liste fertig sind, sollte eine Menge Namen daraufstehen.

Wenn Sie jetzt beginnen, nacheinander jede dieser Personen zu sein, stellen Sie sich bitte vor, dass diese Menschen ausschließlich aus Liebe handeln. Gehen Sie die Liste durch, und versetzen Sie sich jeweils möglichst intensiv in die jeweilige Person.

Beginnen Sie als Baby im Bauch Ihrer Mutter, und stellen Sie sich vor, wie Sie als Mutter Ihr Ungeborenes lieben. Sie haben keinerlei Sorgen, keine finanzielle Not, keinen Stress mit dem Ehemann, Sie können sich voll und ganz auf das Baby konzentrieren.

Kommen wir zu Ihrem Vater. Sie sind Ihr Vater, Sie lieben das ungeborene Kind im Bauch Ihrer Frau. Sie können nicht erwarten, dass es endlich geboren wird. Versetzen Sie sich in Ihren Vater, und fühlen Sie seine Liebe zu Ihnen, seinem Kind, und zu Ihrer Mutter.

Nun sind Sie zwischen drei und sechs Jahre alt. Sicherlich hatten Sie eine beste Freundin oder einen besten Freund. Versetzen Sie sich in sie oder ihn hinein, und stellen Sie sich vor, wie Ihr Freund/Ihre Freundin Sie damals geliebt hat. Wer spielte noch eine Rolle, als Sie zwischen drei und sechs Jahre alt waren?

Machen Sie weiter mit der Phase von sechs bis zehn Jahren, von dreizehn oder vierzehn Jahren usw.

Stellen Sie sich vor, wer wichtig war, als Sie volljährig wurden.

Und zum Schluss gehen Sie alle Personen durch, die in Ihrem Erwachsenenleben irgendeine Rolle gespielt haben.

Wieso übernehmen Sie Probleme anderer?

Nach Überzeugung der Schamanen ist neben Seelenverlust die Besetzung eine weitere energetische Störung, die uns das Leben schwer macht, ohne dass wir den Grund kennen. Laut Bibel hat schon Jesus Dämonen ausgetrieben, auch den Exorzismus in der katholischen Kirche könnte man als Auflösung einer Besetzung sehen.

> Eine Besetzung ist eine energetische Störung.

Hartgesottene Esoteriker sehen in einer Besetzung den Geist eines Toten, der in einen fremden Körper einzieht und dort sein Unwesen treibt. Dies ist im Prinzip zutreffend, mag Sie aber zugleich auch abschrecken. Stellen Sie sich also bitte stattdessen unter einer Besetzung Eigenschaften, Sorgen, Probleme oder Energien vor, die man von einem Verstorbenen – wie auch immer – übernommen hat. Möglich sind auch Probleme, die man mit dem Verstorbenen nicht mehr klären konnte. Beides liegt nun wie eine Last auf Ihnen und beschwert Ihr Leben. Es kostet Sie eine Menge Kraft und behindert jeden freien Energiefluss.

Wenn ich nun weiß, dass ich mit einem verstorbenen Elternteil noch etwas zu klären habe, kann ich daran arbeiten. Bin ich mir aber dieser Tatsache gar nicht bewusst oder will nichts davon wissen – aus welchen Gründen auch immer – dann fehlt mir die Möglichkeit, etwas zu ändern. Und wenn ein solches Problem über Generationen weitergegeben wird, was durchaus möglich ist, fehlt dem Betroffenen, der nur seinen Verstand dazu nutzt, sein Problem zu lösen, jeglicher Ansatzpunkt. Mit dem Verstand erreicht er sein Unterbewusstsein nicht in der Form, dass er diese negative Energie, die Besetzung, so einfach auflösen könnte. Schamanen können das aber, weil sie gelernt haben, die entsprechenden Energien aufzuspüren und zu lösen. Im Rahmen der Übungen kann auch bei Ihnen die ein oder andere Besetzung verschwinden.

31: VERBRENNEN SIE IHRE ROLLEN

Jeder von uns ist an gewisse Rollen in seinem Leben gebunden. Manche mögen wir, manche erfüllen wir nur mit Widerwillen. Wir definieren uns selbst über diese Rollen. Es ist wichtig, sich dieser Rollen bewusst zu werden, wenn wir an ihnen etwas ändern wollen. Denken Sie immer daran: Sie sind viel mehr als diese Rollen. Und trotzdem haben diese Rollen solch eine Bedeutung in Ihrem Leben, dass es sich lohnt, nach der Bindungsübung diese Rollen nochmals separat zu betrachten. Hier werden Sie diese Bindungen auf energetischer Ebene auflösen, Sie verlassen Ihre Rollen und sind wieder Sie selbst.

So können Sie Ihre Rolle »alleinerziehender Vater«, »ewige/r Tochter/ Sohn« oder »Untergebener im Büro« aufgeben.

Nehmen Sie sich einige Stöckchen oder Zahnstocher und reichlich Papierstreifen.

Notieren Sie all Ihre Rollen, die Sie in Ihrem Leben derzeit aktiv und passiv – ob gerne oder nicht gerne – leben. Versuchen Sie, möglichst viele zu finden, zwanzig sollten kein Problem sein, wahrscheinlich finden Sie deutlich mehr.

Sind Sie Vater, Mutter, Sohn, Arbeiter, Ingenieur, Raucher, Geliebter oder Betrogener? Sind Sie jemand, der gerne Sport macht, oder jemand, der immer wieder aufgibt, weil er denkt, dass er nichts schafft? Vergessen Sie nicht Ihre Rolle »Opferlamm«, »Schwächling«, »Ängstlicher« oder »Zauderer«. Wie sieht es mit Ihrer Rolle als Liebender, als Fürsorgender, als Verständnisvoller aus? Wenn Sie Ihre Stärken und Schwächen durchgehen, werden Sie einige dieser Rollen finden. Nehmen Sie sich Zeit dafür!

Spießen Sie nun die Papierstreifen auf Zahnstocher.

Machen Sie ein kleines Feuer, stellen Sie eine brennende Kerze und eine Metallschale bereit. Nehmen Sie jede einzelne Rolle in die Hand, überlegen Sie sich, wovon genau Sie sich lösen möchten, und pusten Sie diese Absicht einfach auf den Zahnstocher.

Halten Sie dann jede Rolle am Zahnstocher in die Flamme, bis das Papier so weit wie möglich abgebrannt ist, und lassen Sie ihn erst dann in das Feuer oder in die Schale fallen.

Kann nicht alles so bleiben, wie es ist?

Wie kann man Gott zum Lachen bringen?
Indem Sie ihm von Ihren Plänen erzählen.

Würden Sie mir zustimmen, wenn ich sage, dass jeder Mensch anders ist und seine eigene Sichtweise auf die Welt hat? Dass jeder Mensch Dinge anders wahrnimmt und niemand eine objektive Sicht auf die Dinge hat? Dass jeder Mensch das, was er sieht, anders bewertet, und jeder das Recht hat, anders zu sein?

Ohne Ziel kein Problem!

Versuchen Sie, sich nach dem zuletzt Gelesenen bewusst zu machen, dass jeder Mensch sein eigenes Denkmodell hat, und zwar genau das Modell, das er für sich gewählt hat, weil es für ihn im jetzigen Moment den größten Sinn macht. Er lebt nach den Regeln, die zu seinem jetzigen Sein am besten passen. Wären dies nicht die richtigen Regeln, würde er diese umgehend ändern. Gut, derjenige mag jammern und klagen, solange er aber nichts ändert, findet er offensichtlich, dass eine Änderung zunächst noch schlimmer wäre, als einfach alles beim Alten zu belassen. Auch wenn jemand nach Regeln und Glaubenssätzen lebt, die wir für völlig falsch halten und die auch ihm selbst gelegentlich unpassend erscheinen, so bleibt derjenige trotzdem bei den Regeln, solange er sich von veränderten, neuen Regeln nicht mehr erwartet.

So streben wir alle nach Freude und versuchen, den Schmerz zu vermeiden. Ein jeder pflegt das Denkmodell, von dem er sich erhofft, dass es ihm die meiste Freude bei minimiertem Schmerz ermöglicht. Ob dabei die Minimierung des Schmerzes oder die der Angst der größere Antreiber ist, ist zweitrangig. Die meisten Menschen haben eben mehr Angst vor Veränderungen und vor dem Neuen als vor dem Altbekannten, an das sie sich gewöhnt haben. Und es ist eine enorme Arbeit, einen einmal erlangten Status quo aufrechtzuerhalten. Immer größer wird der Aufwand, die Kraft, die wir investieren müssen, um die Veränderung zu verhindern.

Und doch gilt die eiserne Regel: Ohne Ziel kein Problem. Merkwürdig, dass gerade der Wunsch nach Veränderung ein Problem erst erschafft, oder? Nur wer ein Ziel hat, wer eine Veränderung sucht, der hat ein Problem. Ohne Ziel gibt es kein Problem. Das Problem ist das zu überwindende Hindernis auf dem Weg zum Ziel. Wer kein Ziel hat, wer alles genauso lassen will, wie es ist, der hat keine Hindernisse und keine Probleme zu überwinden. Aber damit wären wir wieder beim Anfang dieses Kapitels angelangt. Die Lösung wäre wohl die absolute Absichtslosigkeit, sich dem Fluss des Lebens zu überlassen.

Sie haben sowohl ein Ziel als auch ein Problem, das diesem Ziel im Wege steht? Dann überlegen Sie bitte, was das Positive daran sein könnte, dass Sie bisher eben noch nichts verändert haben. Gibt es einen verdeckten Gewinn für Sie, wenn alles so bleibt, wie es ist? Wenn Sie diesen Nutzen nicht erkennen, wird die Zielerreichung schwer, denn der Preis des Ziels ist die Aufgabe des verdeckten Gewinns.

 ## 32: WIE WÄREN SIE GERNE?

Nehmen Sie sich ein Blatt Papier, und unterteilen Sie es senkrecht in drei Spalten. Die Überschriften sind »Was ich bin«, »Was ich nicht sein will« und »Was ich sein möchte«.

Unter »Was ich bin« schreiben Sie bitte mindestens zehn Eigenschaften oder Verhaltensweisen, die Ihnen an sich gefallen. Unter »Was ich nicht sein will« schreiben Sie zehn Eigenschaften, die Sie gerne loswerden möchten. Zu guter Letzt werden Sie sicherlich für die dritte Spalte zehn Eigenschaften finden, die Sie gerne hätten, bisher aber nicht leben konnten. Versuchen Sie, für jede dieser 30 Eigenschaften passende Namen zu finden. Wenn Sie meinen, dass Sie ein besonders liebevoller Mensch sind, schreiben Sie in die erste Spalte einen fiktiven Papiermenschen z.B. »Lilli Liebevoll«. In der zweiten Spalte könnte »Susi Unsicher« stehen.

Wenn Sie fertig sind, nehmen Sie der Reihe nach die Punkte unter »Was ich nicht sein will«, und stellen Sie sich sich selbst vor, wie Sie gerade diese Eigenschaft ausleben. Knüllen Sie in Gedanken diesen Menschen wie ein Blatt Papier zusammen, sagen Sie z.B. » Lebe wohl, Arno Arrogant«, und werfen Sie dieses Papier in ein fiktives Feuer.

Nach jedem einzelnen negativen fiktiven Papiermenschen stellen Sie sich nun einen Punkt aus der »Was ich sein möchte«-Liste bildlich vor, und begrüßen Sie sich als diesen Menschen in Gedanken selbst. Geben Sie sich die Hand, und heißen Sie sich willkommen. Stellen Sie sich die Freude vor, die Sie erfahren, wenn Sie diese neue Eigenschaft haben. Dann schreiben Sie diesen Punkt neu in die »Was ich bin«-Spalte. Machen Sie dies mit allen weiteren Punkten.

Ihr Unterbewusstsein wird nun dafür sorgen, dass sich Ihr Leben entsprechend Ihren Wünschen entwickelt – blockieren Sie nichts!

Seien Sie die Blume Ihrer Beobachtung

Auf Hawaii heißt es *MAKIA – Energie folgt der Aufmerksamkeit.* Umgekehrt gilt: Aufmerksamkeit folgt der Energie. Eigentlich müsste man ergänzen: Alles ist Energie – aber darauf gehen wir später noch ein.

Energie fließt immer verstärkt dorthin, wohin wir unsere Aufmerksamkeit richten. Teilchen werden in der Quantenphysik durch Beobachtung erst definiert, wie wir gesehen haben. Das, worauf wir unsere Aufmerksamkeit richten, wächst und gewinnt an Bedeutung, es wird größer und manifestiert sich.

Entautomatisieren Sie Ihre Sinne.

Ein essenzieller Punkt des Schamanismus ist, dass der Schamane seine Aufmerksamkeit ganz bewusst auf etwas lenkt, um es zu verändern. Konzentrieren Sie sich auf Ihre Sinneseindrücke, und schenken Sie ihnen Ihre Aufmerksamkeit – und das nicht nur für einen Augenblick –, so wird sich Ihr Wahrnehmungsfeld erweitern und Sie werden Dinge neu erfahren. Entautomatisieren Sie Ihre Sinne, nehmen Sie nichts als gegeben hin, tun Sie so, als ob Sie alles zum ersten Mal sehen, schmecken usw. Durch Ihre fünf Sinne, durch Sehen, Hören, Schmecken, Fühlen und Riechen, haben Sie eine Verbindung zur Welt. Diese sinnlichen Erfahrungen sind wichtig. Wer sie nicht pflegt, verliert den Kontakt zur Welt und damit zu sich selbst.

Viel zu selten sind wir einfach *nur* mitten drin in einer Erfahrung, lieber vergleichen wir mit bereits Erlebtem: »Ist dieser Sonnenuntergang nicht noch schöner als der damals auf Bali?« Und schon hat der Gedanke – ohne dass wir dies überhaupt verhindern können – die unmittelbare Erfahrung unterbrochen, und wir sind im Kopf bei den Bildern vom Sonnenuntergang auf Bali.

Kennen Sie den Unterschied zwischen einem Menschen der westlichen Welt und einem Asiaten, der nach fernöstlicher Philosophie lebt? Der Erste pflückt eine Blume, die er am Wegesrand findet, betrachtet sie kurz, kategorisiert sie, stellt fest, dass sie hübsch anzuschauen ist, und steckt sie sich ins Knopfloch bzw. lässt sie wieder fallen. Vielleicht trocknet er sie auch und analysiert das getrocknete filigrane Kunstwerk.

Der Zweite von beiden hingegen schaut die Blume an, fühlt sich in sie ein und schenkt ihr seine Aufmerksamkeit. In der Beobachtung geht er in der Blume auf, er wird zur Blume, die Blume ist er. Er würde sie niemals ohne Grund pflücken.

 # 33: ACHTSAMKEIT – TEIL I

In einigen Übungen haben wir bereits damit begonnen, achtsam durchs Leben zu gehen und gelegentlich innezuhalten, wie an einer roten Ampel, wo Sie den Moment dazu nutzen, irgendein Detail, das Ihnen gerade auffällt, zu beobachten.

Natürlich bietet es sich auch an, diese Übung morgens direkt nach dem Aufstehen und abends vor dem Zubettgehen zu machen. Vielleicht nutzen Sie den ersten und letzten Blick des Tages in den Spiegel als Anlass dafür, kleben Sie sich ein Post-it zur Erinnerung an den Spiegel.

Schaffen Sie sich feste Momente im Tagesablauf, in denen Sie achtsam sein können. Achten Sie ganz auf Ihre Gefühle im jeweiligen Moment, achten Sie auf körperliche Zustände, auf Anspannungen, auf alles, was gerade ist. Was fühlen Sie gerade, was spüren Sie? Beobachten Sie Ihren

Körper. Beginnen Sie mit der Feststellung des Istzustands. Wie atmen Sie gerade? Achten Sie eine Weile einfach darauf, wie Sie ein- und ausatmen. Sitzen oder stehen Sie?

Integrieren Sie nach und nach all Ihre Sinne. Was riechen Sie? Wie ist die Luft? Ist es warm oder kalt, windstill oder windig? Scheint die Sonne, oder regnet es?

Versuchen Sie weiterhin, nichts zu analysieren, sondern nur zu beobachten. Lassen Sie alles sein, wie es ist. Nehmen Sie hin, was ist.

Ziel ist es, dass Sie immer länger achtsam bleiben können, und nicht nur dann, wenn Sie sich gerade sehr bewusst darauf konzentrieren. Versuchen Sie, bewusst durch den Alltag zu gehen.

Was nehmen Sie wahr?

IKE – Die Welt ist, wofür du sie hältst, sagen die hawaiischen Kahunas. Irgendjemand hat einmal gesagt, dass der häufigste Fehler sei, anzunehmen, dass die Grenze unserer Wahrnehmung die Grenze alles Wahrnehmbaren sei. Im Systemischen Coaching lernen wir, dass es schon a priori kein wahres Bild gibt. Wahrscheinlich stimmen Sie mit mir überein, dass es mehr gibt, als wir uns vorstellen können. So bestimmt jeder Mensch auf Basis seiner Glaubenssätze, was in seiner Welt möglich ist – und was nicht. Ihre Welt ist genau die Welt, für die Sie sie halten (wollen). Sie machen genau die Erfahrungen, die Sie für möglich halten, Sie machen die Erfahrungen nicht, die Sie nicht für möglich halten, und erreichen auch nur das, was Sie sich vorstellen können. Sie scheitern genau da, wo Sie den Erfolg nicht für realistisch erreichbar halten. Und so kommt es, dass jeder sein eigenes Wahrnehmungssystem hat, niemand objektiv ist und jeder aus dem, was er wahrnimmt, seine eigene Wirklichkeit interpretiert.

Wenn wir nun Glaubenssätze und Grenzen zueinander in Bezug setzen wollen, könnte man sagen, dass sich Grenzen verändern, wenn sich Glaubenssätze verändern. Mit der Veränderung entstehen neue, überarbeitete Grenzen der Wahrnehmung, und es ergeben sich Möglichkeiten für Ihr Leben, die Sie vorher nicht gesehen haben.

Alles ist ein Traum.

IKE bedeutet zudem: *Alles ist ein Traum*. Für das Verständnis des schamanischen Weltbildes ist dies ein sehr wichtiger Aspekt! Der Schamane betrachtet das ganze Leben als einen Traum. Wenn wir unter Berücksichtigung der letzten Forschungsergebnisse der Quantenphysik und unter Hinzunahme des Wissens der Religionen – insbesondere der asiatischen – und der Philosophie feststellen, dass es weder kleinste Teilchen gibt, Materie in der Definition, wie wir sie aus der Schule kennen, gar nicht existiert, sondern alles Energie ist, so scheint dieser Ansatz gar nicht so abwegig.

In meiner täglichen Arbeit und in Vorträgen habe ich festgestellt, dass diese Behauptung vielen Menschen als eine Abwertung des eigenen Lebens erscheint. Schließlich sind Träume Schäume, nur Materie ist etwas Handfestes. Bitte bedenken Sie bei diesen Einwänden, dass Traum weder abwertend noch negativ gemeint ist, noch so verstanden werden sollte. Es bedeutet ganz einfach, dass wir uns unsere Welt erträumen – und logische Konsequenz dieses Gedankens ist es, dass wir das auch bewusst und gezielt tun könnten. Das einzige Kriterium, nach dem wir gewöhnlich entscheiden, ob etwas real ist, ist die Frage, ob es jemand anders auch erlebt hat (oder hätte erleben können, wenn er da gewesen wäre). Etwas, was wir träumen, kann nicht real sein, weil es vermutlich kein anderer geträumt hat. Etwas, was wir erleben und was uns eigentlich unmöglich erscheint, bezeichnen wir als Illusion oder Halluzination. Wenn uns ein anderer von diesem Erlebnis erzählen würde, würden wir ihn für verrückt erklären.

Wenn unsere Welt ein Bild oder eine Vision wäre, die von uns selbst geschaffen wurde (wovon der Schamane ausgeht), eröffnen sich uns ungeahnte Möglichkeiten. Mit unseren Gedanken erschaffen wir unsere Träume, unsere Welt. Mit Ihren Gedanken erschaffen Sie Ihre Welt! Aber das bedeutet nicht, dass das Leben eine Illusion ist, ganz im Gegenteil: Träume sind etwas sehr Wirkliches, sie sind alles.

Die hawaiische Schamanen kennen den inneren und den äußeren Traum. Der innere Traum erschafft den äußeren Traum. Der innere Traum ist das Unsichtbare, die Geistige Welt. Der äußere Traum ist das, was Sie erleben. Das, was Sie als äußere Realität erleben, wird erschaffen von Ihrer inneren Wirklichkeit, man könnte auch sagen, von Ihrer Seele. Damit spiegelt sich Ihre Innenwelt in der Außenwelt, Ihre Welt ist wie ein riesiger Spiegel, der Ihr Innenleben einfach reflektiert. Und so mag es Sie nicht mehr verwundern, dass alles, was Sie erleben und erfahren, alles, was Ihnen zustößt, aus Ihnen selbst kommt.

Es mag sich verrückt anhören, manchmal auch unverschämt, und doch ist es aus Sicht der Schamanen so: Egal, was uns im Leben begegnet, immer sind wir daran beteiligt. Und damit meine ich nicht: als zufälliger Beteiligter oder als Opfer, sondern: als Schöpfer. Und wenn Sie jetzt sagen: »Das kann ich mir nicht vorstellen«, dann können Sie genau dies nicht. Sich das vorstellen. Mehr nicht. Ihre Vorstellungskraft geht (noch) nicht weit genug. In Ihren Glaubenssystemen ist dies (noch) nicht vorstellbar. Dieses Glaubenssystem haben Sie jedoch selbst gewählt, es bestimmt, was Sie im Außen wahrnehmen. Und folgerichtig sehen Sie im Außen immer wieder nur Ihre eigenen Erwartungen erfüllt. Das, was Sie erleben, entspricht Ihren Gedanken und bestätigt diese zuverlässig.

 ## 34: GEDANKLICHE FLEXIBILITÄT DURCH KREATIVITÄT

Zunächst setzen Sie sich bequem hin und schließen die Augen. Schenken Sie Ihre Aufmerksamkeit zuerst für ein, zwei Minuten Ihrem Atem. Atmen Sie ein und aus, beeinflussen Sie Ihren Atem nicht, lassen Sie ihn so fließen, wie er ist.

Stellen Sie sich nun vor, dass Sie auf einer Pflastersteinstraße auf eine mittelalterliche Stadt zugehen. Die Stadt ist umgeben von einer sechs Meter hohen Mauer. Es gibt nur ein Tor, durch das man die Stadt betreten kann.

Sie wissen, dass mitten auf dem Rathausplatz ein Schatz auf Sie wartet. Der Schatz steht für ein wichtiges Ziel in Ihrem Leben. Der Schatz kann eine Kiste Geld sein, aber auch Ihr/e Traummann/-frau oder irgendetwas anderes. Machen Sie sich darüber jetzt keine Gedanken, es kommt nicht darauf an, dieses Ziel zu kennen oder zu definieren.

Nun stehen Sie vor der Stadtmauer und müssen erkennen, dass das Stadttor geschlossen ist und auch niemand Ihnen öffnet. Sie müssen nach einer Möglichkeit suchen hineinzukommen, um zu Ihrem Schatz zu gelangen.

Nehmen Sie sich einige Minuten Zeit. Überlegen Sie sich einen Weg in die Stadt, und visualisieren Sie ihn bis ins letzte Detail. Denken Sie daran: Im Traum ist alles möglich, egal, welch verrückten Weg Sie sich ausdenken. Ihrer Kreativität sind keine Grenzen gesetzt.

Gehen Sie weiter, und finden Sie Ihren Schatz. Nehmen Sie ihn mit. Worum handelt es sich?

Wenn Sie das getan haben, achten Sie wieder auf Ihren Atem, und überlegen Sie sich dann mindestens fünf andere Wege, auf denen Sie in die Stadt gelangen können. Visualisieren Sie jeden Weg wieder sehr detailliert. Den Schatz brauchen Sie nicht jedes Mal zu suchen.

Durch diese Übung verbessern Sie Ihre gedankliche Flexibilität. Sie werden kreativer bei der Verfolgung Ihrer Ziele. Zudem ist sie eine gute Vorbereitung auf unser späteres Ziel, die schamanische Heilreise.

Guru gesucht

Haben Sie auch Ihre Favoriten unter den Autoren, Philosophen und Seminarveranstaltern? Gibt es einen oder zwei, die Sie heimlich bewundern?

> Das, was Sie suchen, kann Ihnen kein anderer geben.

Vielleicht erlauben Sie mir hier ein paar Anmerkungen zum Thema Vorbild, Guru und spiritueller Lehrer. Es steht außer Frage, dass die meisten von uns (zumindest derzeit) ihren spirituellen Weg ohne Unterstützung von außen nicht finden. Ein wahrer Meister wird auf Sie wirken wie ein Katalysator. Er wird Ihr Feuer nähren und verstärken, bis es groß genug geworden ist, allein weiterzubrennen. Intuitiv werden Sie erkennen, dass er einen Weg gefunden hat, der auch Ihnen neue Möglichkeiten eröffnen könnte. Sehen Sie diesen Meister als Lehrer (nicht als Guru!), als jemanden, von dem Sie für eine gewisse Zeit bestimmte Dinge lernen können. Aber jeder Lehrer taugt immer nur für eine bestimmte Lebensphase. Irgendwann haben Sie ausgelernt, und der Lehrer kann Ihnen nichts Neues mehr beibringen. Dann sollten Sie wieder weitergehen. Vielleicht sollte ich besser sagen: Sie müssen weitergehen.

Viele Menschen geraten sonst in eine Abhängigkeit, die vom jeweiligen Guru nicht einmal gewollt sein muss. Trotzdem übereignet derjenige ihm sein »Leben«, betet ihn an, übergibt die Verantwortung für sein eigenes Wohlsein gerne in die

Hände des Meisters. Insbesondere Menschen, die auf der Flucht vor dem Leben sind, neigen dazu. Es ist offensichtlich, dass dieser Weg nie zum Ziel führen kann. Im besten Fall wird der Lehrer eine solche Abhängigkeit verhindern, im schlechtesten für sich ausnutzen.

Die Verantwortung für sich und Ihr Handeln zu übernehmen, zu verstehen, dass Sie allein verantwortlich für alles in Ihrem Leben sind, ist die Grundvoraussetzung für die Erreichung des Ziels, das Sie anstreben. Niemand kann Ihr Leben leben. Denken Sie daran, dass Sie, wenn Sie einen anderen auf eine solche Stufe erheben, sich selbst kleinmachen. Und überhaupt: Das, was Sie suchen, kann Ihnen kein anderer geben.

 # 35: WER WOLLEN SIE SEIN?

Sind Sie mit Ihrem Leben schon mal unzufrieden? Denken Sie gelegentlich, dass andere im Gegensatz zu Ihnen richtig Glück gehabt haben in ihrem Leben? Wären Sie dann gerne ein anderer? Kommt es vor, dass Sie andere um ihr Leben beneiden? Eine oder alle dieser Fragen werden Sie sicherlich mit Ja beantworten können.

Gut, heute haben Sie die Möglichkeit, mit einem anderen Menschen Ihrer Wahl Ihr Leben zu tauschen. Wer käme in Frage? Überlegen Sie! Wären Sie vielleicht gerne ein Bekannter von Ihnen? Oder der Dalai-Lama mit all seinem Wissen und seiner Liebe? Wären Sie gerne einer der Gurus oder Lehrer, bei denen Sie schon waren? Würden Sie einen reichen Star wählen, wollen Sie das Leben von Brad Pitt oder Angelina Jolie führen? Oder wären Sie vielleicht gerne Mitglied eines noch unentdeckten Indiostammes im Amazonasdschungel? Wären Sie gerne steinreich?

Der Haken an meinem Angebot ist, dass Sie wirklich und endgültig tauschen müssen. Es gibt kein Zurück mehr in Ihr altes Leben. Sie werden genau der andere sein – und bleiben. Sie werden sein Geld, seine Familie, seinen Ruhm und sein Haus haben. Sie werden seine glücklichen Momente erleben. Sie werden so gut aussehen wie er. Sie werden aber auch seine Sorgen, seine Ängste und seine Probleme haben. Sie werden jede Krankheit haben, die Ihr Tauschpartner hat. Sie übernehmen seine komplette Vergangenheit mit allen Erinnerungen. Sie erben alles von ihm, es gibt nichts, was Sie ausschließen können.

Dafür würden Sie alles loswerden, was Ihnen Sorge bereitet. Alle Ihre Probleme und Sorgen wären weg, natürlich auch Ihr vollständiges sonstiges Leben, all Ihre Erinnerungen etc.

Überlegen Sie sich Ihre Entscheidung gut. Sie können diesen Schritt nie mehr rückgängig machen! Sind Sie sicher, dass das Leben des anderen, mit dem Sie tauschen wollen, wirklich ohne Sorgen ist? Haben Sie bedacht, dass sein ganzer Reichtum möglicherweise auf Krediten basiert und wie ein Kartenhaus zusammenzubrechen droht? Dass er vielleicht an einer tödlichen Krankheit leiden könnte? Dass er in seiner Kindheit Dinge erlebt hat, die hinter der Fassade noch heute sein Leben zu einer Qual machen? Dass er oder sie überhaupt nicht so glücklich sein könnte, wie man allgemein denken sollte?

Sind Sie sich sicher, dass der andere vom Schicksal bevorzugt wurde?

Gibt es also jemanden, mit dem Sie wirklich und endgültig tauschen wollen?

Energie im Überfluss

Was die Quantenphysiker feststellten, war den Schamanen schon immer klar: Alles ist Energie in scheinbar verschiedenen Formen. Wir wissen, dass Energie nicht zu- oder abnehmen kann, sie ist immer da, ihre Menge ist unendlich. Machen Sie sich bitte bewusst, dass nicht das meiste auf dieser Erde aus Energie besteht, sondern alles. Alles, was ist, ist Energie. Alles, was Sie sehen, fühlen, riechen, und alles, was Sie sich vorstellen – also auch Ihre Gedanken –, sind immer und zu hundert Prozent Energie. Ja, auch Gedanken sind Energie. Schamanen sind der Auffassung, dass einmal gedachte Gedanken nicht verschwinden können, sondern immer da sind, genauso,

Gedanken sind Energie.

wie Energie nicht verlorengehen kann. Auch haben wir Zugriff auf alle Gedanken, die jemals gedacht wurden, uns fehlt nur oft der Schlüssel dazu.

Warum sehen Sie nun manche Energien, wie den Tisch vor Ihnen, und andere, wie die Gedanken Ihres Gegenübers, wiederum nicht? Dies liegt an der Schwingung der Energien. Je langsamer etwas schwingt, desto manifester wird es. Je schneller etwas schwingt, desto flüchtiger und transparenter wird es. Denken Sie an Wasser, das bei einer langsamen Schwingung seiner kleinsten Teilchen, also seiner Energien, gefriert und bei Erhitzung, also bei Erhöhung seiner Schwingungsfrequenz, zu Wasserdampf wird. Unser Geist, unsere Gedanken schwingen auf einem Niveau, das noch weit höher liegt.

Wenn Energien nicht verschwinden können, sondern zwangsläufig irgendwo bleiben müssen, ist es eben auch möglich, dass man Leiden, Krankheiten, Veranlagungen zu bestimmten Krankheiten, Probleme oder auch nur Verhaltensweisen und bestimmte Eigenschaften von seinen Eltern übernimmt. Die Energien Ihrer Eltern gehen dann auf Sie über. Bitte denken Sie daran: Dies ist eine bildliche Erklärung und nichts, was man in irgendeiner Form messen könnte. Wie diese Vererbung geschieht, wissen wir nicht. Gehen Sie davon aus, dass Energien der Eltern von uns in irgendeiner Art und Weise kopiert werden. Es wird nicht wie bei einer Batterie eine Spannung von einer Person auf eine andere übertragen!

Nun ist das Schöne an Energie, dass sie nicht gut oder schlecht ist, sie ist einfach nur. Bloß sind Sie nicht immer in der Lage, sich auf eine entsprechende Energie einzustellen, und so werden die Dinge in Ihrer Bewertung zu guten oder schlechten Ereignissen.

Falls Sie gehört haben, dass Menschen anderen Menschen Energie absaugen oder auch geben können, so widerspricht dies jedem Grundgedanken meines schamanischen Denkens – ich weiß, es gibt auch Vertreter eines anderen Ansatzes. Alles ist eins, alles gehört zusammen. Wie soll da ohne einen Trennungsgedanken Energie gestohlen werden? Allein über diesen Punkt könnte man Bücher schreiben – Fakt ist, dass Sie niemals Gefahr laufen, dass Ihnen von jemand anderem die Energie gestohlen oder abgesaugt wird. Der negative Gegeneffekt ist, dass Ihnen auch niemand Energie schenken oder spenden kann. Wenn Sie meinen, dass Sie mal wieder völlig energielos sind, ist dies auf eine energetische Blockade zurückzuführen. Alle Energien sind noch vorhanden, nur haben Sie sich durch Ihre Gedanken in einen Zustand gebracht, der die Energien blockiert. Jedoch sind Sie immer in der Lage, durch Ihre Gedanken diese Blockaden wieder zu lösen. Alle Energie, alle Macht sind immer in Ihnen und nur dort. Kein anderer hat darauf Einfluss, wenn Sie es nicht möchten. Doch ein Schamane kann unterstützend eingreifen, indem er die Blockaden aufspürt und abbaut.

Alles ist Energie, all Ihre Gedanken sind eine Form von Energie. Jedes Erlebnis, jede Erfahrung in Ihrem Leben ist Energie, Ihre Erinnerung daran ist ebenfalls Energie. So werden positive Erinnerungen zu positiver Energie und negative Erinnerungen zu negativer Energie, was natürlich immer eine Frage der Bewertung, unserer Vorlieben und Widerstände ist. Bildlich können wir bei negativen Energien unterscheiden zwischen **schweren** und **leichten** Energien.

Wenn vor Ihnen auf der Autobahn jemand nicht so fährt, wie Sie es gerne hätten, werden Sie sich kurz aufregen, das ist aber dann je nach Temperament auch wieder schnell vorbei. Bei dieser Aufregung und den dazugehörigen negativen Gedanken handelt es sich um **leichte** Energien, die relativ schnell kommen und gehen. In den seltensten Fällen werden Sie bleibende Schäden davontragen und sich auch noch nach Jahren daran erinnern. Sie würden auch kaum irgendwelche Lehren oder Glaubenssätze aus dem Ereignis entwickeln und später einmal unbewusst damit arbeiten.

Schwere Energien hingegen sind durch Sie selbst als eben besonders negativ und schwerwiegend eingestuft worden und lösen sich nicht einfach wieder auf. Sie können sich festsetzen. Angenommen auf der Autobahn hätte Sie jemand so geschnitten, dass Sie nur mit einer Vollbremsung und 180°-Drehung in den Graben ausweichen konnten. Dann wäre es verständlich, wenn Sie daraufhin mehr oder weniger große Probleme beim Autofahren hätten. Allerdings wüssten Sie, warum. Ereignisse in Ihrer Kindheit, die aus Ihrer damaligen Sicht schlimm waren, haben jedoch erheblichere Konsequenzen, weil Sie sich daran gerade nicht mehr erinnern. Wie sollten Sie – wenn Sie als kleines Kind einmal nachts aufgewacht sind und scheinbar keiner da war, Sie haben geschrien und geschrien – verstehen, dass Mama vielleicht gerade nur den falschen Erziehungsratgeber gelesen hatte? Für das kleine Kind war dies der Super-GAU. Das Urvertrauen wurde verletzt, und ohne sich zu erinnern wird vielleicht dieser Erwachsene die empfundene Angst immer im Nacken haben, ohne dass er es weiß: Schließlich kann er sich an nichts mehr erinnern. Nehmen wir einmal an, diese Energien könnten dann auch noch vererbt werden oder sogar aus früheren Leben stammen, dann wird offensichtlich, wie wenig Wissen wir über diese Energien in uns haben.

Ein beliebtes Bild zur Erklärung von negativen Energien sind schwarze Flecken in unserem energetischen Feld. Alle uns prägenden schlimmen Ereignisse setzen sich als negative Energien in uns fest. Diese schweren Energien, die »schwarzen Flecken«, sitzen in der äußeren Schicht der Aura und behindern von nun an den Energiefluss im Körper. Die erste negative Energie bildet einen kleinen Fleck, eine Art Kern. Bei weiteren Ereignissen, die mit negativer Energie behaftet sind, können sich diese an den ersten schwarzen Fleck anlegen, und dieser wächst und wächst. Unsere Energie ist nun unter vielen Schichten gefangen. Widerstand blockiert unsere Energie, er kapselt sie ein. Anstatt zu akzeptieren, was war, versuchen wir, das schlimme Ereignis zu verdrängen, weil wir befürchten, dass wir ihm nicht gewachsen sein und daran zerbrechen könnten. Bildlich gesehen wandert dieser schwarze Fleck dabei tiefer und tiefer in unseren Energiekörper und setzt sich irgendwo fest, wo wir mit unserem Verstand nie mehr hinkommen. Um unsere dort gefangenen Energien wieder zurückzugewinnen, müssten wir also unsere Widerstände auflösen, Schicht für Schicht der Reihe nach abschälen. Und genau das wollen wir mithilfe der schamanischen Tools machen. Der Entspannungszustand, in dem Sie bei den meisten Übungen sind, ermöglicht es Ihnen, mit Ihrem Unterbewusstsein zu kommunizieren und zu arbeiten. Denken Sie bitte daran, dass all die Bilder, mit denen die Schamanen versuchen, seelische oder unterbewusste Vorgänge zu erklären, die eigentlich kaum zu verstehen sind, eben nur Bilder und Gleichnisse sind, die das Verständnis erleichtern sollen.

Interessant ist, dass wir uns in unserem Leben sehr häufig Menschen suchen, deren schwarze Flecken unsere eigenen spiegeln. Darauf komme ich später im Kapitel »Der Spiegel der Beziehung« noch zurück.

Nach dem Gesetz der Resonanz bestimmen Ihr geistiger und Ihr körperlicher Zustand, durch welche Energien Sie beeinflusst werden. Wenn Sie selbst Angst haben, treffen Sie auf Menschen mit Angst. Deren Angst wird dann wiederum zusammenwirken mit Ihrer Angst. Ihrer beider Angst steigert sich dann. Ihr Unterbewusstsein wird immer von der stärksten und nächsten Energie beeinflusst. Das Glücksgefühl, das man oft bei spirituellen Seminaren innerhalb der Gruppe erlebt, entsteht analog. Schon die gemeinsame Interessenslage und das Vertrauen untereinander führen in der Regel innerhalb weniger Tage zu absoluter Angstfreiheit in der Gruppe. Dieser Zustand ist den meisten von uns so unbekannt, dass er dann oft der Genialität des Seminarleiters zugeschrieben wird.

Auf der anderen Seite haben Sie sicherlich auch schon mal gut gelaunt und nichts Böses ahnend einen Raum voller Menschen betreten und sich möglicherweise gewundert, dass Sie plötzlich schlecht gelaunt waren. In der Regel haben Sie dann keine Ahnung, woher diese Laune stammt, Sie meinen aber auf jeden Fall, es wäre die Ihrige – vielleicht ist jedoch einer von diesen Menschen sehr wütend, verbirgt dies, und Sie haben nur die Wut der anderen Person gespürt und übernommen. Vergessen Sie also bitte nie, dass Sie nicht Ihre Emotionen sind! Dieses Thema werden wir in den nächsten Kapiteln noch vertiefen.

Wenn Sie einmal beachten, was Sie mit Ihrer Energie den ganzen Tag lang so machen, stellen Sie vielleicht fest, dass Sie eine Menge denken und grübeln, dass Sie sich Sorgen machen. Wenn Sie damit einmal aufhören würden, hätten Sie unendlich viel Energie für eine freie Sicht auf das Leben und würden einen Blick auf sich selbst erhaschen können. Daran arbeiten wir hier.

 ## 36: ARBEIT ALS MEDITATION

Jede Tätigkeit können Sie mit etwas Geduld zur Meditation werden lassen. Sicherlich haben Sie schon einmal beim Putzen erlebt, wie Sie für eine Weile gar nichts gedacht und einfach nur geputzt haben. Auch das ist reine Meditation.

Wenn Sie morgens auf dem Weg zur Arbeit bereits merken, dass Sie schlecht gelaunt sind oder werden und eigentlich gar keine Lust haben, ins Büro zu gehen, wenn Sie vielleicht als Hausfrau morgens aufstehen und den ganzen Haushalt am liebsten hinschmeißen würden, dann versuchen Sie doch einfach einmal, Ihre Arbeit als Meditation zu gestalten.

Schenken Sie zuerst für fünf Minuten Ihre Aufmerksamkeit Ihrem Atem. Atmen Sie ein und aus, beeinflussen Sie Ihren Atem nicht, lassen Sie ihn so sein, wie er ist. Atmen Sie mit jedem Atemzug Energie ein und Ihre schlechte Laune oder Unlust aus. Spüren Sie, wie Ihre Stimmung sich nach und nach bessert?

Machen Sie dann Ihre Arbeit mit Freude und Genauigkeit, versuchen Sie, Ihr Bestes zu geben, machen Sie Ihre Arbeit mit Liebe. Überlegen Sie nicht mehr, was alles Ihnen an Ihrer Arbeit nicht gefällt, arbeiten Sie einfach, und stoppen Sie Ihre Gedanken. Solange Sie sich nichts Neues gesucht haben, werden Sie diese Arbeit weiter machen müssen, warum dann nicht gut gelaunt? So wird Leben Meditation und Meditation Leben.

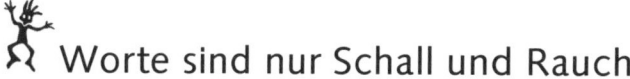

Worte sind nur Schall und Rauch

Worte können das, worum es mir in diesem Buch geht, nur schwer beschreiben. Keine Erfahrung, nichts Erlebtes kann wirklich mit Worten wiedergegeben werden. Schlimmer noch, muss ich doch versuchen, etwas, was Sie für sich erfahren sollen, etwas, was ich also überhaupt nicht kennen kann, zu beschreiben. Jeder Mensch erfährt diese Dinge anders, wie sollte ich sie da in Worte fassen können?

Worte sind letztlich nur Geräusche, mehr nicht. Einen Sinn bekommt das Geräusch erst durch unsere gesellschaftlichen Festlegungen. So erhält jedes Wort eine Bedeutung und wirkt zugleich begrenzend durch seine Bedeutung.

Worte sind wie Gefäße, wie Formen, die wir mit Erlebnissen füllen. Sie sind nie das Erlebte. Die Umwandlung des Erlebten in Worte kann nie eins zu eins erfolgen. Ganz im Gegenteil: Bei der Umwandlung von etwas Erlebtem in Worte wird das ursprünglich Erlebte nur noch ein Gedanke, eine Erinnerung. Eine Erinnerung aber ist nicht das ursprünglich Erlebte!

37: ACHTSAMKEIT – TEIL II

Sie erinnern sich an Übung 33? Im zweiten Teil dieser Übung wollen wir uns hier um die Momente kümmern, an denen Sie nicht ganz so passiv teilhaben. Sie sind nicht mehr nur der Beobachter, Sie sind aktiv beteiligt.

Erweitern Sie Ihre Beobachtung auf Ihre Reaktionen. Wie reagieren Sie auf die Dinge, die gerade passiert sind? Welche Dinge, die Sie beobachten, sind Ihnen angenehm, welche nicht? Worüber freuen Sie sich, was ärgert Sie?

Beschreiben Sie für sich im Stillen Ihre Feststellungen etwa so: Ich sitze im Auto, fahre auf der Autobahn, hinter mir drängelt ein anderer Autofahrer, was mir sehr unangenehm ist und mich total wütend macht.

Also: Zuerst beobachten Sie und sind achtsam, danach entscheiden Sie, ob das Beobachtete angenehm ist oder nicht, und dann zu guter

Letzt schauen Sie, wie Sie auf diese angenehme oder unangenehme Sache reagieren. In diesem Fall also wütend.

Achten Sie weiterhin darauf, wie Sie auf andere angenehme oder unangenehme Situationen reagieren.

Bewerten Sie Ihre Reaktion nicht als gut oder schlecht, und versuchen Sie auch nicht, diese Reaktionen zu verändern. Lassen Sie alles, wie es ist. Sie sind weiterhin lediglich Beobachter.

Machen Sie auch diese Übung nicht mal zwischendurch, sondern geben Sie sich Mühe, und nehmen Sie sich bitte Zeit. Es hat keinen Sinn, mal eben über die Gedanken zu huschen und die Übung als erfolgreich absolviert abzuhaken.

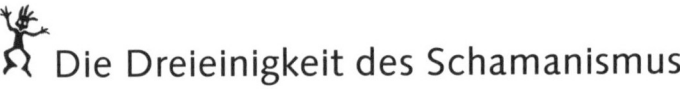

Die Dreieinigkeit des Schamanismus

Die Schamanen Hawaiis gehen – ähnlich wie viele Religionen und psychoanalytische Richtungen – von einer Dreiteilung unserer inneren Welt aus. So hat das menschliche Bewusstsein die drei Aspekte KU, LONO und KANE. KU steht für das Herz, den Körper, das Körper- oder Unterbewusstsein. Es ist unser eigentliches, innerstes Selbst. LONO steht für das Rationale, den Sitz des Verstands, für unser Denken und alles Bewusste. KANE wiederum ist der Geist, das höhere Selbst oder das Überbewusste, die Verbindung zur göttlichen Ebene. Parallelen zur Trinität von Vater, Sohn und Heiligem Geist der katholischen Kirche oder auch zu Freud, der von Ich, Es und Über-Ich sprach, sind unübersehbar. Diese Dreiteilung ist bitte nur als ein Bild zur Erklärung von eigentlich nicht erklärbaren Vorgängen zu verstehen. Es handelt sich nicht um drei wirklich getrennte Bestandteile Ihres Selbst. KU, LONO und KANE sind eins, so wie die Wellen im Meer das Meer selbst sind. Wenn alles eins ist, warum sollten wir gerade hier wieder den Trennungsgedanken einführen?

38: GEFÜHLE WAHRNEHMEN

Im nächsten Schritt gehen Sie dazu über, Ihre Emotionen selbst noch genauer zu beobachten. Kommen wir zurück auf das Beispiel der Wut beim Autofahren: Sie werden wütend, weil jemand hinter Ihnen meint, es besonders eilig zu haben, auch wenn die Autobahn voll ist und Sie gar nicht schneller fahren könnten. Wann hatten Sie das letzte Mal ein derartig negatives Gefühl? Worüber haben Sie sich vielleicht mit jemandem gestritten?

Wann haben Sie in dieser oder einer ähnlichen Situation das Gefühl »Wut« oder »Zorn« oder ... festgestellt?

Woran haben Sie es erkannt?

Können Sie diese Wut einstufen auf einer Skala von 1 bis 10 (10 ist die stärkste Wut)? Welchen Wert würden Sie ihr geben?

Wie nehmen Sie das Gefühl wahr? Ist es irgendwie unscharf und nebelig oder klar und deutlich?

Konzentriert sich das Gefühl auf einen bestimmten Körperteil oder mehrere? Wo spüren Sie es am deutlichsten?

Wenn Sie sich weiter auf das Gefühl und den Bereich des Körpers fokussieren, wo es am stärksten auftritt, können Sie sagen, wo genau der Ursprung oder das Zentrum des Gefühls liegt?

Sind Sie vielleicht in der Lage, die Position des Gefühls zu verändern? Lässt es sich bewegen?

Können Sie realisieren, dass das Gefühl nur ein Gast in Ihnen ist und nicht Sie selbst?

Achten Sie darauf, wie die Gefühle durch Sie hindurchstreichen wie der Wind durch das Feld. Der Wind bewegt die Ähren, doch er ist nie das Feld.

☆ KU – das Körperbewusstsein

Die Schamanen gehen davon aus, dass in jeder Körperzelle, in jedem Teilchen, in allem, was existiert, das gesamte Wissen des Universums gespeichert ist.

Der Körper als der materielle Teil unseres Seins speichert also alles in einer Art Körperbewusstsein, das weitgehend unserem Unterbewusstsein entspricht. Alles, was wir erleben, wird dort als Erinnerung gespeichert. Alle guten und schlechten Erfahrungen, alle inneren und äußeren Erlebnisse, alles Erlebte, Gelesene oder im Fernsehen Gesehene, alle Träume und Fantasien, jedes Bild, das wir jemals im Kopf hatten, bleibt im KU erhalten.

KU ist die Verbindung zum Universalen.

KU arbeitet ausschließlich auf der Basis von Bildern und Gefühlen, Gedanken allein sind ihm gleichgültig. Es bewertet diese Bilder und Gefühle und speichert sie. Starke Bilder und Emotionen bekommen einen Platz in der ersten Reihe, Nebensächliches und Unwichtiges kommt ganz nach hinten. Maßgeblich für die Bewertung des Erlebten ist für KU ausschließlich die physiologische Stärke des Erlebten, also die Intensität der Erfahrung und der Emotionen wie Freude und Schmerz, Trauer und Anspannung. Danach urteilt das Unterbewusste, was wichtig und was vernachlässigbar ist.

Dies ist ein ganz wichtiger Aspekt, den Sie sich später zunutze machen werden. Durch intensiv erlebte Bilder können Sie nämlich Ihr Unterbewusstsein erreichen. Ein Beispiel sind Sportler, die Bewegungsabläufe mental immer wieder trainieren, um sie zu automatisieren, sodass ihr Unterbewusstsein irgendwann das Kommando für die wesentlichen Abläufe übernimmt und der Sportler sich um die letzten Details und Feinheiten kümmern kann.

Daneben steuert KU alle automatisierten Abläufe Ihres Körpers, also Ihren Herzschlag, Ihren Atem etc. Man könnte KU also als eine Art Verwalter und Manager sehen für alles, was vermeintlich kein erneutes Nachdenken erfordert.

Ihr interner Manager hat eine Hauptmotivation. Er will Schmerz vermeiden und Lust erleben, er will einfach einen guten Job machen, und vor allem will er die Erwartungen seines Auftraggebers, also Ihre, erfüllen. Und zwar nicht nur positive

Erwartungen, sondern auch jede andere, KU bewertet selbst eben nicht. Und so erzeugt jeder kleine Gedanke in Ihnen eine genauso kleine Emotion, und KU erkennt sie. Je größer der Gedanke, je größer die Emotion, desto mehr ist KU beeindruckt und desto stärker wird Ihr KU den zugrunde liegenden Gedanken erfüllen.

Haben Sie also zum Beispiel Angst, durch eine Prüfung zu fallen, hält KU dies für einen Wunsch und versucht ihn zu erfüllen. Dazu bemüht sich KU auch noch, die Wünsche und Erwartungen anderer Menschen zu erfüllen. Hält Ihr Chef nichts von Ihnen, merkt Ihr KU dies und tut auch noch sein Bestes, diese Einstellung des Chefs zu bestätigen. Es sorgt dafür, dass Sie einen Fehler nach dem anderen machen. Umgekehrt ist es genauso. Halten Sie nichts von Ihrem Chef, wird das KU Ihres Chefs dies spüren und dafür sorgen, dass Sie recht behalten. KU könnte man auch als hoch motivierten, etwas engstirnigen Butler des eigenen Lebens sehen. Er versucht Ihnen jeden Wunsch und jede Erwartung zu erfüllen und veranlasst das entsprechend Notwendige.

Sehen Sie die unglaubliche Macht, die dahinter steht? Sie können Ihre Zukunft beeinflussen, indem Sie Ihrem Unterbewusstsein, KU, freudige Erlebnisse, positive Gefühle und Glück im Zusammenhang mit dem Erreichen eines Ziels versprechen. Es wird sein Bestes tun, Sie in diesen Zustand zu versetzen. Beachten Sie folgenden, extrem wichtigen Gedanken dabei: KU kann Ihnen nur liefern, was Sie bestellen! Von allein passiert wenig bis gar nichts.

KU ist auch die Verbindung zum Universalen, aus ihm kommt auch Ihre Intuition. Sie erinnern sich an das Akasha-Feld und das kollektive Unbewusste? Es hat Zugang zu Wissensquellen, die Ihr Verstand allein nie anzapfen könnte. KU und KANE sorgen dafür, dass Sie diese hundert kleinen Schritte machen, die dann dazu führen, dass Sie gerade neben einer bestimmten Person im Café sitzen, die für Sie einen wichtigen Kontakt herstellen kann oder vielleicht einen Job für Sie hat. Manchmal allerdings verhindert dann leider LONO, der Verstand, dass Sie den Mund aufmachen …

 ## 39: SCHNELLENTSPANNUNG DURCH AFFIRMATION

Ihr Körper, also das Körperbewusstsein KU, ist sehr gewillt, auf mit Emotionen verbundene Bilder zu reagieren. Sobald wir uns etwas Schö-

nes sehr konkret vorstellen, wird KU alles daransetzen, diese Bilder Realität werden zu lassen. So können Sie durch bildhafte Vergleiche sehr schnelle Resultate erzielen. Dies bietet sich natürlich besonders, aber nicht nur, zur schnellen Entspannung zwischendurch an.

Um sich schnell zu entspannen, sagen Sie sich einfach:

- ✿ Mein Geist ist so still und friedlich wie ein Bergsee.
- ✿ Mein Geist ist so geduldig und ruhig wie eine hundertjährige Eiche.
- ✿ Meine Haut ist so glatt und rein wie ein Spiegel.
- ✿ Ich gebe nicht auf, ich bin so überlebensfähig wie ein Samen in der Wüste, der nach langer Zeit noch lebt.

Benutzen Sie möglichst visuelle Vergleiche; Logik und Wissen helfen hier weniger.

Auch an körperliche Probleme kann man mit einer entsprechend positiven Visualisierung herangehen. Bei Rückenschmerzen könnte das so aussehen:

Ich bin so gesund und stark wie der Baum in unserem Garten, der mit seinen kräftigen Wurzeln tief in die Erde eindringt und sich weit unten seine Nahrung holt, um seine Äste, Blätter und Früchte zu ernähren. Die Sonne gibt mir wie ihm Kraft und Energie.

Nehmen Sie gerne einen konkreten Baum aus Ihrer Umgebung, der Ihnen sehr gesund zu sein scheint, dies wird die Wirkung noch verstärken.

⚡ LONO – Der Verstand

LONO ist Ihr Verstandesbewusstsein, der analytische
Teil Ihres Selbst, der Teil in Ihnen, der sich aller
Erfahrungen und Wahrnehmungen der Sinne wie
Schmecken, Hören, Riechen, Fühlen und Sehen
bewusst ist. LONO arbeitet mit dem Wissen von
KU, seine Aufgabe ist es, auf Basis der Informa-
tionen, die es von KU abruft, zu analysieren, um
dann die analytisch beste Entscheidung zu treffen.
LONO entscheidet des Weiteren, worauf Sie Ihre Auf-
merksamkeit richten. Es sucht aus der pausenlos auf uns

Jetzt ist der Moment zu beginnen – Ihr Inneres wartet bereits.

einströmenden Flut an Informationen diejenige heraus, die Sie im jeweiligen Moment benötigen. Wenn Sie Auto fahren, wird dieser Vorgang in der Regel von KU
automatisch gesteuert. Wenn aber eine Ampel auf Rot umspringt, übernimmt LONO
das Kommando und veranlasst die sinnvollste Reaktion, nämlich das Anhalten. Im
Gegensatz zu KU und KANE – auf KANE kommen wir gleich noch zu sprechen
– unterliegt Ihr Verstand Ihrer Kontrolle.

Eine weitere Eigenschaft des Verstandes ist, dass er uns abgrenzt gegenüber dem
Außen. Unser Verstand ist etwas Individuelles, an den Einzelnen Gebundenes. Er
kann nicht mit dem Wissen der gesamten Menschheit arbeiten, sondern hat nur
Zugriff auf unser begrenztes Reservoir an Wissen, das wir uns im Laufe unseres
Lebens angeeignet haben.

Es gibt Menschen, die sagen, dass unser Verstand unsere Probleme erst verursacht, dass wir alle viel zu viel denken. Demnach sollten wir lediglich unsere ständigen Gedanken stoppen – und schon sind wir glücklich. Wenn jemand behauptet,
dass unser Denken, also das, worauf wir so stolz sind, unser analytischer Verstand,
das ist, was uns auf dem Weg ins Glück behindert, kann ich nur den Kopf schütteln.
Da hat sich der menschliche Verstand seine hochgelobten Fähigkeiten im Lauf der
Jahrtausende erworben: Der Mensch als die Krone der Schöpfung zeichnet sich
gerade dadurch aus, dass er diesen Verstand hat und nicht wie die Tiere allein auf
seinen Instinkt angewiesen ist. Und dann kommt der ein oder andere Esoteriker
daher und will uns einreden, dass der Verstand gerade das Problem ist. Nicht der

Verstand oder das Denken ist das Problem, ohne unseren Verstand würden wir immer noch rohes Fleisch essen und in Höhlen schlafen. Das Denken allein mag nicht nur positive Resultate hervorgebracht haben, ist aber auch die Grundvoraussetzung unserer menschlichen Entwicklung. Fazit: Der Verstand kann nützlich sein, wenn er gemeinsam mit Geist und Körperbewusstsein agiert.

 ## 40: ERWEITERN SIE IHR BLICKFELD

Widmen wir uns ein letztes Mal dem Thema Beobachtung, Wahrnehmung und Achtsamkeit. (Beobachtung meint hier wirklich reines Beobachten, keine Wertung, keine Kommentierung, keine Klassifizierung dessen, was Sie sehen.) Interpretieren Sie nicht, sparen Sie sich jede Reaktion. Schauen Sie, und lassen Sie das, was Sie sehen, wie es gerade ist. Schauen Sie genau hin!

Nehmen Sie sich jetzt einen Gegenstand in die Hand, der in Ihrer Nähe liegt, egal, was es ist. Legen oder stellen Sie den Gegenstand vor sich auf den Tisch, und schauen Sie ihn mindestens fünfzehn Minuten lang an, ohne dass Sie sich selbst auch nur das kleinste bisschen bewegen. Bewegen Sie nicht einmal Ihre Augen.

Lassen Sie sich überraschen, wie ein Gegenstand, den Sie bisher nur oberflächlich beachtet haben, einen eigenen Charakter entwickelt!

Teil 2:

Machen Sie die gleiche Übung mit einer Landschaft. Setzen Sie sich also in die Natur oder an ein Fenster, und blicken Sie stur geradeaus. Bewegen Sie nichts, auch nicht die Augen. Lassen Sie Ihren Blick ins Leere gehen, Sie werden nach einer Weile merken, dass Sie mehr und mehr außerhalb Ihres Fokus sehen.

Nach und nach verschwinden die Gedanken, das Beobachtete verschwindet, nach und nach werden Beobachter und Beobachtetes eins. Vielleicht erleben Sie nun einen Moment der Stille …

KANE – Das Höhere Selbst

»Erfahre das Leben« ist die Motivation von KANE, dem Höheren Selbst, dem göttlichen Funken, dem Geist. KANE ist eine Art geistige Essenz, der Ursprung von allem, die Quelle. Wir würden in unserer westlichen Welt wohl sagen, dass es die Seele ist. KANE will das Leben erleben, es sucht Emotionen, die es mithilfe von KU erfährt, hört dabei die Gedanken von LONO und legt danach die Spielregeln des Lebens fest. KANE erschafft Ihre Glaubenssysteme. KU handelt danach, und LONO liefert

KANE ist die geistige Essenz.

die Gedanken dazu. Gemeinsam erschaffen sie Ihr Leben. KANE ist dabei der Beobachter Ihrer Erfahrungen. Das Mittel der Seele ist Energie. Alles ist Energie. Ihr Leben, Ihr Er-leben besteht aus Energie.

KANE ist ganz extrem harmoniesüchtig. Es ist ständig bemüht, KU und LONO unter einen Hut zu bringen. Bei allem, was Sie tun, lässt KANE Ihnen alle Freiheiten, solange Sie nicht von Ihrem Lebensweg abweichen. Lebensweg heißt nicht, dass es für jeden Menschen ein Endziel gibt, das er zu erreichen hat nach dem Motto »Wenn nicht in diesem Leben, dann im nächsten«. Nein, Lebensweg meint die Träume, die Visionen, die wir tief in uns haben. Wir werden gewisse Dinge in unserem Leben erreichen, nur der Weg ist noch unklar: Sie haben die Wahl, ob Sie ihn schreiend und um sich tretend gehen oder lachend mit Freude. Vielleicht sehen Sie Ihren Lebensweg wie die Fahrt eines Schiffes von Hamburg nach New York über den Atlantik. Es gibt viele Wege, den Atlantik zu überqueren: Man könnte Abstecher nach Afrika, auf die Kanaren, die Azoren und später auch nach Brasilien machen. Man kann unterschiedliche Besatzungen zusammenstellen, man kann die Fahrt hier und dort unterbrechen … Sie haben die freie Wahl. Wenn Sie Lust haben, können Sie auch schwimmen, nur ankommen müssen Sie irgendwann. Erst wenn KANE den Eindruck hat, dass etwas das Erreichen des Ziels verhindert, greift es ein. Dieses Eingreifen kann sich in kleinen, scheinbar unbedeutenden Alltagssituationen äußern: Sie verpassen einen Bus, oder jemand rempelt Sie an. Sie haben einen bestimmten Gedanken oder einen Einfall, und Ihr Weg ändert sich, ohne dass Sie sich des zugrunde liegenden Remplers als Auslöser bewusst werden.

 # 41: VERFEINERUNG DER SINNE

Bevor wir in den nächsten Kapiteln näher auf Affirmationen und Imaginationen eingehen und darauf, was Sie damit alles »erträumen« können, möchte ich mit Ihnen eine weitere Übung zur Vorbereitung machen. Sie werden nochmals zwei Ihrer Sinne schulen, nämlich den Geschmacks- und den Tastsinn.

Beginnen Sie einfach mit der nächsten Mahlzeit. Suchen Sie sich aus einem Kochbuch oder dem Internet ein Rezept für ein Gericht, das Sie gerne kochen möchten. Gehen Sie dieses Rezept zuerst in Gedanken durch, kochen Sie danach im Kopf. Stellen Sie sich die Gerüche und Aromen, die Struktur und die Farben der Zutaten detailliert vor. Können Sie die Zutaten riechen?

Wenn Sie noch Zutaten benötigen, dann gehen Sie einkaufen. Lassen Sie den Einkauf zu einem Fest der Sinne werden, gehen Sie (ausnahmsweise) nicht in den Supermarkt, sondern auf den Wochenmarkt und zu den Spezialisten für besondere (nicht zwingend teure) Lebensmittel.

Kochen Sie anschließend langsam und mit Liebe dieses Essen. Keine Sorge, wenn Sie meinen, nicht kochen zu können. Jeder, der lesen kann, kann auch kochen. Fühlen Sie alle Zutaten, schauen Sie sich auch die Details an. Lassen Sie das Kochen zu einer Meditation werden. Wenn Sie gern Wein trinken, gönnen Sie sich zum Essen einen guten Tropfen, und genießen Sie es in aller Ruhe. Essen Sie in völliger Achtsamkeit, tun Sie so, als ob es Ihre letzte Mahlzeit wäre. Schauen Sie sich das Essen genau an, achten Sie auf die Farben und auf die Konsistenz. Wonach duftet das Essen? Ist es heiß oder nur warm? Kauen Sie jeden Bissen langsam und gründlich, kauen Sie, als ob es Ihr letzter Bissen wäre! Essen Sie langsam. Welche Aromen können Sie wahrnehmen? Versuchen Sie alle zu erkennen. Sie werden feststellen, dass Ihr Geschmackssinn schon jetzt besser wird. Gönnen Sie sich etwas Ruhe, unterhalten Sie sich nicht. Schenken Sie diesem Essen Ihre gesamte Aufmerksamkeit. Selbstverständlich sehen Sie dabei nicht fern und lesen auch nicht die Zeitung! Wie sagte Don Ramon zu mir, als ich ihn beim Essen etwas fragte? »First eat, then talk!«

✿

Kommen wir zu Ihrem Tastsinn. Nehmen Sie sich ab jetzt täglich die Zeit, einen Gegenstand intensiv zu ertasten. Nehmen Sie den Bleistift auf Ihrem Tisch in die Hand. Fühlen Sie die lange, glatte Seite, vom kurzen Stück Holz an der Spitze bis zur Graphitmine. Fühlen Sie die Stelle, an der der Schriftzug ist? Spüren Sie die drei unterschiedlichen Temperaturzonen?

Fassen Sie auch andere Dinge immer wieder einmal an, und untersuchen Sie sie mit Ihrem Tastsinn. Probieren Sie es mit Stoffen, mit Obst, mit Holz und Mauerwerk, mit Blüten, mit Erde und mit Bäumen, mit der Haut Ihres Partners und mit allem, was Ihnen in die Finger kommt. Sie werden sich wundern, wie sehr Ihr Tastsinn sich verbessert!

Merken Sie eine Veränderung in Ihrer Wahrnehmung und an den Dingen selbst?

Emotionen als Botschaft

Wir leben, um das Leben zu erfahren, um zu lernen und um uns zu entwickeln. Gefühle sind dabei das interne Mittel der Kommunikation. Geist und Körper, also LONO und KU, kommunizieren über die Emotionen miteinander. Das heißt, der Geist hat eine Idee, die eine Emotion in uns hervorruft. Diese Emotion erreicht die körperliche Ebene und bewirkt dort eine Reaktion. In der Regel reagiert der Körper mit Anspannung oder Entspannung. Emotionen sind genauso wie alles andere auch nichts als Energie. Aber sie sind kein Teil von uns, und sie kommen auch nicht aus uns. Merken Sie sich bitte

> Emotionen sind das Mittel der Kommunikation zwischen Unterbewusstsein und Geist.

Folgendes: Sie sind nicht Ihre Emotionen, egal, wie Sie auch manchmal von ihnen beherrscht sein mögen.

Denken Sie daran, dass die Zellen Ihres Körpers Ihre Erinnerungen und Ihr Wissen speichern. Kommt also eine vom Geist durch einen Gedanken verursachte Emotion im Körper an und die entsprechende dort gespeicherte Erfahrung zu dieser Emotion ist negativ, weigert sich der Geist, die ursprünglichen Gedanken zuzulassen. Dies geschieht in Zusammenarbeit mit dem Körper durch das Anspannen von Muskeln. Die Muskeln spannen sich an, und das Wissen der Zellen wird gewissermaßen blockiert. Situationen, die mit schlechten Erinnerungen verbunden sind, werden durch Muskelanspannung vermieden. Ein Trauma wird verdrängt und durch Anspannung in den Körperzellen festgehalten, sodass der Geist die negative Erfahrung nicht noch einmal machen muss.

Umgekehrt kommuniziert auch der Körper mit dem Geist. Erfährt der Körper Angenehmes, wie zum Beispiel beim Sex, so schickt er diese Emotionen an den Geist. Körperlichen Schmerz übermittelt der Körper ebenfalls durch Emotionen an den Geist, der dadurch zum Beispiel lernt, dass man keine heiße Herdplatte anfassen sollte.

Emotionen sind oft sehr kurzlebige Ereignisse, sie existieren meist nur einen Moment lang, nämlich nur in dem Moment, in dem wir sie verspüren. Davor sind sie nicht da und danach genauso wenig. Davor und danach ist nur die Leere. Emotionen streifen durch uns hindurch, verharren ein wenig, die meisten nur ganz kurz, und verflüchtigen sich plötzlich wieder. Viele Philosophen vergleichen Emotionen mit Wellen: Sie kommen und sie gehen. Genauso wenig wie wir eine Welle festhalten können, können wir eine Emotion speichern. Sie kommt, sie geht, wir können sie nicht fassen. Sie kommt, sie geht. Eine andere kommt und geht.

Sie sollten sich bewusst sein, dass es nicht notwendig ist, dass eine negative Emotion, wie Trauer, Hass oder Enttäuschung, länger als ein, zwei, maximal drei Wochen bleibt. Wir können jede Emotion in dieser Zeitspanne durchleben, verarbeiten und wieder loslassen, wenn wir keinen Widerstand gegen die Emotion, gegen das Geschehene bilden. Erst der Widerstand ist der notwendige Dünger, der die negative Emotion am Leben erhält. Dazu später mehr.

Den Weg, den unsere Emotionen gehen, wollen wir etwas genauer betrachten. Denn bevor ein Gefühl in unserem Bewusstsein ankommt, also bevor wir es wahrnehmen, ist es zumeist schon gar nicht mehr das reine, ursprüngliche Gefühl. Unser Verstand ist so schnell, dass, sobald ein Gefühl sich ankündigt, er es bereits analysiert und nach seinen Vorstellungen bearbeitet hat. Der Verstand neigt dabei dazu, in Schubladen zu kategorisieren, sodass die Gefühle in vorhandene Kanäle sortiert werden und dann entsprechend »vorgespült« bei uns ankommen. Diese schematischen Abläufe, die vielleicht aus grauer Vorzeit stammen, als unser Leben davon abhing, Schmerz oder Angst möglichst schnell in Flucht umzusetzen, sind uns angeboren, und Sie sollten sich dessen immer bewusst sein.

Ich möchte hier den Aspekt, dass der Körper über Emotionen lernt, noch detaillierter betrachten, weil er – nicht nur aus schamanischer Sicht – ungeheuer wichtig ist. Wie bereits erklärt, ist für den Körper die Intensität der Emotionen maßgeblich: Je stärker eine Emotion, desto mehr ist der Körper, also KU, beeindruckt. Der Auslöser der Emotion hingegen ist für KU völlig unwichtig. Wenn wir uns über eine rote Rose vom richtigen Verehrer unglaublich freuen, beeinflusst dies KU viel mehr, als wenn wir weniger emotional auf ein größeres Geschenk reagieren. Mit diesem Wissen arbeiten die Schamanen seit Jahrtausenden. Durch Bilder und Vorstellungen wecken sie positive Emotionen in uns (je stärker, desto besser), die das Körperbewusstsein stimulieren, an der Verwirklichung dieser Bilder mitzuarbeiten.

Wie einfach es doch sein kann, sich selbst glücklich zu machen! Sie fühlen sich gut, Sie erschaffen positive Situationen, Sie ändern Ihr Denken zum Positiven, und schon wird Ihr KU dafür sorgen, dass Sie mehr davon erhalten.

Als Heiler arbeite ich genau mit dieser Wirkungsweise. Der Geist erklärt mir das Problem, ich bitte den Klienten, sich auf das Gefühl, die Emotion, die er mit dem Gefühl verbindet, zu konzentrieren und diese so intensiv wie möglich wahrzunehmen. So kann ich mit Geist und Körper gleichzeitig kommunizieren und im Unterbewusstsein arbeiten.

42: ERKUNDEN DER EMOTIONEN

Setzen Sie sich bequem hin, so, dass Sie alle Muskeln entspannen können. Achten Sie während der Übung darauf, dass alle Muskeln entspannt bleiben.

Jetzt erinnern Sie sich an etwas, worüber Sie sich vor Kurzem sehr geärgert haben, einen Streit oder was auch immer. Versuchen Sie, sich an die Wut und an den Ärger zu erinnern, Ihre Wut nachzuerleben. Bleiben Sie dabei allerdings körperlich ohne jede Anspannung. Merken Sie, dass es unmöglich ist, wütend zu sein, ohne einen einzigen Muskel anzuspannen? Sind Sie wütend, dann ist irgendwo in Ihnen eine Anspannung, seien Sie gewiss. Und diese Anspannung gehört dort nicht dauerhaft hin, weil sie krank machen kann. Vielleicht bemerken Sie sie nicht, weil sie sehr schwach ist. Mag sein, dass Sie sich auch daran gewöhnt haben. Gerade Rückenprobleme bis hin zum Bandscheibenvorfall resultieren daraus, dass man monatelange Anspannung nicht bemerkt.

Genauso wie mit der Wut ist es mit der Angst – auch sie kann nicht ohne Anspannung existieren.

Was Sie für sich lernen können, ist, dass Sie in jeder Situation, in der Sie zukünftig ärgerlich, wütend oder ängstlich sind, nur noch Ihre Muskulatur bewusst zu entspannen brauchen, und schon werden sich Ihre Emotionen beruhigen. Und Sie bleiben gesund!

Die Ebenen der schamanischen Wahrnehmung

Wenn wir KU, LONO und KANE noch um ein über allem stehendes Element, das Göttliche oder Universale, ergänzen, haben wir vier Ebenen, von denen jede eine besondere Art der Wahrnehmung hat. Stellen Sie sich bitte die vier Ebenen der Wahrnehmung wie ein quadratisches Haus vor, zum Beispiel eine Hütte in den Bergen an einem Bach, nicht weit von der Straße. An jeder Seite der Hütte ist ein Fenster eingebaut. Je nachdem, aus welchem Fenster Sie jetzt schauen, werden Sie etwas völlig anderes sehen, und doch ist es die eine, gleiche Welt. Aus dem einen Fenster sehen Sie die Straße, aus dem anderen den Fluss, aus dem dritten die Berge und aus dem letzten vielleicht einen kleinen Kräutergarten. Kein Fenster ist besser oder schlechter. Nur der Blick daraus ist anders. Wenn ich einen Wald sehen möchte, hilft es nicht, aus dem Fenster zur Straße zu schauen. Genauso sind die vier Ebenen der Wahrnehmung Teile desselben Ganzen und doch unterschiedlich.

1. Die körperliche Ebene

Die Ebene des Körpers, der körperlichen Wahrnehmung, der Instinkte – sie ist die Welt der Materie, unserer vermeintlich einzigen Wirklichkeit. Alles ist dort getrennt, alles ist begrenzt. Dies ist die Ebene des »Auge um Auge, Zahn um Zahn« des alten Testaments. Auf ihr leben die allermeisten Menschen. Schmerzen empfinden wir hier. Ein Großteil Ihres Denkens und Ihrer Entscheidungen erfolgt über Ihren Instinkt, Ihr Unterbewusstsein. Wenn Sie z.B. einfach nur spazieren gehen, wird dieser Vorgang unbewusst gesteuert, Sie müssen sich nicht großartig darum kümmern, dass Sie nicht stolpern oder das Gleichgewicht verlieren. Die Dinge des Alltags laufen großteils auf dieser Stufe ab. Ihr Überlebensinstinkt funktioniert ebenfalls auf der körperlichen Ebene.

Doch auch technischer Fortschritt ist hier angesiedelt. Die Ebene war und ist wichtig für uns, solange wir erkennen, dass sie allein nicht die Wahrheit ist. Menschen, die nur auf dieser Stufe leben, lehnen andere Standpunkte in der Regel ab. Alles, was nicht in ihr Weltbild passt, gibt es für sie oft einfach nicht.

Als spirituell Suchender könnte man versucht sein, das Körperliche als minderwertig zu betrachten. Materie gibt es nicht, also ist der Körper auch nicht wirklich, und außerdem sucht man schließlich nach Erleuchtung und nicht nach unbewussten Vorgängen. Jedoch kann keine Ebene ohne die andere sein. Die Trennung in die vier Bereiche ist ein Gedankenmuster, ein Bild, das unserem Verständnis der Dinge dienen soll, die nicht wirklich greifbar sind.

2. Die geistige Ebene

Die Ebene des Geistes, die Verstandesebene, beinhaltet Ihr Denken, Ihre Emotionen. Auf ihr lieben und hassen Sie. Sie reagieren hier jedoch nicht mehr instinktiv wie auf der körperlichen Ebene, sondern planen, analysieren und prüfen, ehe Sie entscheiden. Sie beobachten die Dinge, die auf Ihrer körperlichen Ebene geschehen, also zum Beispiel Schmerzen, und suchen nach Ursachen.

Auf dieser Ebene ist alles mit allem verbunden und bewegt sich in Zyklen. In anderen Kulturen ist dies den Menschen viel bewusster als bei uns. Ein Gefühl der Trennung in »ich« und »die anderen« ist jedoch auf dieser Ebene immer noch vorhanden. Telepathie geschieht auf dieser Ebene, ebenso die Kommunikation mit Pflanzen und Tieren.

3. Die seelische Ebene

Die Ebene der Seele, die Welt der Bilder, der Träume und der Kreativität. Alles ist ein Traum. Ich träume und bin selbst Teil eines Traums. In der Traumebene ist der Schamane zu Hause. Hier kann er Träume erträumen und verändern. Eine Menge Völker, wie die Aborigines Australiens und Indianerstämme Südamerikas, glauben, dass die Welt das Ergebnis eines Traums ist. Hier geschieht wahre Kunst. Ohne einen Zugang zu dieser Ebene wäre die Musik von Bach und Mozart nicht gewesen.

Auf der Ebene der Seele sieht der Schamane Energien und heilt. Der Rückenschmerz, den wir auf der Ebene des Körpers spüren, den wir auf der Ebene des Geistes analysiert haben, ist hier eine energetische Form, ein Bild, das wir ändern und heilen. Vergessen Sie dabei nicht, dass Ihnen Ihre Seele den Schmerz geschickt hat, um Sie auf einen Missstand aufmerksam zu machen. Eine durch einen Widerstand ausgelöste Anspannung soll Sie auf den Missstand hinweisen.

4. Die spirituelle Ebene

Die Ebene der Spiritualität, die Ebene des Göttlichen, die Ebene des Unbeschreiblichen, ist die vierte Ebene. Im Gegensatz zur ersten Ebene, die nahezu ausschließlich aus Materie besteht, fehlt auf der Ebene des Spirits das Materielle nahezu ganz.

Alles ist eins. Es gibt kein Du und kein Ich mehr, keinen Beobachter und kein Beobachtetes. Der Betrachter der Blume ist die Blume – das wäre dann der Zustand, den man allgemein unter Erleuchtung versteht. Da grundsätzlich immer alles eins ist, ist schon unser menschlicher Grundzustand immer erleuchtet, nur wissen wir es nicht. Erleuchtet kann man also nicht werden, man kann nur endlich bemerken, dass man es ist. Der Zustand der Erleuchtung ist immer da, er war immer in Ihnen, er ist nichts, was erst kommen muss.

Auch unsere Identifikation mit allen möglichen Dingen läuft auf dieser vierten Ebene ab. Verletzt sich unser Kind, spüren wir den Schmerz. Manche identifizieren sich auch mit ihrem neuen Auto, sodass ein Kratzer nahezu einer körperlichen Verletzung des Besitzers gleichkommt.

Erst wenn Sie gelernt haben, all diese Ebenen in Ihr Leben zu integrieren, sind Sie vollständig. Hier wäre dann vielleicht anzumerken, dass Sie Ihre Beziehung zur Natur ebenfalls neu gestalten sollten. Solange Sie nicht auch mit der Natur und der Welt, also der Schöpfung, im Einklang sind, wird Ihnen der Zugang zur Ebene des Spirits fehlen. Erst wenn alles im Einklang ist, sind Sie ganz.

Nun werden Sie nach der praktischen Anwendungsmöglichkeit fragen. Vielleicht denken Sie: »Was bringt mir das?« Nehmen Sie einmal an, Sie haben einen Hexenschuss, der Sie urplötzlich lahmlegt, obwohl Sie gerade jetzt wegen eines wichtigen Projekts keine Minute zu verlieren haben und fit sein müssen. Der Arzt gibt Ihnen zunächst einmal eine schmerzlindernde Spritze und Medikamente (Ebene 1). Dann würden Sie es vielleicht mit Homöopathie oder mit Osteopathie versuchen, wenn die Medikamente nicht geholfen haben (Ebene 2). Wenn auch dies nicht geholfen hat, würden Sie auf der dritten Ebene von einem Bekannten den Tipp bekommen, es doch einmal mit einem Schamanen zu versuchen, und aus Verzweiflung vielleicht auch irgendwann hingehen. Der würde eine schamanische Heilreise mit Ihnen machen, um dort die seelischen Ursachen Ihrer Krankheit zu finden und energetisch zu heilen. Und nach wenigen Tagen wären vermutlich zum einen die Schmerzen weg, zum anderen würde sich aber auch in Ihrem Unterbewusstsein etwas verändern, was sich wiederum auf Ihren Alltag auswirkt. Eine Änderung der Lebenseinstellung, die verhindert, dass Sie diese Krankheit, dieses Problem wieder befallen wird, wäre die Folge. Würden Sie nur auf der ersten Ebene arbeiten, würden Sie mit ziemlicher Sicherheit wieder krank, weil die kausale Ursache sich dadurch meistens nicht verändert.

 ## 43: VIER WAHRNEHMUNGSSTUFEN DES GESICHTS

Laut Übungsplan steht täglich eine Meditation auf dem Programm. Sollten Sie nicht die Zeit haben, die folgende Übung und zusätzlich die Meditation durchzuführen, lassen Sie die Meditation vorübergehend weg. Nehmen Sie sich eine gute halbe Stunde Zeit. Denken Sie daran: Sie haben alle Zeit dieser Welt, Sie setzen die Prioritäten in Ihrem Leben.

✧

Heute machen wir eine Übung zu den vier Wahrnehmungsstufen der Schamanen. Machen Sie auch diese Übung einige Male. Während viele Menschen sehr auf eine dieser Stufen fixiert sind und die anderen vernachlässigen, werden Sie so einen Einblick in die drei anderen Stufen bekommen. Die meisten Menschen leben immer auf der ersten und zweiten Ebene, auf die Ebene der Seele gelangen manche nie. Jetzt werden Sie durch alle vier Ebenen gehen und sich selbst in der jeweiligen Wahrnehmungsstufe sehen und erleben.

Dunkeln Sie bitte einen Raum ab, und stellen Sie eine Kerze auf. Setzen Sie sich in einem Abstand von etwa einem Meter vor einen Spiegel. Dieser sollte so groß sein, dass Sie Ihr gesamtes Gesicht gut in ihm sehen können. Stellen Sie die Kerze schräg neben sich, sodass sie Ihr Gesicht beleuchtet, Sie aber nicht beim Blick in den Spiegel stört und sich dort auch nicht spiegelt.

Atmen Sie zunächst einfach ein und aus, und schenken Sie Ihre Aufmerksamkeit Ihrem Atem. Schauen Sie nun konstant in Ihr linkes Auge im Spiegel. Starren Sie dabei nicht: Sie dürfen durchaus blinzeln. Beginnen Sie nun, Ihre Atemzüge zu zählen. Zählen Sie bis zehn, dann fangen Sie wieder von vorn an. Im Spiegel sehen Sie Ihr ganz normales Gesicht.

Nach einer Weile stellen Sie fest, dass sich Ihr Gesicht irgendwie verändert hat, es ist jetzt nicht mehr wirklich Ihr Gesicht, es kann ein Fremder sein, ein Elternteil, ein Tier ... Alle Gesichter und Dinge, die Sie sehen, gehören zu Ihnen. Wenn das Bild sich verändert, schauen Sie trotzdem weiterhin in das linke Auge. Schauen Sie auch nicht für einen Moment auf den Rest Ihres Gesichts. Zählen Sie weiter. Beobachten Sie, ohne genau hinzuschauen, alle Gesichter und Dinge, die da auftauchen. Ich überlasse es Ihnen, zu entscheiden, ob es sich bei diesen Bildern möglicherweise um frühere Leben Ihres Ichs handelt. Dies ist die Phase der zweiten und dritten Wahrnehmungsebene. Es kann sein, dass Sie die nächste Phase erst nach viel Übung erreichen, lassen Sie nicht locker!

Wenn sich nichts mehr verändert, wenn nur noch ein festes Bild verbleibt, sind Sie auf der Ebene der Seele angekommen. Dieses Bild, das Sie sehen, hat eine ganz bestimmte Bedeutung für den jetzigen Augenblick. Es hat eine Botschaft, die Sie bitte nun intuitiv zu verstehen versuchen. Was entdecken Sie in diesem Bild, was ist seine Geschichte oder Aussage? Fällt Ihnen etwas spontan ein? Welcher Gedanke erscheint als Erstes? Sie denken daran, weiterzuzählen? Sie sind nun auf der Ebene der Seele mit allem verbunden, was Ihr Ich jemals erlebt hat. Sie haben Kontakt zu Ihrem eigenen Energiefeld und somit Zugriff auf alle Informationen Ihres Lebens. Was sehen Sie im Spiegel? Sehen Sie sich selbst in einem früheren Leben? Sehen Sie sich selbst, wie Sie gerne wären? Sehen Sie sich, wie Sie geworden wären, wenn ...?

Und dann – möglich, dass das erst nach drei Wochen passiert – ist plötzlich kein Bild mehr im Spiegel. Der Spiegel ist leer! Wenn Sie nichts mehr im Spiegel sehen, wenn alle Bilder weg sind, dann sind Sie auf der Wahrnehmungsebene des Spirits angekommen. Dort ist nichts als Energie. Schließen Sie die Augen, und begegnen Sie der Stille, begegnen Sie Ihrem wahren Ich.

Entspannen Sie sich danach einen Moment, atmen Sie ein paarmal tief durch, und kehren Sie wieder zurück in die alltägliche Welt.

⚘ Träume sind das Leben

Das Leben ist ein Traum. Wunderbar, oder? Sie werden jetzt lernen, bewusst zu träumen, und anschließend in der Lage sein, Ihr Leben gezielt zu erträumen. Der hawaiische Schamane Serge Kahili King beschrieb in einem Workshop einmal, wie er einen Traum gestaltete. Ich habe seine Methode in meinem eigenen Alltag ausprobiert, und es funktionierte!

Ich war in einem Café, die Kellnerin schien ziemlich schlecht gelaunt zu sein und war unfreundlich und unaufmerksam. Also stellte ich mir ihren aktuellen Traum in Bildern vor und sah eine leer stehende Wohnung mit einer vertrocknenden Sonnenblume auf einem verlassenen, unaufgeräumten Balkon. Ich stellte mir vor, wie ein Makler Mietinteressenten durch die Wohnung führt und diese sich ausmalen, wie toll die Wohnung einmal frisch renoviert aussehen könnte. Eine Frau nahm sich ein Gefäß und goss schnell die trockenen Pflanzen auf dem Balkon, die sich in kürzester Zeit wieder aufrappelten. Ein paar Sonnenstrahlen kamen dazu, und auch die Sonnenblume lebte wieder auf. Als die Kellnerin daraufhin zurückkam, war von ihrer schlechten Laune nichts mehr zu sehen. Beachten Sie bitte, dass ich nicht in das Leben der Kellnerin eingegriffen, sondern lediglich positive Bilder bereitgestellt habe, die sie mit ihrem Unterbewusstsein aufnehmen konnte oder auch nicht.

 ## 44: DIE KONSEQUENZ EINER UNACHTSAMKEIT

Die Chaos-Theorie besagt, dass der Flügelschlag eines Schmetterlings am anderen Ende der Welt einen Orkan auslösen kann. Selbst kleinste Veränderungen in einem System können also enorme Auswirkungen haben. Nehmen Sie sich jetzt die Zeit, die Konsequenzen Ihres eigenen Handelns, Ihrer eigenen Entscheidungen, zu verfolgen.

Ich schlage vor, dass Sie in eine Tageszeitung, in ein Nachrichtenmagazin oder auf eine Internetseite gucken und sich eine aktuelle negative Meldung, die Sie berührt, heraussuchen.

Hier ein Beispiel: Sie lesen eine kleine Meldung, dass im Amazonas-

dschungel eine bestimmte Insektenart aufgrund von Schädlingsbekämp-
fungsmitteln in den Bananenplantagen ausgestorben ist. Lesen Sie den
Text sorgfältig, setzen Sie sich bequem hin, und atmen Sie einige Male
ruhig durch. Alle Gedanken, die Ihnen im Folgenden kommen, sollten
sie möglichst intensiv visualisieren.

Dieses kleine ausgestorbene Insekt ist nun zufälligerweise der einzige
Bestäuber einer bestimmten Pflanze gewesen, von der sich die Menschen
in dieser Gegend ernähren. Nun hatte diese Pflanze die Eigenschaft, vor-
beugend gegen bestimmte Krankheiten zu wirken. Insbesondere schützte
ein gewisses Antitoxin in ihr die Einheimischen vor Krankheiten. Die
Menschen stellen nun ihre Ernährung einfach um – ohne zu wissen, wie
wichtig die Pflanze für sie war. Sie wissen nicht, dass die Bananenplan-
tagen, auf denen sie jetzt für einen Hungerlohn arbeiten, letztendlich die
Ursache von plötzlich auftretenden Krankheiten sind.

Sie wiederum kaufen diese Bananen im Supermarkt und freuen sich
über den günstigen Preis. Klar ist Ihnen bewusst, dass die Bio-Bananen
gesünder sind, und im Hinterkopf haben Sie auch, dass die ökologischen
Anbaumethoden besser für die Menschen in Südamerika sind. Aber wer
denkt schon so weit?

Können Sie nachvollziehen, welchen Anteil Sie an all dem haben, was
am anderen Ende der Welt passiert? Tun Sie das Ihnen Mögliche, um
diese Dinge zu verhindern?

Werden Sie sich dessen bewusst, welch einen Einfluss Ihre kleinen
Entscheidungen oder auch Ihr fehlendes Engagement auf die großen
Geschehnisse in der Welt haben können. Entscheidungen, die Sie für
unwichtig gehalten haben, können am Ende der Kette eine unglaubliche
Tragweite haben!

Die Kraft der Gedanken

Die Mediziner gehen heute davon aus, dass wir mit unseren Gedanken und mit unserem Verhalten selbstverständlich unser psychisches und körperliches Befinden beeinflussen. Nun, die Gedanken sind das Werkzeug von LONO, Ihrem Verstand. Im Sinne der herkömmlichen Sichtweise gibt es auf der einen Seite Ihr inneres Seelenleben, und demgegenüber steht das Außen, die äußere Welt, in der Sie leben. Ihre Innenwelt haben Sie zumeist oder oft nicht wirklich im Griff, die Außenwelt verwehrt Ihnen vermeintlich jeden Zugriff. Schamanen widersprechen dem, bei ihnen heißt es:

Alle Macht kommt von innen.

Ihre Gedanken erschaffen Ihre Welt.

Für manche Leser mag das verrückt klingen, für andere, die sich mit dem Thema bereits beschäftigt haben, mag es ein alter Hut sein. Wer diese Erkenntnis für sich annimmt, wird ungeheuren Einfluss auf sein eigenes Leben gewinnen. Die Kernbehauptung ist, dass Sie mit Ihren Gedanken Ihr späteres Erleben erschaffen, und das nicht nur manchmal oder hin und wieder, sondern immer und ausschließlich. Gedanken erschaffen die Welt, *Ihre* Gedanken erschaffen *Ihre* Welt. Alles, was Sie jetzt erleben, haben Sie vorher mit Ihren Gedanken erschaffen. Alles, was Sie heute denken, werden Sie im Morgen erleben. Sie werden nie etwas erleben, was Sie nicht vorher durch Ihre Gedanken erschaffen haben. Nichts in Ihrem Leben passiert einfach so aus Zufall oder weil ein anderer es so gewollt hat.

Die Gedanken in Ihrem Kopf und die Bilder dazu haben unmittelbare Auswirkungen auf Ihre Welt. Negative Gedanken erzeugen negative Bilder, die wiederum zu negativen Erlebnissen bzw. körperlichen Problemen bis hin zu Krankheiten führen. Positive Gedanken und positive Bilder wiederum erzeugen ein positives Erleben. Negative Gedanken erzeugen Probleme. Positive Gedanken erzeugen Lösungen.

In der Bibel heißt es: Am Anfang war das Wort. Alles, was Sie jetzt gerade um sich herum sehen, war zunächst nur eine Idee. Die Ideen manifestierten sich irgendwann und wurden zu unserer Welt, dem Außen. War alles zuerst nur eine Vorstellung?

Negative Gedanken erzeugen Probleme. Positive Gedanken erzeugen Lösungen.

Sie erschaffen Ihre Welt durch Ihre Gedanken. Die logische Konsequenz daraus ist, dass Sie die hundertprozentige Verantwortung für alles in Ihrem Leben tragen. Nie mehr wird es jemanden außer Ihnen selbst geben, dem Sie die Schuld für etwas geben können.

Nicht nur für Ihre Erfolge sind Sie plötzlich verantwortlich, sondern auch für jeden Misserfolg, jedes Unglück, jede Krankheit, einfach für alles, was Ihnen zustößt. Bitte verwechseln Sie diese Verantwortlichkeit nicht mit Schuld!

Ihre Gedanken haben sich in der durch Sie erlebten Form manifestiert. Ihr Erlebtes konnte nicht anders sein, weil Ihre Gedanken entsprechend waren. Dieses Gesetz ist unumstößlich und absolut stringent. Die Macht, die Ihnen das gibt, können Sie ablehnen, nur wird das nicht verhindern, dass Sie trotzdem exakt das erleben, was Sie denken.

Sie sind nie Opfer irgendeines Umstandes, Sie unterstehen keinem unbeeinflussbaren Unbekannten, Sie sind von nichts abhängig – außer von Ihnen selbst. Das ist wundervoll auf der einen Seite und bedrohlich auf der anderen, nicht wahr?

Ihre Außenwelt spiegelt Ihre Innenwelt. Die Erfahrungen, die Sie machen, spiegeln Ihre innere Einstellung. Wir Menschen sind also sehr machtvolle Wesen ... Vielleicht sind wir die machtvollsten Wesen überhaupt? Wir erschaffen unser Schicksal mit unseren Gedanken.

Wer das nicht will, wer lieber dem »Schicksal« die Macht über sein Leben überlässt, kann dies selbstverständlich gerne tun. Jeder hat die Wahl. Es liegt an Ihnen, zu entscheiden, ob Sie das Leben spielen oder das Leben mit Ihnen spielt. Das Leben ist ein Spiel. Ein Spiel, das Sie nie gewinnen oder verlieren können, Sie können es lediglich spielen. Denken Sie an kleine Kinder, die laufen lernen. Ein Kind, das laufen lernt, steht immer wieder auf und probiert es von Neuem. Es kennt den Gedanken an ein Scheitern nicht, es denkt sicherlich nicht darüber nach, ob es sein Ziel jemals erreichen wird.

Bedenken Sie das Zusammenspiel von KU und LONO. Nur das, wovon wir tief in unserm Innern überzeugt sind, nur das, was auch zu unserem persönlichen Glauben passt, ist möglich. Unser Unterbewusstsein KU lässt sich nicht austricksen. Wenn Sie ein Unterfangen insgeheim für unmöglich halten, werden Sie erleben, dass Sie scheitern. Sie werden nur Menschen kennen, die das Ziel ebenfalls für nicht erreichbar halten, Sie werden in einem Ausschnitt der Welt leben, in dem ihr Ziel unmöglich zu erreichen ist.

Ihre äußere Welt, also alles, was nicht in Ihnen zu sein scheint, ist ein Spiegel Ihrer inneren Welt, immer! Nur was vorher in Ihren Gedanken war, kann in der Außenwelt auftauchen. Was vorher nicht in Ihren Gedanken war, werden Sie auch nicht im Außen wahrnehmen. Jeder Gedanke ist eine Ursache, jeder Zustand und jede Erfahrung die Wirkung eines Gedankens. Egal, was Ihnen in Ihrem bisherigen Leben widerfahren ist oder was Sie gerade heute erlebt haben oder was die Zukunft für Sie bringen mag: es ist das Resultat Ihrer Gedanken. Dies ist ein Gesetz ohne Ausnahme.

So wie jede Bedingung Ihres Lebens, also jeder Zustand, den Sie erfahren, ein Ergebnis Ihrer Gedanken ist, so ist es Ihnen niemals möglich, Ihre Umgebung zu ändern, ohne dass Sie sich selbst – Ihre Gedanken – verändern. Sobald Sie sich aber selbst weiterentwickeln, wird sich auch Ihre Umgebung ändern.

Wenn Sie diesen Umstand verstanden und akzeptiert haben, wird Ihnen auffallen, dass wir uns normalerweise in einem hoffnungslosen Kreislauf befinden. Wir denken über etwas nach, in der Regel haben wir eher sorgenvolle und problemorientierte Gedanken, dann erschaffen genau diese Gedanken die äußere Welt, die ihnen entspricht. Entsprechend erleben wir daraufhin die Manifestation unserer eigenen Gedanken, lamentieren ausgiebig über das Erlebte und analysieren diese äußere Welt wiederum gedanklich. Wir überlegen, warum diese äußere Welt so ungerecht zu uns ist. Sie erinnern sich? MAKIA – Energie folgt der Aufmerksamkeit. Achten Sie einmal darauf, wie viel Zeit Sie darauf verwenden, über die Probleme, die Sie haben, nachzudenken, und wie wenig Sie im Gegensatz dazu darüber nachdenken, wenn etwas gut funktioniert, wenn Sie etwas Schönes erleben. In welchem Verhältnis stehen bei Ihnen die Gedanken über Probleme und Sorgen zu den Gedanken darüber, wie Sie Ihr Ziel erreichen können? Dabei sollte der Zeitaufwand genau umgekehrt sein. Aber keine Sorge: Ein positiver Gedanke »löscht« eine ganze Menge Negatives! Solange Sie über Probleme nachdenken, werden Sie Probleme haben. Solange Sie über eine Krankheit nachdenken, werden Sie krank sein. Überhaupt wächst jede Krankheit mit der Menge an Aufmerksamkeit, die Sie ihr schenken. Ihre Gedanken oder Gefühle sind maßgebend für die Intensität Ihres Schmerzempfindens.

Neben der Tatsache, dass Ihre negativen Gedanken Sie krank machen, sollten Sie beachten, dass auch das ständige Reden über Krankheiten, seien es Ihre eigenen oder die eines anderen, krank macht. Wenn Sie sich gedanklich ständig mit Krankheit beschäftigen, schenken Sie der Krankheit so viel Aufmerksamkeit, dass Sie sie an sich binden. Lassen Sie also diese Gedanken an Krankheit los, denken Sie an Heilung, denken Sie an Gesundheit. Sprechen Sie nicht mit anderen über all die kleinen Zipperlein, die mit dem Alter so kommen, sonst kommen sie garantiert auch zu Ihnen. Schenken Sie ihnen einfach keine Aufmerksamkeit.

Vielleicht hatten Sie schon einmal einen Pickel – an einer dieser unmöglichen Stellen, womöglich in der Nase – der bei jeder Berührung nervend schmerzt. Solange Sie ihm aber keine Aufmerksamkeit schenken, den Pickel also nicht anfassen, ist er nur da und schmerzt auch nicht. Irgendwann verschwindet der Pickel dann zumeist einfach wieder. Beginnen Sie aber, daran zu fummeln und ständig zu prüfen, ob er noch da ist, verheilt er kaum, und irgendwann haben Sie eine richtige Entzündung. Durch die Energie, die Aufmerksamkeit, die Sie dem Pickel schenken, vergrößert und manifestiert er sich.

Auch hat das, was jeder Einzelne denkt, Auswirkungen auf alles. Alle Gedanken sind eine Energieform und wirken sich auf die gesamte Welt aus. Sie kommen wieder zurück zu uns in Form unseres Erlebens. Gedanken des Hasses gehen hinaus in die Welt und kommen zurück, Gedanken der Liebe gehen hinaus in die Welt und kommen zurück. Unter dem Aspekt, dass alles eins ist, gehen diese Gedanken vielleicht gar nicht »irgendwohin«, sondern bleiben in uns und richten sich demzufolge direkt in uns gegen uns selbst …

Harmonie und Glück in der äußeren Welt sind jedenfalls nur durch Harmonie und Glück in der inneren Welt erreichbar. Überprüfen Sie so oft es geht Ihre Gedanken!

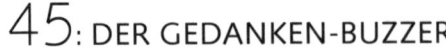 # 45: DER GEDANKEN-BUZZER

Manch einer meint, sein Leben sei von Problemen bestimmt. Die einen haben die Probleme, die anderen versuchen, ihnen dabei zu helfen, die Probleme loszuwerden. Wer die Kraft, die Macht der Gedanken einmal verstanden hat, wundert sich nicht mehr, wieso unsere Gesellschaft heute so ist, wie sie ist. So wie wir uns auf unsere Probleme, auf unsere Ängste und deren Bekämpfung konzentrieren, so sehen wir in der Welt, in unserem Außen, diese Gedanken wieder.

Negative Gedanken führen immer zu einer negativen Umwelt. Die Beschäftigung mit negativen Dingen führt immer zur Realisierung ähnlicher ungewollter Dinge in Ihrem Leben. Die Konzentration auf jede Art »nichtpositiver« Gedanken führt zu einer Verschlechterung Ihres Lebens. Sobald Sie Ihre Aufmerksamkeit negativen Aspekten schenken, fördern Sie diese. Jeder noch so kleine negative Gedanke wird sich in einem negativen Erlebnis in Ihrer Zukunft wiederfinden. Selbst wenn Sie gegen den Krieg demonstrieren, fördern Sie diesen unwillentlich. Demonstrieren Sie also immer für den Frieden!

Wenn Sie aber anfangen, die negativen Gedanken nach und nach aus Ihrem Leben zu verbannen, wird sich Ihr Leben automatisch verändern. Wenn jeder erst einmal nur an sich selbst arbeitet, wird sich auch das große Ganze entsprechend verändern.

Die folgende Technik können Sie sowohl benutzen, wenn Sie sich bei negativen Gedanken erwischen, als auch einfach so zwischendurch dazu, Ihre Gedanken zu kontrollieren. Stellen Sie sich dafür einen dieser dicken roten Buzzer vor, wie sie in Quizshows benutzt werden. Checken Sie einfach gelegentlich das, was Ihnen durch den Kopf geht! Machen Sie einen Moment Pause bei dem, was Sie gerade tun, und horchen Sie in sich hinein.

Fragen Sie sich: »Was hast du da gerade gedacht? War es wichtig oder nicht? Macht es Sinn, darüber nachzudenken, ändert es irgendetwas an der Situation? Oder habe ich mir mal wieder Gedanken über ungelegte Eier gemacht? Wäre es vielleicht sinnvoller, über die positive Auflösung eines Problems nachzudenken? Wie sind meine Gefühle? Wie stark sind sie? Ist es leicht, sie zu beobachten, oder verstecken sie sich? Was macht mein Körper? Ist da irgendwo eine Anspannung?«

Wenn Sie meinen, dass Sie einen guten Überblick gewonnen haben, dann schlagen Sie auf den Buzzer. Und dann lächeln Sie ganz bewusst bis zum Ende der Übung. Mit einem Lächeln im Gesicht ist es schon viel schwerer, negativ zu sein.

Versuchen Sie, sich zu entspannen. Wenn Sie es beherrschen, gehen Sie in den Alpha-Zustand (siehe Übung 15). Wenn nicht, schließen Sie einfach kurz die Augen, entspannen Sie sich, und schenken Sie Ihre ganze Aufmerksamkeit Ihrem Atem (und dem Lächeln in Ihrem Gesicht). Machen Sie sich nur kurz bewusst, was Sie gerade gedacht haben, und sagen Sie sich:

»Es gibt keinen Grund dafür, dass ich so negativ denke. Ich will diesen Gedanken nicht haben.«

Lösen Sie den negativen Gedanken auf, indem Sie in allen Details und mit allen Konsequenzen das Gegenteil denken. Lassen Sie sich dabei so viel Zeit, wie Sie benötigen. Wenn Sie gerade auf der Arbeit oder unter Leuten sind, brauchen Sie nicht die Augen zu schließen und zu versuchen, in einen meditativen Zustand zu gelangen. Denken Sie nur, dass Sie diesen Gedanken nicht haben wollen, und denken Sie kurz das Gegenteil.

Vielleicht denken Sie außer an den Buzzer noch an einige andere Hilfsmittel, die Sie benutzen können, wenn Sie sich bei schlechter Laune oder negativen Gedanken ertappen. Das kann z.B. eine schöne Erinnerung an den letzten Urlaub sein oder der Gedanke an Ihr Kind. Nehmen Sie sich die Zeit, positive Ereignisse mit allen Sinnen nochmals zu empfinden.

Wenn Sie damit einmal angefangen und Ihre Gedanken ein paar Tage lang beobachtet haben, werden Sie feststellen, wie viele negative Gedanken Sie an einem einzigen Tag haben!

Dschuang Dsi sagte einmal: »Mit problematischen Gedanken ist es wie mit den Vögeln: Wir können nicht verhindern, dass sie über unsere Köpfe fliegen, aber wir können sie sehr wohl daran hindern, Nester auf unseren Köpfen zu bauen.«

Negative Gedanken sind uns einfach näher, weil wir gelernt haben, problem- statt lösungsorientiert zu denken. Was mache ich mit diesem Problem, was mit dem anderen, wie gehe ich damit um?

Es ist übrigens unmöglich, dass Sie positive Gedanken haben und sich dabei schlecht fühlen. Genauso wenig ist es bei positiven Gedanken möglich, dass Sie eine körperliche Anspannung spüren. Umgekehrt denken Sie garantiert negativ, wenn Sie sich schlecht fühlen.

Drama, Drama

Nachdem Sie das nun gelesen haben, unterliegen Sie also nun bitte nie mehr dem Irrtum, Sie seien Ihre Gedanken, Emotionen und Geschichten. Genauso falsch wäre es, sich selbst über das im Außen Erlebte zu definieren, auch wenn Sie gesehen haben, dass Sie das Außen selbst erschaffen. Das, was Sie im Außen erleben, ist eine Projektion Ihrer eigenen Interpretationen, aber niemals die Wirklichkeit.

> Das, was Sie im Außen erleben, ist niemals die Wirklichkeit.

Wenn Sie meinen, auf das, was Sie im Außen erleben, auf das, was Ihnen im Außen zustößt, reagieren zu müssen, kann dies nicht funktionieren. Denn dann würden Sie in einen hoffnungslosen, unendlichen Kreislauf Ihrer eigenen Emotionen und Gedanken, Projektionen und Interpretationen gelangen, aus dem es kein Entkommen gibt.

Angenommen, Sie haben die Einstellung »Alle Männer sind Schweine«. Diesen Glaubenssatz projizieren Sie natürlich ins Außen und erleben umgehend die Bestätigung Ihrer Annahme. Vielleicht betrügt Sie Ihr neuer Freund. Also hatten Sie doch recht mit Ihrer Annahme, oder? Alle Männer sind Schweine, wieder ein Beweis mehr. Das kann ein Leben lang so weitergehen, oder Sie ändern eben einfach den Glaubenssatz, die falsche Einstellung und erleben plötzlich Männer, die keine »Schweine« sind. Denn auch jeder neue Glaubenssatz bestätigt sich im Außen.

Und so ist es bei all Ihren persönlichen Dramen immer der Fall, dass Sie selbst die Haupt- und Nebenrollen im Theater Ihres Lebens zuteilen. Sie haben die Nebenrollen verteilt, Sie haben die Charaktere ausgesucht. Die Standardrollen Täter, Opfer und Retter haben Sie besetzt, sich selbst geben Sie vielleicht mit Vorliebe die Rolle des unschuldigen Opfers. Den Täter, den, der an allem schuld ist, haben Sie auch schnell ausgemacht. Denn nichts tun wir in der Regel lieber, als die Verantwortung an einen anderen abzugeben. Der andere ist schuld an meinem Unglück. Später, wenn der Retter kommt, beinhaltet dessen Auftritt zumeist schon den Keim für Ihr neues Drama, ein neues Drehbuch entsteht und muss verfilmt werden.

Ihr persönliches Drama ist im wahrsten Sinne Ihr persönliches Drama. Von Ihnen erfunden, Ihre Geschichte. Und Geschichte ist hier nicht im historischen Sinne gemeint, sondern eher im Sinne von Drehbuch oder gar Märchen. Sie verwechseln Ihre Projektionen mit der Realität. Sie versuchen immer wieder, den Film, den Sie sehen, zu verändern, statt zum ursprünglichen Drehbuch zurückzukehren – das Sie doch selbst geschrieben haben – und das dann zu ändern.

Oft, wenn Ihnen wieder einmal Schreckliches widerfahren ist, rufen Sie als Erstes eine(n) gute(n) Freund(in) an, erzählen alles nochmals brühwarm, leiden und holen sich Ihre Portion Mitleid ab. Dazu projizieren die anderen auch noch ihre eigenen leidvollen und negativen Gedanken zu dem eigentlich bereits Geschehenen auf Sie. Merken Sie, welche Energien das schafft?

Sobald Sie sich also wieder in einer selbst erfundenen Geschichte entdecken, sollten Sie aufwachen und Ihre Gedanken stoppen. Nichtdenken, Andersdenken sind an dieser Stelle die einzigen Mittel, mit deren Hilfe Sie Ihre Geschichte umgehend verlassen können. Versuchen Sie, Ihren Gedankenfluss durch die Frage »Wer fühlt sich denn hier jetzt gerade schlecht behandelt?« zu unterbrechen. Fragen Sie sich weiter: »Wer stellt sich diese Frage?« Ich weiß, das ist anfangs anstrengender, als sich einfach in sein Leid zu ergeben, zu jammern oder Alkohol zu trinken. Aber es wirkt!

Oft haben wir zudem den Eindruck, dass in unserem Inneren zwei Parteien gegeneinander um das Recht kämpfen, die Richtung vorzugeben und Entscheidungen zu treffen. Schon Goethes Faust sprach von den zwei Seelen in seiner Brust. Leider sind es nicht nur zwei Personen in unserem Inneren, die sich streiten – es sind mehr! Und die kommen und gehen, wie sie gerade Lust haben. Sie sind nicht unter Kontrolle zu kriegen. Aber wer ist der Chef? Der, der immer nur die negativen Aspekte sieht? Der, der einfach drauflosleben möchte? Der, der sagt »Diese Arbeit mache ich heute noch fertig«? Oder der, der sagt »Lass alles liegen und setze dich ins Café«?

Der Chef ist weder der Lebenskünstler noch der Kritiker. Der Chef ist mehr als die Gesamtheit all dieser inneren Stimmen, er ist der Teamchef, der Trainer. Der Chef sind Sie. Sie entscheiden, wem aus Ihrem inneren Team Sie wie viel Raum geben.

Ein Weg, die inneren Stimmen nicht mehr weiter wahllos und durcheinander-plappern zu lassen, ist, bewusst zu sein. Wenn Sie bewusst sind, respektieren Ihre Teammitglieder das.

 # 46: MASSAGE

Die heutige Übung ist sehr einfach. Rufen Sie in einem der zahlreichen Thai-Massagestudios an, und vereinbaren Sie einen Termin für eine zweistündige traditionelle Thai-Massage. Lassen Sie es sich einmal so richtig gut gehen und alle Muskeln schön durchkneten.

Wenn Sie die Möglichkeit haben, versuchen Sie eine hawaiische Lomi-Lomi-Massage, die leider meist deutlich teurer ist.

Wenn Sie auf dem Dorf all diese Möglichkeiten nicht haben, versuchen Sie es mit einer Stunde in einer konventionellen Massagepraxis, vielleicht haben Sie aber auch jemanden zu Hause oder im Freundeskreis, der Sie massieren kann (und will).

Der Spiegel der Beziehung

> Die Menschen in Ihrer Umgebung sind der perfekte Spiegel Ihres Selbst.

Wir alle dienen einander als Spiegel, jeder sieht im anderen ein Spiegelbild seines eigenen Innenlebens. In einem indischen Sutra heißt es: »Ich sehe den anderen in mir und mich selbst im anderen.« Das, was wir durch unsere Augen als unsere Wahrnehmung eines Außen verstehen, ist nicht der Blick durch ein Fenster in die Welt, sondern der Blick in einen Spiegel. Die Welt ist unser Spiegel, in allem, was wir sehen, sehen wir uns selbst. Unser chaotisches Leben spiegelt unser inneres Chaos, unser unglücklicher und aufbrausender Chef spiegelt unsere eigene innere Unzufriedenheit und Zerrissenheit.

Die Psychologie spricht von der Projektion unserer schlechten Eigenschaften auf eine andere Person. All unsere Eigenschaften haben wir auf der Bewusstseinsebene getrennt in die Persona, also das, was uns an uns gefällt, und in den Schatten, also das, was wir nicht mögen, nicht haben wollen. Der Schatten ist zwar in unserem Bewusstsein jetzt getrennt vom Rest, das bedeutet aber nicht, dass er nicht mehr existiert. Und irgendwie projizieren wir diese negativen Aspekte unseres Ichs dann auf unsere Mitmenschen und machen uns vor, dass es deren Macken und Fehler seien. Da sie nicht verschwinden können und wir sie nicht mehr haben wollen, soll sich doch ein anderer damit abmühen. Das funktioniert nur leider so nicht.

Entsprechend bieten Ihnen Beziehungen die wundervolle Möglichkeit, sich selbst zu erfahren. So ziehen Sie Personen an, die ähnliche Eigenschaften haben wie Sie selbst. Personen mit Charaktereigenschaften, die Sie bewundern, die Sie bei sich selbst noch stärken wollen, bevorzugen Sie. Personen mit aus Ihrer Sicht negativen Eigenschaften, Eigenschaften, die Sie an sich selbst ablehnen, mögen Sie weniger, auch wenn Sie gemäß diesem »Gesetz der Anziehung« reichlich von ihnen begegnen. Denn das, was Sie an anderen am meisten stört, ist immer das, was Ihnen an Ihnen selbst nicht gefällt. Wenn Sie negativ auf einen Menschen reagieren, sollten Sie diese Chance nutzen: Sie haben gerade eine Eigenschaft Ihres Selbst im Spiegel gesehen, mit der Sie nicht klarkommen. Der andere ist immer ein Spiegel Ihres Selbst. Richten Sie den Blick nach innen. Gibt es etwas in Ihnen, was Ihnen den Blick versperrt? Gibt es etwas, was Sie bei sich ändern könnten?

Die Säulen unserer Gesellschaft in den letzten Jahrzehnten waren Privateigentum, Profit- und Wachstumsorientierung sowie Macht. Nun könnte man zwar sagen, Profitsucht und Gier sind die Natur des Menschen, und endlose Diskussionen darüber führen, ich sehe dies jedoch nicht so. Gerade zurzeit schauen wir in der Finanzkrise mit Wut auf einige Manager und Banker, die Millionen gescheffelt haben, ohne die Auswirkungen ihres Tuns zu berücksichtigen. Nur sind wir selbst leider nicht besser. Genauso wie die meisten Banker suchen viele von uns den eigenen Profit zu maximieren und sind gesteuert von der Gier nach mehr. Jeder lacht sich klammheimlich ins Fäustchen, wenn einer der Wirtschaftsbosse bei der Steuerhinterziehung erwischt wird. Aber sind wir selbst – im Rahmen unserer bescheidenen Möglichkeiten – anders? Wer von uns hat noch nie in seiner Steuererklärung geschummelt, schwarzgearbeitet, Einnahmen oder Spekulations- und Zinsgewinne nicht deklariert? Die gierigen Banker und Manager spiegeln nur unser eigenes Inneres wider, sie sind nicht besser oder schlechter als jeder von uns. Sie sind ganz normale Menschen mit genauso vielen Schwächen, wie wir selbst sie haben.

Es ist eine wunderbare Geschichte von Aesop überliefert, die beschreibt, wie sich dieser Spiegeleffekt auf unser Leben auswirkt. Darin fragt ein Reisender den griechischen Fabeldichter Aesop, der am Rand der Straße nach Athen sitzt, wie denn die Menschen in Athen so seien und ob man mit ihnen klarkommen könne. Aesop fragt den Fremden, woher er denn komme und wie die Leute dort seien. Worauf der Reisende antwortet, dass er aus Argos komme und dass die Menschen dort nichts taugten, da sie alles Lügner, Streithähne und Verbrecher seien. Aesop erwidert, dass es ihm leid täte, aber die Leute in Athen seien genauso wie die in Argos, wo er herkomme.

Es kommt ein anderer Reisender vorbei und stellt Aesop dieselbe Frage. Auf die Gegenfrage, wie denn die Leute in seiner Heimat seien, antwortet er, dass dort nur freundliche und gute Leute wohnten, die er gern habe. Daraufhin lächelt Aesop und sagt zu ihm, dass auch die Menschen in Athen freundlich seien und er sich dort wie zu Hause fühlen werde.

Die Menschen in Ihrer Umgebung sind also der perfekte Spiegel Ihres Selbst. Der beste Spiegel, den wir finden können, ist der eigene Partner. Alles, was Sie an ihm oder ihr aufregt, sind Ihre eigenen Eigenschaften, die Sie nicht akzeptiert haben, die Sie ablehnen. Dies wird so immer weitergehen, bis Sie verstehen, dass Sie diese Eigenschaften bei sich selbst akzeptieren sollten. Bis dahin wird ein und dasselbe Problem immer wieder den Weg zu Ihnen finden. Es wird in der aktuellen Beziehung regelmäßig wieder auftauchen, und wenn diese vorbei ist, wird in der nächsten Beziehung das Gleiche passieren. Ist Ihnen aufgefallen, dass Streit oft in derselben Konstellation entsteht, dass Trennungsgründe sich immer wieder gleichen? Das liegt ganz einfach daran, dass Sie so lange den gleichen Typ Mensch anziehen, bis Sie Ihre eigenen »Fehler« behoben haben. Denken Sie bitte daran, dass dies nur in Ihrer Bewertung Fehler sind!

So sehen manche Menschen ihr ganzes Leben lang nicht, dass der andere überhaupt nichts mit ihren Problemen zu tun hat. Er dient lediglich als Spiegel für sie selbst, in ihm sehen sie ihren Schmerz. Ihr Partner ist niemals, auch nicht nur manchmal, die Ursache ihres Schmerzes oder Problems. Grundsätzlich ist also eine Partnerschaft mit reichlich Streitpotenzial die beste Ausgangsbasis dafür, um an sich selbst zu arbeiten. Jedes Streit auslösende Problem ist die Chance, eine eigene

»Macke« zu bearbeiten. Jedes Mal, wenn Sie sich ärgern, ist Ihr Partner auf einen wunden Punkt in Ihnen gestoßen und hält Ihnen den Spiegel vor.

Offensichtlich brauchen wir andere Menschen, um uns selbst zu erfahren. Ohne den Bezug zu diesen würde uns jeder Maßstab fehlen, nach dem wir unsere Erfahrungen einordnen können. Letztlich heißt das, dass die Begegnungen mit schwierigen Menschen, mit Menschen, die Ihnen unsympathisch sind, mit Menschen, die Sie verabscheuen, die wichtigsten sind. Von ihnen können Sie am meisten lernen, nicht von denen, die Ihnen gut gefallen.

 ## 47: DER SPIEGEL DER BEZIEHUNG

Nehmen Sie sich eine Stunde Zeit, und gönnen Sie sich Ruhe. Legen Sie sich Papier und Stift bereit, setzen Sie sich an einen Tisch. (Tun Sie sich den Gefallen, und arbeiten Sie weiter mit. Es mag Ihnen schon mal zu viel werden, Sie wollen die ein oder andere Übung überspringen, aber tun Sie das bitte nicht. Jegliche Heilung läuft über Ihr Inneres, nichts wird passieren, wenn Sie nicht mitspielen. Und diesen Weg zu Ihrem Inneren schaufeln wir jetzt frei.)

Wählen Sie aus Ihrem Bekanntenkreis jemanden, der Ihnen besonders sympathisch ist. Wenn Sie sich wirklich für niemanden entscheiden können, nehmen Sie jemanden aus Politik oder Unterhaltung.

Unterteilen Sie ein Blatt Papier senkrecht. Schreiben Sie in die linke Spalte alle guten Eigenschaften der Person, führen Sie alles auf, was Ihnen gefällt. Seien Sie dabei möglichst spontan, und überlegen Sie nicht zu lange. Versuchen Sie also, diese Aufgabe mehr mit Ihrer Intuition als mit Ihrem Verstand zu erledigen.

Schreiben Sie mindestens zehn Eigenschaften auf. Was gefällt Ihnen an der gewählten Person? Was macht sie oder ihn attraktiv? Sind es charakterliche Dinge oder eher sein glückliches Familienleben oder gar das tolle Auto, das er fährt?

Seien Sie möglichst ehrlich, niemand wird diese Liste zu sehen bekommen.

Nun wählen Sie jemanden, den Sie nicht mögen, jemanden, mit dem Sie sich nie verstehen, jemanden, über den Sie sich oft ärgern.

Schreiben Sie mindestens zehn Punkte auf die rechte Seite Ihres Blattes. Notieren Sie alles, was Sie an dem anderen negativ finden.

Was ist so ärgerlich und nervend an dieser Person? Nennen Sie alles im Detail, stößt Sie etwas ab, ist der andere ungerecht, egoistisch oder jähzornig?

Wenn Sie auch dies getan haben, kehren Sie zurück zu der positiven Person. Schreiben Sie drei negative Eigenschaften, die diese Person hat, unter die positiven auf der linken Seite. Sicherlich werden Sie auch bei dieser Person einige negative Aspekte finden, oder?

Verfahren Sie ebenso mit der negativen Person, finden Sie drei positive Eigenschaften an ihr.

Lesen Sie nun nochmals die beiden Spalten nacheinander durch, und kreisen Sie die Eigenschaften ein, die Sie bei sich selbst sehen. Seien Sie dabei spontan, und überlegen Sie nicht allzu lange. Wenn Sie bei positiven Eigenschaften »intelligent« stehen haben, entscheiden Sie spontan, ob Sie sich ebenfalls für intelligent halten. Wenn ja, kreisen Sie den Begriff ein.

Wenn Sie so mit beiden Spalten vorgegangen sind, suchen Sie die eingekreisten Adjektive, die auf Sie überhaupt nicht zutreffen, und haken Sie diese ab.

Aus allen eingekreisten Eigenschaften wählen Sie nun die drei aus, die am besten zu Ihnen passen, und schreiben diese nochmals auf die Rückseite des Blattes.

Unter den abgehakten, nicht zutreffenden Begriffen suchen Sie nun die drei aus, die am wenigsten zu Ihnen selbst passen. Schreiben Sie diese ebenfalls auf die Rückseite.

Lesen Sie sich diese sechs Eigenschaften oder Aspekte langsam und laut vor.

Bitte lesen Sie erst weiter, wenn Sie diese Übung abgeschlossen haben, Sie würden sonst das Ergebnis unbewusst manipulieren!

Gratuliere, Sie haben einen wichtigen Schritt zur Selbsterkenntnis getan.

Diese sechs Eigenschaften auf der Rückseite des Blatts sind die Ihren. Glauben Sie nicht? Ist aber so.

Ihr Leben wird zu großen Teilen von diesen Aspekten beherrscht, sowohl von den negativen als auch von den positiven. Menschen und Dinge, die Ihnen begegnen, werden Ihnen diese Eigenschaften aufzeigen. Sie ziehen Menschen an, die die positiven Eigenschaften haben, weil Sie sich diese für sich selbst wünschen, weil Sie diese verstärken möchten, weil Sie vielleicht auch meinen, dass Sie diese Eigenschaften gar nicht verdient hätten. Sie ziehen Menschen an, die die negativen Eigenschaften haben, weil Sie diese an sich selbst nicht akzeptieren können. Sie schenken Ihren Defiziten zu viel Aufmerksamkeit, haben Probleme damit und können sie nicht akzeptieren.

Die zerstörerische Kraft der Gedanken

Etwas, was uns zumeist gar nicht auffällt, ist, dass Gedanken auch Erlebnisse zerstören. Achten Sie einmal darauf, wie Sie einen besonders glücklichen Moment erleben. Als ich mit meiner Frau einmal einen Ausflug ins Alte Land bei Hamburg machte, gab es dort einen Moment, in dem die Zeit stillzustehen schien. Es war Herbst, eher kühl und windig, aber die Sonne schien am späteren Nachmittag noch kräftig genug, um uns zu wärmen. Wir befanden uns in einer orangeroten Herbstlandschaft, die im Wesentlichen aus einem kleinen Fluss oder Kanal, ein paar Häusern und vielen Bäumen bestand. Als wir so spazierten und von ein paar Kindern am Wegesrand eine Schachtel Pflaumen kauften, verschwanden die Gedanken für eine Weile. Wir waren einfach nur da. Ich habe keine Ahnung, warum mir gerade dieser Moment als Beispiel für ein besonderes Glücksgefühl so in Erinnerung geblieben ist. Oder doch: Es ist so, weil dieser Moment frei von Gedanken war. Der Verstand hat diesen Moment einmal einfach sein lassen und nicht versucht, sich möglichst viel zu merken, die Gefühle zu analysieren und abzuspeichern. Denn genau das machen wir nur zu gerne.

Zumeist haben wir nichts Besseres zu tun, als einen Glücksmoment zu sezieren, in mundgerechte Häppchen zu schneiden und dann abzuspeichern. Die Häppchen können wir dann bei Gelegenheit wieder aus der Schublade holen und uns daran erinnern, wie schön der Moment doch war. Dabei vergessen wir, dass diese Häppchen nie der Moment sein können. Wir erleben nie mehr die Szene, sondern immer nur einen von unserem Verstand aufbereiteten Film, der selbstverständlich sehr realistisch erscheint, aber eben nie das Erlebnis selbst sein kann. Sie erinnern sich an die Betrachtung einer Blume am Wegesrand?

48: UNGERADE – GERADE

Angenommen, Sie haben einen Plan oder eine Idee und wollen wissen, wie wahrscheinlich es ist, dass Sie ihn verwirklichen können. Dann können Sie diese alte hawaiische Methode, ein Orakel zu befragen, ausprobieren.

Nehmen Sie sich eine gute Handvoll Kieselsteine, Bohnen, Erbsen oder etwas Ähnliches. Außerdem brauchen Sie zwei Schälchen. Das eine Schälchen steht für Sie, das andere für Ihr Unterfangen.

Schließen Sie für ein paar Minuten die Augen, und entspannen Sie sich. Konzentrieren Sie sich auf Ihre Fragestellung. Wenn Sie so weit sind, öffnen Sie die Augen wieder. Nehmen Sie die Hälfte von Ihren Steinen, und legen Sie diese in Ihre »Ich«-Schale. Die andere Hälfte legen Sie in die andere Schale.

Zählen Sie zunächst die Steine in der »Ich«-Schale. Ist es eine gerade Zahl, dann ist dies definitiv eine negative Antwort, also ein Zeichen für das Scheitern Ihrer Idee. Wenn die Zahl ungerade ist, zählen Sie die Steine in der anderen Schale. Sollte diese ebenfalls ungerade sein, so steht dies grundsätzlich wieder für das Scheitern Ihrer Idee. Ungerade und ungerade gleichen sich aber auch aus, das Ergebnis ist neutral. Dann liegt es eben an Ihnen, dies in einen Erfolg zu verwandeln …

Ist die Zahl in der zweiten Schale allerdings gerade, so ist dies das Zeichen für Erfolg. Beachten Sie, dass alles, was Sie aus den Steinen hier und jetzt lesen, nur für das Hier und Jetzt gilt, Sie können nicht in die Zukunft schauen! Wenn Sie sich verändern, wird sich am nächsten Tag womöglich auch die Aussage der Steine verändern.

☼

Und wenn Sie wirklich schamanisch arbeiten wollen, dann nehmen Sie einfach einen Stein aus einer Schale, sodass dann in der ersten Schale eine ungerade und in der anderen eine gerade Anzahl ist .

Das Leben gepflastert mit Zufällen ?

Mit Zufall bezeichnen wir alles, wofür wir keinen logischen Zusammenhang finden können. Wir leben nach dem Gesetz von Ursache und Wirkung, da muss doch alles, dessen Ursache wir nicht kennen, zufällig sein, oder? Nur weil wir mit unserem begrenzten Verstand die Faktoren, die zusammenspielen, nicht kennen, nur weil wir Dinge nicht verstehen, soll dahinter keine Ursache stehen?

> Nichts ist zufällig, alles hat eine Ursache.

Natürlich nicht, nichts ist zufällig. Alles hat eine Ursache. Nichts kann zufällig sein, wenn wir durch unsere Gedanken unser Erleben bestimmen. Ein glücklicher Zufall ist nichts weiter als das Zusammentreffen einer Gelegenheit mit der Bereitschaft, sie zu ergreifen. Ein Unglück ist genauso das Zusammentreffen einer Gelegenheit mit der – unterbewussten – Bereitschaft, sie ebenfalls zu ergreifen. Mancher mag meinen, er habe nie Glück, also nie überhaupt die gerade erwähnte Gelegenheit. Aber Gelegenheiten sind immer da, sie sind wie Sternschnuppen. Am Tag sind sie schwerer zu sehen als in der Nacht.

Wenn wir die Zeichen des Lebens nicht erkennen oder nicht auf sie reagieren, werden wir uns schwertun, unser Leben in die Richtung zu lenken, die uns vorschwebt.

Wunder, Zufall und Glück können uns nur begegnen, wenn wir auch offen dafür sind. Sie blitzen in Form von Gelegenheiten auf, die wir ergreifen können oder auch nicht. Dann gilt es aber auch, zuzugreifen und nicht wegzuschauen oder lange zu überlegen.

Wenn wir einem Menschen im Café begegnen, der uns auf irgendeine Art anspricht, sollten wir uns vielleicht mit ihm unterhalten, statt in der Zeitung zu lesen …

49: DER ORAKELTRICK

Genau wie die vorherige Übung 48 ist der Orakeltrick eine weitere Wahr-
sagetechnik von den hawaiischen Inseln. Sie benötigen hierzu lediglich
drei verschiedenfarbige Steine. Vielleicht haben Sie einen weißen, einen
grünen und einen roten Stein? Es funktioniert aber auch jede andere
Farbkombination.

   Sagen Sie dem weißen Stein, dass er der Basisstein ist. Die beiden
anderen sind die Antwortsteine, der rote steht für »Nein«, der grüne für
»Ja«. Wenn Sie andere Farben haben, dann entscheiden Sie über die
Zuordnung, aber wechseln Sie diese danach nicht mehr.

   Wenn Sie nun eine mit »Ja« oder »Nein« zu beantwortende Frage ha-
ben, werfen Sie einfach die drei Steine auf den Boden. Der Antwortstein,
der näher an dem weißen Stein liegt, gilt. Rot heißt also »Nein«, Grün
bedeutet »Ja« als Antwort auf Ihre Frage. Formulieren Sie Ihre Fra-
ge eindeutig und ohne »könnte«, »sollte« oder »hätte«. Stellen Sie eine
Frage, die sich auf das Jetzt bezieht, und spekulieren Sie nicht zu sehr.
Dieses Orakel funktioniert genauso gut, wie der Werfer in der Lage ist,
ihm zu vertrauen. Sollten Sie dies als Spielerei ansehen, wird auch das
Ergebnis nur Spielerei sein. Nehmen Sie es ernst, so können Sie auch die
Aussage der Steine ernst nehmen. Die Steine werden exakt Ihr Unter-
bewusstsein spiegeln. Insofern ist dies eine hervorragende Methode, die
Glaubenssätze von KU zu prüfen, die Sie ansonsten nicht kennen kön-
nen.

Und hier ein Rat, falls Ihnen das Ergebnis nicht gefällt. Getreu der Idee,
dass Sie mit Ihren Gedanken Ihr Erleben schaffen, also letztlich Sie
selbst entscheiden, welche Antwort die Steine Ihnen geben, haben Sie
auch die Möglichkeit, das Ergebnis zu ändern.

   Wenn Ihnen die Antwort also nicht gefällt, nehmen Sie einfach den
roten und den grünen Stein, und vertauschen Sie mit einer energischen
Bewegung deren Position. Sprechen Sie dazu laut und deutlich: »Das ist
die richtige Antwort, liebes Unterbewusstsein, merk dir das!« Diese Ak-

tion muss für KU so beeindruckend sein, dass es sich die neue Antwort merkt und entsprechend agieren wird.

☆ Das universale Unbewusste

Ihre Innenwelt hat Zugang zum Unbewussten, sie hat Zugang zu Ihrem individuellen Unterbewussten und über dieses hinaus auch zu dem, was C. G. Jung das kollektive Unbewusste genannt hat. Das kollektive Unbewusste, eine Art universalen Unterbewusstseins, das Chi oder Prana, ist das alles verbindende Medium, nach dem die Wissenschaft als Erklärung für die verschiedensten Effekte der Physik und der Biologie sucht. Das gesammelte Wissen der Welten aus allen Zeiten ist dort gespeichert, und

> Jede Materie ist die Manifestation der Gedanken.

jeder von uns kann jederzeit darauf zurückgreifen, ja, jede einzelne Zelle unseres Körpers, jedes Atom in der Zelle hat darauf Zugriff. Dieses energetische Feld, dieses Bewusstseinsfeld, versorgt alles, was ist, mit der gerade notwendigen Information. Es koordiniert alle Abläufe in unserem Körper und im gesamten Universum.

Das Unterbewusste ist schneller als jeder Gedanke. Dadurch, dass es auf das universale Bewusstsein zugreifen kann, sind seine Entscheidungen immer richtig in seinem Sinne. Da es aber nicht bewerten kann und seine Entscheidungen auch auf gespeicherten Glaubenssätzen beruhen, die nicht zwangsläufig richtig sein müssen, ist es bei Weitem nicht unfehlbar. Es kann nicht zwischen richtig und falsch oder wahr und unwahr unterscheiden, es muss sich darauf verlassen, dass sein gespeichertes Wissen und das gespeicherte Wissen des universalen Unterbewussten richtig sind. Ist dies nicht so, arbeitet es unter falschen Voraussetzungen und trifft zwangsläufig Fehlentscheidungen.

Das Unterbewusstsein ist Tag und Nacht aktiv, es kennt keine Ruhepausen. Unter anderem sorgt es schließlich auch für die ordnungsgemäße Funktion unserer automatischen Abläufe im Körper, wie Herzschlag und Atmung.

Wenn Sie das bewusst nutzen, können Sie es sich zum Ziel machen, dass Ihre Wünsche, also die dazugehörigen Gedanken und Bilder, in Ihr Unterbewusstsein aufgenommen werden, dort eventuelle falsche Grundsätze und Bilder ersetzen und, genauso wie Ihre lebenserhaltenden Funktionen, ganz automatisch erfüllt werden. Sie werden in der Lage sein, Ihr Unterbewusstsein neu zu programmieren und umzugestalten.

Ihr Ziel sollte es auch sein, Ihr normales Bewusstsein zur Zusammenarbeit mit dem universalen Bewusstsein zu bringen, das das Wissen Ihrer Ahnen und aller Generationen vor Ihnen beinhaltet. Dadurch erreichen Sie eine Kreativität, die Sie durch einfaches Denken nie erreichen würden. Große Komponisten haben dies intuitiv getan und so ihre Werke geschaffen, die mithilfe der reinen Harmonielehre allein nicht möglich gewesen wären.

Alles, was Sie sich vorstellen können, alles, was sich jemals jemand vorstellen konnte, kann durch die Kraft der Gedanken Wirklichkeit werden. Alles, was war und alles, was ist, ist im universalen Unterbewusstsein gespeichert, so wie auch jede Note der Musik bereits existiert, bevor sie gespielt wird. Der Komponist setzt die Noten neu zusammen und erzeugt daraus neue Klänge.

Könnte man nun diese Abläufe als Schöpfung im ureigenen Sinne verstehen? Ich weiß es nicht. Mag sein, dass wir mithilfe des Kontakts zu diesem universalen Bewusstsein und über unsere Gedanken neue Bilder erschaffen können, die sich irgendwann einmal manifestieren. Es soll jedenfalls am Amazonas einen Indianerstamm geben, der durch Gedanken eine neue Schmetterlingsart erschaffen hat.

50: SPAZIERGANG

Wie ist das Wetter heute? Suchen Sie sich die entsprechende Kleidung, gehen Sie in die Natur, in einen Wald, in die Berge oder an einen See, und genießen Sie die Ruhe. Machen Sie dort eine Wanderung von zwei bis drei Stunden. Wenn Sie so lange nicht durchhalten, setzen Sie sich auf eine Bank, und genießen Sie die Natur.

Versuchen Sie, ein Gefühl für die Einheit von allem zu entwickeln. Fühlen Sie, dass Sie ein Bestandteil dieser Natur sind und genauso diese Natur ein Bestandteil Ihres Ichs. Lassen Sie die Gedanken fließen, erzwingen Sie nichts. Vielleicht erleben Sie einen Moment der Einheit, vielleicht auch nicht. Lassen Sie keinen Druck aufkommen.

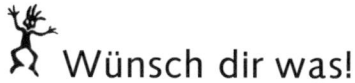

Wünsch dir was!

MANA – Alle Macht kommt von innen.

Vor etwa 2.500 Jahren wurde der Zusammenhang zwischen unserem Schicksal, also dem, was wir erleben, und dem, was wir verlangen, also wünschen oder denken, in den Upanischaden, den philosophischen Schriften des Hinduismus, beschrieben. Konzentriere ich mich auf etwas, was ich will, stärke ich es. Es manifestiert sich. Affirmation, Visualisierung, Intention oder Gebet sind Wege dorthin.

> Konzentriere
> ich mich auf das,
> was ich will, stärke
> ich es.

Ähnlich funktionieren auch die vielen Bücher, die es auf dem Markt gibt. Nur scheinen die meisten Autoren immer wieder zu kurz zu greifen, da es ihnen zumeist ausschließlich darum geht, sich materiell zu verbessern oder bestimmte Ziele zu erreichen. Dass in genauso vielen Büchern steht, dass uns das Erreichen dieser Ziele gar nicht glücklich machen kann, wird übergangen.

Im Folgenden werden wir uns die Werkzeuge, die Möglichkeiten und insbesondere aber auch den spirituellen Gehalt dieses Weges erarbeiten. Denn es funktioniert, wenn man es beherrscht. Aber das Ergebnis ist nicht immer das gewünschte. Ganz so einfach ist es leider auch nicht. Es geht nicht darum, sich die Welt schön zu lügen, nicht um »positive thinking«. Es geht darum, Probleme im Hier und Jetzt anzuerkennen. Zuerst heißt es also anzuerkennen: »Ach, verdammt, ich habe da ein Problem.« Solange ich mich weigere, ein Problem zu haben, kann ich auch nichts dagegen machen.

Fassen wir noch einmal kurz das bisher Gelesene zusammen. Gedanken sind machtvoll. Gedanken sind Energie. Mittels Gedanken erschaffen wir uns unsere Welt. Die Gedanken der Menschheit erschaffen die Welt. Die Gedanken des Einzelnen erschaffen seine Welt. Wenn dies stimmt, warum sollte man sich nicht einfach wünschen können, was man möchte?

Seien Sie gewiss, man kann! Statt von »Wunsch« sollten wir besser von »Absicht« oder »Intention« sprechen. Ihre Absicht ist ein extrem starkes Mittel, Ihr KU zu beeinflussen. Ein einfaches Beispiel ist Ihr Wunsch, jetzt einen Kaffee zu trinken. Sie möchten einen Kaffee trinken, haben dieses Bild, diesen Wunsch, in sich, und KU regelt alle erforderlichen Handlungen und Bewegungen selbstständig, um ihn zu bekommen, Sie müssen dabei nicht wirklich nachdenken.

Es ist nur nicht mehr ganz so einfach, wenn man das Ganze gezielt einsetzen möchte. Denn jeder Ihrer Gedanken ist ein Mosaikstückchen zu Ihrem Leben, jeder einzelne Gedanke erschafft einen Teil Ihrer Außenwelt. Unbewusst funktioniert so Ihr Leben. Zur bewussten Nutzung dieses phänomenalen Potenzials ist allerdings eine Gedankenhygiene erforderlich, die erst einmal viel Arbeit erfordert. Oft stehen einigen Minuten bewussten Denkens, in denen Sie fest an Ihre Absicht denken, viele Momente, in denen Sie zweifeln, gegenüber. Worauf haben Sie dann mehr Energie gerichtet, auf die Absicht oder auf die Zweifel? Was erfüllt sich also zwangsläufig? Dazu kommen all die unkontrollierbaren Gedanken, wie Sie sie aus der Meditation bereits kennen. Gedanken, die einfach da sind und sich jeder Kontrolle zu entziehen scheinen.

Wie ich bereits zum Huna-Gesetz »*KALA – Es gibt keine Grenzen*« gesagt hatte, verändert sich das Erleben nur dann, wenn sich Ihre Grenzen ändern, in diesem Fall Ihre Einstellung zu dem, was Sie für möglich halten. Wenn Sie es für unmöglich halten, Ihr Leben durch Gedanken zu beeinflussen, wird es für Sie immer unmöglich sein. Ansonsten wird KU, Ihr Körperbewusstsein, alles tun, damit sich Ihre Gedanken realisieren.

Auch gilt, dass neue Regeln den alten nicht widersprechen dürfen, solange die alten Regeln nicht ungültig geworden sind, entweder weil sie sich als unlogisch erwiesen haben oder weil sie keinen Wert mehr haben. Solange die alte Regel im Unterbewusstsein gilt, ist kein Platz für eine neue Regel. Auch muss die neue Regel effektiver sein als die alte Regel, warum sollte KU Ihnen die neue Regel sonst abkaufen? Bei der schamanischen Heilreise ändern wir dann auch sehr bewusst diese Regeln.

Denken Sie aber daran: Nichts kann erzwungen werden. Genauso wie Sie sich nicht zwingen können einzuschlafen, genauso können Sie eine Intention oder ein Ziel nicht mit Gewalt erzwingen. Erst das Loslassen, das Annehmen einer Situation und die Dankbarkeit für alles machen die Realisierung möglich. Wann schlafen Sie ein? Wenn Sie die Absicht, einzuschlafen, gar nicht mehr präsent haben. Und so funktionieren auch Ihre Affirmationen. Sie haben das Ziel, einzuschlafen, und machen es dann einfach. Alles andere, was Sie tun könnten, würde das Ziel, einzuschlafen, nur erschweren.

Die einzelnen Schritte einer Affirmation sind die folgenden:

1. Seien Sie sich Ihrer Kräfte bewusst, und glauben Sie an sie.
2. Begehren Sie ernsthaft und zutiefst.
3. Haben Sie den Mut, zu wagen.
4. Vertrauen Sie sich.
5. Erwarten Sie die Erfüllung Ihrer Absicht mit Geduld.
6. Seien Sie zuversichtlich und gewiss, dass sich Ihre Absicht erfüllt.
7. Seien Sie dabei aber wiederum absichtslos.
8. Seien Sie ausdauernd und konsequent, handeln Sie so, als ob sich Ihre Absicht bereits erfüllt hätte.
9. Bewahren Sie sich Ihren Mut und Ihre Kraft, wenn es anfangs noch nicht so aussieht, wie Sie es sich wünschen. Fangen Sie nicht an zu zweifeln.

Ganz am Rande bemerkt: Man sollte vorsichtig sein mit dem, was man sich wünscht. Man könnte es bekommen!

 ## 51: WUNSCHLISTE UND VISIONSTAFEL

Sie haben gerade die Grundregeln für eine gelungene Affirmation gelernt. Kommen wir nun zu Ihren aktuell brennenden Wünschen. Lassen Sie uns Ihre kleinen und großen Sorgen festhalten. Der beste Weg dafür ist, sie alle aufzuschreiben. Nehmen Sie sich reichlich Zeit, nach vielen Vorbereitungsübungen wollen wir nun sehr konkret werden. Vielleicht haben Sie ein besonders schönes Papier zu Hause? Schreiben Sie sauber und liebevoll Ihre Pläne und Wünsche sowie die Sorgen und Probleme, die Sie loswerden möchten, auf.

Gehen Sie alle Bereiche Ihres Lebens durch, die Sie für verbesserungswürdig halten. Was wünschen Sie sich für Ihre Gesundheit? Wie soll Ihr gesundheitlicher Zustand in einigen Monaten sein? Fragen Sie sich, was Sie sich materiell wünschen oder benötigen. Überlegen Sie, was sich beziehungstechnisch bei Ihnen tun könnte. Was sollte sich im Verhältnis zu Partner, Eltern, Kindern, Chef, Kollegen und Freunden verändern?

Haben Sie einen Wunsch, der Sie selbst betrifft? Gefällt Ihnen etwas an Ihnen nicht? Wie wären Sie gerne stattdessen? Wollen Sie etwas für Ihren inneren Zustand wünschen, für Ihre Spiritualität?

Machen Sie sich auch Gedanken über das, was Sie sich für die Allgemeinheit, die Welt wünschen. Das kann sowohl eine Kindertagesgruppe für Ihr Viertel sein als auch Frieden für den Nahen Osten.

Heute werden Ihre meisten Wünsche noch ziemlich egoistisch sein, das Schicksal der Welt tritt naturgemäß zunächst in den Hintergrund, wenn man selbst einen Sack voller Sorgen hat. Sobald Sie aber merken, dass es funktioniert, dass Ihre Wünsche in Erfüllung gehen, nimmt der Egoismus ab und Sie werden auch die Allgemeinheit mehr berücksichtigen wollen. Und seien Sie gewiss: Es funktioniert, Dinge werden sich überraschend ändern.

Schreiben Sie immer nur auf, was das Endziel sein soll, also nicht ein Problem, sondern das gewünschte Ziel, den Zustand, den Sie in ein paar Monaten erreicht haben wollen. Wenn Sie krank sind, heißt das Ziel »Ich bin gesund«, mehr nicht. Alles Drumherum ist eher behindernd als hilfreich. Beschränken Sie sich bei dieser Übung auf das, was Sie für einen absehbaren Zeitraum brauchen. Nehmen Sie keine Wünsche auf, die in dieser Zeitspanne nicht realistisch zu erreichen sind. Ziel ist, dass alle Ihre Wünsche den Zustand in einigen Monaten beschreiben. Schreiben Sie also keine Wunschliste, lassen Sie jedes Verlangen weg. Schreiben Sie nicht: »Ich möchte in drei Monaten gesund sein«, sondern schreiben Sie: »Ich bin gesund.«

Machen Sie sich keine Gedanken darüber, wie Sie diese Ziele erreichen, das spielt hier keine Rolle. Vielleicht lesen Sie dieses Buch, weil Sie nur ein bestimmtes Problem lösen wollen, möglicherweise eine ernste Krankheit. Es steht Ihnen frei, nur diesen einen Wunsch aufzuschreiben oder Dinge zu ergänzen. Wenn alles andere derzeit für Sie gar keine Rolle spielt, dann schreiben Sie nur Ihr eines großes Thema auf.

Sicherlich werden Sie bei manchen Dingen gefühlsmäßig mehr oder weniger stark reagieren. Lassen Sie diese Gefühle zu, aber bewerten und kommentieren Sie sie nicht. Machen Sie sich keine Gedanken darüber.

Lesen Sie von nun an vierzehn Tage lang vor dem Schlafengehen Ihre Notizen sehr bewusst und in Ruhe durch. Tun Sie dies gerne auch tags-

über immer wieder einmal zwischendurch. Vielleicht erhalten Sie auf erste Punkte bereits am nächsten Morgen eine Antwort oder wissen eine Lösung. Nur lassen Sie Ihre Träume aus dem Spiel, Traumdeutung ist ein schwieriges Feld, gehen Sie davon aus, dass Ihre Träume nichts mit Ihrer Liste zu tun haben.

Wenn Sie sich die Liste oft genug durchgelesen haben, legen Sie sie weg und holen Sie sie erst einmal nicht wieder hervor. Überlassen Sie Ihrem Inneren und dem Leben die Realisierung. Es mag durchaus sein, dass Wünsche nicht in Erfüllung gehen, Sie aber plötzlich auch genau wissen, dass der Wunsch gar nicht wichtig oder richtig für Sie war. Auch diese Erkenntnis hat etwas für sich. Akzeptieren Sie alles, was passiert, und seien Sie dabei achtsam.

Sicherlich wird Ihr Inneres Ihnen jetzt hin und wieder Mitteilungen zu Ihrer Liste schicken. Da geschehen plötzlich Dinge und Entscheidungen werden nötig, die dem Erreichen des Ziels dienen.

Eine andere Möglichkeit ist, dass Sie sich für die Punkte auf Ihrer Liste Fotos suchen, die das Gewünschte darstellen. Das können Fotos sein von dem Auto, das Sie gerne fahren möchten, Fotos eines glücklichen Paares (vielleicht haben Sie ein Foto, das Sie und Ihren Partner zeigt, als Sie noch glücklich waren), ein Bild von Ihrem Traumhaus, aber auch symbolische Bilder für Gesundheit und Charaktereigenschaften – lassen Sie sich etwas einfallen! Vielleicht suchen Sie sich einen schönen Bilderrahmen und kleben Fotos hinein. Oder Sie nehmen eine Pinnwand als Visionstafel.

Dein Wille geschehe!

Nicht ohne Grund gibt es in allen Religionen das Gebet. Niemand mehr würde Gott um etwas bitten, wenn es niemals funktioniert hätte. Irgendetwas muss an der Praxis des Betens doch dran sein.

So ist es manchmal sinnvoll, dass Sie das, was Sie sich wünschen, einfach als Auftrag an den Kosmos vergeben. »Lieber Kosmos, mach, dass mein Bein nicht mehr schmerzt.« Statt des Kosmos können Sie alles nehmen, was Sie lieben, dem Sie vertrauen oder was Sie bewundern. Sie können auch Ihren Schutzengel oder Ihre verstorbene Großmutter beauftragen.

Oder Sie sagen: »Wer auch immer mich gerade hört, wer auch immer sich gerade angesprochen fühlt, bitte macht, dass …«

Übrigens wurden wissenschaftliche Untersuchungen mit dem Ergebnis gemacht, dass ein einfaches »Dein Wille geschehe« bessere Ergebnisse erzielt als jede zielgerichtete Bitte. Sich einfach dem Leben anzuvertrauen, eigene Widerstände fallen zu lassen und das Leben anzunehmen, wie es ist, scheint der Weg der Leichtigkeit zu sein.

☼ 52: KOMPLIMENTE

Diese Übung können Sie immer mal wieder machen, egal, wo Sie gerade sind. Wenn Sie merken, dass Ihre Stimmung nicht die beste ist, machen Sie einfach diese Übung. Auf jeden Fall machen Sie sie bitte jetzt.

Schauen Sie sich dort, wo Sie sind, einfach um. Welche Dinge in Ihrer aktuellen Umgebung gefallen Ihnen? Machen Sie innerlich allem, was Ihnen gefällt, ein Kompliment. Machen Sie dieses Kompliment detailliert, sagen Sie genau, was Ihnen warum gefällt.

Machen Sie dies jeweils für ein bis zwei Minuten. Wenn Ihnen nichts mehr einfällt, fangen Sie einfach wieder von vorn an und wiederholen alte Komplimente. Achten Sie darauf, dass Sie lieber wiederholen, als zu lange zu überlegen. Mit etwas Übung wird Ihnen dies immer leichter und leichter fallen.

Wie verändern sich Ihre Stimmung und Ihre Wahrnehmung dadurch?

Imagination – wie mache ich es richtig?

Das Mittel, das die Schamanen dazu benutzen, ihre Ziele Wirklichkeit werden zu lassen, ist das schamanische Träumen, eine Art bewusste Imagination. Eine Imagination ist immer stärker als eine bloße gedankliche, an Worte gebundene Affirmation. Im Gegensatz zur fernöstlichen Meditation geht es bei der Imagination nicht darum, die Gedanken zu vermeiden und das ständige Geplapper in unserem Kopf abzustellen, sondern darum, sich aktiv Bilder und Filme vorzustellen. Eine gelungene Imagination ist eine Ihnen emotional geradezu realistisch erscheinende Vorstellung in einem leichten Trancezustand.

> Alles ist ein Traum, und jeder Traum ist real.

Imaginationen sind ein wichtiger Aspekt des schamanischen Könnens. Mit ihrer Hilfe können auch Sie sehr einfach die Vergangenheit ändern, die Zukunft beeinflussen und die Gegenwart aktiv gestalten. Indem Sie Ihre Vorstellungskraft nutzen, schaffen Sie sich einen neuen Traum. Willentlich beeinflussen Sie Ihr Unterbewusstsein. Egal, was Sie als Imagination ausdenken und egal, was sich daraus dann an weiteren Bildern entwickelt, nehmen Sie immer alles für bare Münze. Machen Sie keinen Unterschied zwischen den Bildern und den Erlebnissen des wahren Lebens. Übrigens ist das Wort Einbildung aus schamanischer Sicht ungenau. Der Schamane kennt keine Trennung zwischen wirklicher und eingebildeter Welt, beide Welten sind für ihn gleich real, alles ist ein Traum, und jeder Traum ist real.

Was gehört nun zu einer guten Imagination? Oberstes Ziel ist eine absolut bildliche Darstellung der Ziele. Das Ziel muss plastisch, und das positive Gefühl, das durch das Erreichen des Ziels ausgelöst wird, geradezu spürbar sein.

Achten Sie darauf, dass Sie sich nur das Ziel vorstellen und nicht den Weg dorthin.

Geben Sie ganz bewusst keinen bestimmten Weg vor, lassen Sie Ihren Verstand, der so gerne unterstützend planen würde, außen vor. Das Endziel allein reicht. Bei der Neuprogrammierung des Unterbewussten ist es sinnlos, den Weg zum Erreichen eines Ziels vorzugeben. Ihr Unterbewusstsein selbst weiß in Zusammenarbeit mit dem universalen Unbewussten am besten, wie es was zu bewerkstelligen hat. Das Leben wird den Weg schon für Sie finden, denn es kennt alle Wege, auch eventuell erforderliche Wunder. Die notwendigen Schritte überlassen Sie also bitte voller Vertrauen Ihrem Unterbewusstsein und Ihrem Körper.

Versuchen Sie vor allem, alle fünf Sinne zu benutzen. Das heißt, sehen Sie nicht nur das Ziel, das Sie haben, als Bild, sondern integrieren Sie auch Ihre auditiven, gustatorischen, olfaktorischen und haptischen Fähigkeiten. Überlegen Sie sich in der Imagination, welche Möglichkeiten es gibt, den Geruch einzubauen. Finden Sie etwas, was Sie fühlen können. Hören Sie die Geräusche, die Ihr Ziel umgeben könnten. Je detaillierter Sie das Endziel imaginieren, desto wahrscheinlicher ist der Erfolg.

Wenn Sie dies alles beachten, dann versuchen Sie als Nächstes, Bewegung in die Bilder zu bringen. Standbilder sind nicht effektiv, bewegte Bilder sind realistischer. Achten Sie darauf, auch dreidimensional zu imaginieren. Stellen Sie sich Dinge vor, die Sie anfassen und in die Sie hineingehen können.

Benutzen Sie lieber keine Verneinung, denken Sie nicht an das, was Sie nicht mehr wollen. Ein beliebtes Beispiel dafür, dass die Verneinung nichts nutzt, ist der Satz: »Denken Sie jetzt nicht an einen rosa Elefanten.« Die Verneinung nutzt nichts. Imaginieren Sie das, was Sie wollen, und verschwenden Sie bitte keinen Gedanken auf das, was Sie aufgeben oder ändern wollen, an das, was Sie nicht wollen! Anstelle von »Ich will nicht mehr rauchen« sagen Sie besser »Ich lebe gesund.« Egal, wie sehr wir uns wünschen, gesund zu sein, wenn wir dabei im Hinterkopf Bilder eines kläglichen Todes sehen, könnte dies problematisch werden.

Angst ist immer ein schlechter Ratgeber bei Affirmationen, im Zweifel wird das, wovor man sich fürchtet, viel eher erfüllt als die mögliche Alternative. Es erfüllen sich eben nicht nur die Affirmationen, die wir für eine Viertelstunde am Tag in unserer Euphorie planen, sondern es erfüllen sich auch – und manchmal nur – die, die uns den ganzen restlichen Tag so durch den Kopf gehen. Der gute Wille zählt überhaupt nicht, es zählen nur die Gedanken.

Versuchen Sie, keine Zukunftsformen zu benutzen, sondern alles im Präsens auszudrücken. Solange Sie Ihrem KU Gedanken und Bilder schicken, die ihm suggerieren, dass Sie in naher oder ferner Zukunft etwas erreichen werden, wird KU dafür sorgen, dass Sie dieses Ziel in der Zukunft erreichen – leider aber nicht in der Gegenwart, im Jetzt. Da Sie es nie in die Zukunft schaffen werden, weil Sie sich immer in der Gegenwart befinden, werden Sie Ihrem Ziel nie näher kommen, sondern immer kurz vor dem Erreichen stehen, ganz wie gewünscht. »Ich werde gesund« ist also deutlich schlechter als »Ich bin gesund«.

Zu guter Letzt scheint es auch so zu sein, dass eine Grundvoraussetzung für die Wirksamkeit dieses Systems ist, dass das, was wir durch kontrollierte Gedanken in die Welt setzen möchten, im Einklang mit den Interessen des universalen Unbewussten sein muss. Vereinfacht könnte man sagen, dass der Wunsch nicht dem Wohle der anderen Menschen entgegenwirken darf. Jede individuelle Intention ist in einer universellen Intention enthalten. Zusätzlich greifen eine Menge unterschiedlicher Intentionen ineinander, bis etwas funktioniert. Will ich eine gute Flasche Wein kaufen, so müssen vorher eine Menge Menschen entsprechend handeln, bis die Flasche bei mir ankommt (Weinberg bearbeiten, Weinstöcke pflanzen, Trauben ernten, Wein keltern, Glas erzeugen, Flasche herstellen, Transport …).

Je mehr Sie sich auch die positiven Emotionen Ihrer Mitmenschen, die vielleicht ebenfalls von Ihrem Anliegen profitieren, vorstellen, desto sicherer ist der Erfolg. Jegliche von innerer Liebe geprägte Selbstlosigkeit, das Geben an andere, verstärkt Ihre Entwicklung. Liebe in Ihnen wird Sie die Liebe der anderen wahrnehmen lassen. Der Wunsch in Ihnen, anderen etwas zu geben, wird dafür sorgen, dass auch Ihnen gegeben wird. Dies mag sich jetzt sehr biblisch anhören, nichtsdestotrotz ist es so. Rein egoistische Wünsche zu realisieren ist demnach viel schwerer. Besser ist es, sich das Geld zu wünschen, mit dem man ein Haus bauen kann, was wiederum Menschen Arbeit gibt. Perfekt wäre als Motivation dann ein Haus für Pflegebedürftige … Eine schlechte Affirmation wäre demnach: »Ich will reich sein.« Eine gute wäre: »Ich habe so viel Geld, dass ich sorgenlos leben und mich voll darauf konzentrieren kann, dieses Buch zu schreiben/diese Bilder zu malen/diese Musik zu machen.«

Welcher leidenschaftliche Musiker denkt schon beim Komponieren nur an das Geld, das er mit seinem Stück verdienen will? Ein Maler, der in seiner Arbeit aufgeht, der im Flow ist, denkt zumeist gar nicht. Er wird eins mit dem Raum und malt einfach. Kreativität entsteht durch Loslassen des Außen und durch Zulassen des großen Ganzen.

Egal, was Sie sich wünschen, egal, was Sie imaginieren, Ihr Ziel muss Sie emotional bewegen. Mit »Sie« meine ich natürlich Ihr KU. KU muss überzeugt sein, dass das Erreichen dieses Ziels seine wichtigste Aufgabe ist. Und das glaubt KU nur, wenn es spürt, dass Sie starke und echte Emotionen haben. Wenn Sie an Ihrem Übergewicht arbeiten wollen, visualisieren Sie Bilder vom Sport mit Freunden, stellen Sie sich vor, wie Sie beim Tennis wieder gewinnen, wie Sie viel Spaß dabei haben – und wie Sie nach dem Sport ein Weizenbier als Belohnung trinken. Wenn das etwas ist, was Ihnen schon jetzt das Wasser im Munde zusammenlaufen lässt, ist das genau das, was Ihr KU spüren möchte. Hören Sie auch schon jetzt die Komplimente anderer, und stellen Sie sich vor, dass Sie einige alte Lieblingskleidungsstücke wieder tragen können und leicht die Treppe wieder hochkommen. Ihr KU wird, angetrieben von diesen Vorstellungen, dafür sorgen, dass Sie beim Sport am Ball bleiben und beim Essen Maß halten. Ist es aber so, dass das Essen gerade etwas ist, was Ihnen Spaß macht und Sie vielleicht über andere Probleme hinwegtröstet, spürt Ihr KU, dass dieser Esswunsch noch da ist … und es erfüllt ihn.

Je nachdem ist es sinnvoll oder auch notwendig, Imaginationen einige Male oder auch einige Wochen zu wiederholen. Durch die Wiederholung stärken Sie dieses Bild immer mehr, und Ihr KU wird die alten Bilder irgendwann ersetzen. Wenn Sie in einem entspannten Zustand visualisieren, in dem Sie Ihre Gedanken abgestellt haben und den besten Zugang zu Ihrem Unterbewussten haben, ist Ihnen der Erfolg sicher.

Und wenn es nicht funktioniert? Im Sinne der schamanischen Gesetze haben die Imaginationen sich wahrscheinlich auch dann erfüllt. Wenn Affirmationen und Imaginationen nicht das gewünschte Resultat erbringen, so haben Sie vielleicht gezweifelt und mehr oder weniger bewusst an das »Nichtgelingen« gedacht. Es mag sein, dass Sie der Ansicht sind, den Wunsch sehr konsequent verfolgt zu haben, und doch haben Sie tief in Ihrem Inneren gezweifelt. Wenn Sie insgeheim an der Realisierungsmöglichkeit Ihres Wunsches zweifeln und vielleicht denken, dass er sich sowieso nicht erfüllt, wird das auch nicht geschehen. Achten Sie also darauf, dass Sie nach und nach lernen, Ihre Gedanken zu kontrollieren. Konzentrieren Sie sich mit aller Überzeugung auf das, was Sie wollen.

Alles, was Sie im Außen erleben, war vorher bereits in Ihrem Inneren vorhanden, Sie erinnern sich? Dies bedeutet auch, dass Sie im Außen, also in Ihrem Leben, nur das erreichen, nur das erhalten können, was in Ihrem Inneren, also Ihren Gedanken und Glaubenssätzen, bereits vorhanden ist. Ist Ihre Seele gesund, wird auch Ihr Körper gesunden, ist Ihre Seele krank, wird sich dies im Außen genauso sicher manifestieren. Beziehen wir dies auf materielle Dinge wie Reichtum, so käme der Reichtum im Außen erst dann zu Ihnen, wenn Sie reich im Inneren wären.

Nicht immer ist es so, dass das, was wir uns wünschen, uns einfach zufällt. Oft sind auch Schritte unsererseits erforderlich. Ich kann mir noch so lange wünschen, ein erfolgreicher Schriftsteller zu sein; solange ich mich nicht hinsetze und schreibe, sind die Chancen relativ gering, als Talent entdeckt zu werden. Und es wird wohl niemand zu Ihnen kommen und Ihnen ein fertiges Buch vorlegen, auf dessen Titelblatt Ihr Name steht, oder? Zu jeder erfolgreichen Verwirklichung eines Traums gehört es auch, die erforderlichen Schritte zum richtigen Zeitpunkt einzuleiten.

Intuition ist gefordert, wenn Sie zwar an das Erreichen Ihres Ziels glauben, aber all die Zwischenschritte, die Sie dorthin führen, nicht kennen. Immer wieder sind auf Ihrem Weg Entscheidungen notwendig, oft auch solche, die Sie gar nicht mit dem Thema in Verbindung bringen würden. Also müssen Sie hier lernen, diese Entscheidungen im Sinne Ihres Selbst zu treffen, auf Ihre Intuition zu hören. Es reicht nicht aus, zu bitten oder zu wünschen und dann das Universum machen zu lassen, Sie müssen auch bereit sein zu empfangen. Empfangen meint hier nicht, sich hinzusetzen und das Leben machen zu lassen. Vielmehr sollte es so sein, dass Sie mithilfe Ihrer Intuition eine Entscheidung fällen, die Sie dann mithilfe Ihres Verstandes realisieren. Die Intuition kann Ihnen helfen, Probleme zu lösen, bei denen Ihr Verstand scheitert. Verstehen Sie Ihre Intuition als Hilfestellung einer höheren Macht. Diese höhere Macht ist nichts von Ihnen Getrenntes, sondern lediglich ein Bereich, dessen Teil Sie sind und zu dem Sie bewusst keinen direkten Zugriff haben. So müssen Sie lernen, die Momente, in denen Ihnen die Intuition zu Hilfe kommt, zu bemerken und zu nutzen. Sie können lernen, diese Momente wahrzunehmen. Wenn Sie sie nicht beachten, wird die Intuition Sie verlassen und dem Verstand eine Vormachtstellung einräumen. Gönnen Sie sich also regelmäßig Phasen der Stille, und geben Sie Ihrer Intuition eine Chance, Sie zu erreichen.

Bitte beachten Sie, dass Sie Ihr Leben entsprechend Ihren Wünschen so gestalten, dass die Erfüllung Ihrer Wünsche nachhaltig sein kann. Das kann zum Beispiel bedeuten, dass Sie einfach mal die Wohnung gründlich putzen, wenn Sie sich Ihre Traumfrau gewünscht haben, denn diese wird sonst wahrscheinlich nicht bei Ihnen bleiben wollen. Achten Sie bei Ihren Handlungen darauf, dass Sie dem, was Sie sich gewünscht haben, nicht widersprechen. Aber denken Sie bitte nicht die ganze Zeit darüber nach, was Sie falsch machen könnten! Sie wissen ja bereits, was das bewirken würde …

Abschließend möchte ich Ihnen einige Beispiele erfolgreicher Affirmationen zeigen. Wenn Sie krank sind, ist eine gute Affirmation: *»Ich bin gesund und fühle mich* *gut, von Tag zu Tag geht es mir besser.«* Bei Krankheit sind zusätzlich zu einer medikamentösen Behandlung unterstützende Bilder sinnvoll, mit deren Hilfe Sie den Heilungserfolg des Medikaments visualisieren und so verstärken.

Grundsätzlich ist die Formulierung »Ich bin …« immer gut für eine erfolgreiche Affirmation. »Ich kann sein, was ich sein will« ist ebenfalls gut geeignet.

Die meiner Ansicht nach besten Regeln sind »Es ist, wie es ist« und, auf Ihre Mitmenschen bezogen, »Die Menschen sind, was sie sind, und sie tun, was sie tun.« Damit akzeptieren Sie, dass Sie die Welt, die Sie im Außen erleben, sowieso nicht ändern können. In dieser Art und Weise können Sie alles programmieren, was Sie möchten, und so die Grundlage zur Heilung jeder Krankheit selbst schaffen.

 # 53: HAIPULE

Die folgende, auf Hawaii »Haipule« genannte Technik ist eine Imagination in ihrer ureigensten Form. Sie vereint alles, was Sie gerade über Affirmationen und Imaginationen gelesen haben. Sie erkennen hier sehr schön, dass die Schamanen schon seit langer Zeit diese Techniken kennen und anwenden. Ändern Sie also nun Ihren Traum, und erschaffen Sie so Ihr Außen, Ihre Umwelt neu – so, wie es Ihnen gefällt.

Denken Sie einfach mehrmals täglich an Ihr Ziel, stellen Sie sich möglichst realistisch die Erreichung dieses Ziels vor. Beginnen Sie immer mit einigen ruhigen Atemzügen, bis Sie den Eindruck haben, dass Sie entspannt und themenbezogen arbeiten bzw. träumen können. Denken Sie nur an das Gelingen, ersparen Sie sich jeglichen Gedanken über den Weg zur Erreichung des Ziels.

Was wäre heute ein gutes Thema für Ihre Imagination? Haben Sie ein Problem oder eine Krankheit? Brauchen Sie etwas? Vielleicht haben Sie einen Wunsch, der vielen Menschen zugute kommt? Je mehr Ihr Ziel auch anderen Menschen, also der Allgemeinheit, nützt, desto besser ist das.

Sprechen Sie mit anderen gar nicht erst darüber. Die Gefahr, dass Sie Unverständnis, Zweifel und dumme Sprüche erfahren, ist zu groß. Integrieren Sie all Ihre Sinne in die Projektion. Und dann stellen Sie sich detailliert vor, wie glücklich Sie sein werden, wenn sich der Wunsch erfüllt hat. Überlegen Sie, wie Sie (und vielleicht auch andere) davon profitieren. Am besten entscheiden Sie sich einmalig für eine bestimmte Sequenz, die Sie bei jedem Haipule wiederholen. Machen Sie dies so oft, wie Sie Zeit finden, besser kürzer und öfter als zehn Minuten lang und zu selten.

Verstärken können Sie die Wirksamkeit der Übung, indem Sie geeignete Schritte einleiten, die den Traum unterstützen. Sprechen Sie mit Leuten, die Ihnen helfen könnten, vor allem aber sollten Sie auf das achten, was Ihnen das Leben scheinbar zufällig bringt. Zusätzlich suchen Sie sich bitte ein Symbol, das für Ihren Traum steht. Das kann ein Talisman, ein Foto oder irgendein Gegenstand sein, der in Ihren Augen im Zusammenhang mit dem Wunsch steht. Tragen Sie es immer bei sich.

Sollten Sie sich bei Zweifeln oder negativen Gedanken erwischen, drehen Sie diese auf der Stelle um. Denken Sie also zwischendurch einmal: »Wie soll das nur funktionieren? Kann das überhaupt gehen?«, dann sagen Sie sich laut: »Ich weiß nicht, wie, aber es funktioniert, es geht!« Egal, welchen negativen Gedanken Sie haben, drehen Sie ihn um, auch wenn Sie keine Ahnung haben, wie das zum gewünschten Ergebnis beitragen soll. Machen Sie es einfach, und vertrauen Sie auf die universale Kraft in Ihnen. KU wird Ihnen helfen. Nach dem Austausch des negativen Gedankens imaginieren Sie jeweils kurz die geglückte Realisierung Ihres Traums.

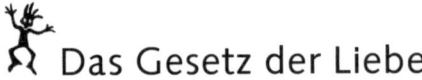

Das Gesetz der Liebe

Das »Gesetz der Anziehung«, »*The Law of Attraction* (LOA)«, beinhaltet das, was ich Ihnen bisher versucht habe näherzubringen, aus einer anderen Perspektive. Es setzt weniger an dem Punkt an, dass Sie das erleben, was Sie denken, sondern meint, dass Sie das anziehen, was Sie denken. Es ist Ihre Entscheidung, welche Richtung Ihnen mehr liegt.

Das »Gesetz der Anziehung« wird auch das »Gesetz der Liebe« genannt, weil wir erst dann, wenn wir in unserem Inneren voller Liebe sind, im Außen die Liebe im Leben und die Liebe anderer Menschen wirklich erleben werden. Ich persönlich halte den Ausdruck »Das Gesetz der Liebe« für viel besser. »Gesetz der Anziehung« impliziert schon im Namen die Trennung zwischen mir und etwas anderem, das ich anziehen kann. Wir sind der Schöpfer unserer Welt, es gibt da außerhalb von uns nichts anderes.

Nur Gefühle der Liebe sind positiv, jedes gute Gefühl ist immer auf ein Gefühl der Liebe zurückzuführen. Ist da in uns also nicht ausschließlich Liebe, haben wir zwangsläufig noch negative Gedanken, die sich, wie wir mittlerweile wissen, in unserer Außenwelt zeigen werden.

Unter dem Aspekt »Alles ist eins« ist jeder negative Gedanke, den Sie gegenüber einem anderen Menschen hegen, letztlich ein negativer Gedanke, der sich gegen Sie selbst richtet. Seien Sie unbesorgt, ein bißchen mehr positive Gedanken, ein wenig seltener negative, und Sie sind auf dem richtigen Weg.

 ## 54: VORBEREITUNG ZUR HEILUNG VON SCHMERZEN

Diese Übung ist die perfekte Vorbereitung auf die Heilung von körperlichen Schmerzen. Ich würde Ihnen empfehlen, diese Übung vor jeder Selbstheilung durch eine Affirmation, Imagination und Heilreise durchzuführen. Beantworten Sie einfach bewusst und ehrlich die folgenden Fragen:

Welchen körperlichen Schmerz wollen Sie verstehen lernen?

Wo tritt der Schmerz auf?

Wann tritt der Schmerz in der Regel auf?

Gibt es bestimmte Zusammenhänge, die Sie erkannt haben?

Sind Ihnen Situationen aufgefallen, die mit dem Schmerz in Zusammenhang stehen könnten?

Wie genau können Sie den Schmerz lokalisieren? Ist es ein punktueller Schmerz, ein ganzer Körperteil, der schmerzt, oder ist der Schmerz kaum greifbar wie ein Nebel?

Wie würden Sie die Stärke des Schmerzes auf einer Skala von 0 bis 10 einordnen, wenn 0 Schmerzfreiheit wäre?

Wann war er schon einmal höher?

Wann war er schon einmal niedriger?

Wenn der Schmerz eine Farbe hätte, welche wäre das dann?

Könnten Sie sich eine Form des Schmerzes vorstellen? Wenn ja, welche?

Wenn Sie einen Klang dazu singen, summen oder brummen sollten, wie wäre dieser Klang? Können Sie ihn beschreiben?

Wie fühlt sich der Schmerz an? Versuchen Sie, möglichst viele Eigenschaften des Schmerzes zu erfassen.

Was bewirkt der Schmerz in Ihnen? Gibt es Gründe, die den Schmerz rechtfertigen könnten?

Was macht der Schmerz mit Ihnen? Wie verändert er Ihr Leben?

Können Sie einen Zusammenhang zwischen dem Schmerz und Ihren Glaubenssätzen herstellen?

Angenommen, der Schmerz könnte sprechen, was würde er Ihnen sagen? Wäre er Ihr Freund oder Ihr Feind?

Stellen Sie sich den Schmerz als Tier oder Menschen vor. Wie wäre er?

Was müsste passieren, damit der Schmerz Sie verlassen könnte? Was braucht der Schmerz, um gehen zu können?

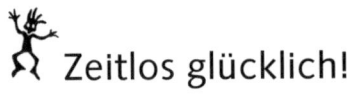

Zeitlos glücklich!

Sie kennen sicher Momente, in denen die Zeit viel zu schnell oder erschreckend langsam vergeht. Wie Einstein sagte, ist alles relativ, auch die Zeit. Zeit ist nicht objektiv, sondern eine von Ihnen und Ihrem Bezugssystem, also von Ihrer Umgebung und Ihren Befindlichkeiten, abhängige Variable. Zeit ist nicht wie in unserem herkömmlichen Verständnis, die Linie, an der wir uns entlangbewegen und an deren Anfang die Geburt und an deren Ende der Tod steht. In ein paar Zeilen zu begründen, warum Zeit ein Konstrukt unseres Ego ist, das uns mehr behindert, als dass es uns nutzt, ist natürlich kaum möglich. Es möge genügen, wenn ich hier sage, dass Zeit ein willkürliches künstliches System ist, das physikalisch gar nicht existiert. So gibt es keine Vergangenheit und keine Zukunft mehr, beide sind Schöpfungen unseres Verstandes, Zeit ist die Bewegung unserer Gedanken.

> Der Stillstand der Gedanken wird zum Stillstand der Zeit.

Dieser kleine Satz ist enorm wichtig. Die Zeit existiert erst durch die Bewegung Ihrer Gedanken. Denken und Zeit sind wie die zwei Seiten einer Medaille. Und so wird der Stillstand Ihrer Gedanken zum Stillstand der Zeit. Vielleicht fällt Ihnen spontan ein Moment ein, in dem Sie gar nichts dachten, sondern einfach existierten. Schien die Zeit nicht stillzustehen? Die Situation, zu wenig Zeit zu haben, löst sich in nichts auf, wenn Sie Ihre Gedanken stoppen können.

Jeder, der meint, dass er irgendwann einmal mehr Zeit haben wird als jetzt, der wird erfahren, dass diese Zukunft nie sein wird. In der Zukunft können Sie nichts ändern oder tun, sondern nur im Jetzt. Alles ist jetzt, der Anfang von allem ist jetzt, das Ende von allem ist auch jetzt. Schön an diesem Gedanken ist, dass es keiner Eile bedarf, um etwas zu tun, weil das Jetzt nie vergehen kann. Nur bewegen müssen Sie sich, im Jetzt bewegungslos zu verharren wird nie etwas bewegen.

55: MEHR ZEIT GEFÄLLIG?

Sie brauchen mehr Zeit? Sie kommen zu nichts? Sagen Sie sich immer mal wieder: »Ich habe alle Zeit der Welt!« Werden Sie sich dessen bewusst.

 ## 56: ZEITMANIPULATION

Für die Durchführung der nachfolgenden Übung haben Sie eine Minute Zeit. Haben Sie einen Wecker oder eine Uhr, die Sie auf 60 Sekunden stellen können? Es geht darum, dass Sie eine Traumreise unternehmen, die Sie schon immer machen wollten.

Stellen Sie sich in dieser Minute vor, wie Sie reisen, was Sie alles erleben, wohin Sie reisen, was Sie besichtigen, wie Sie wohnen, was Sie Exotisches essen und was Ihnen noch alles einfällt.

Bevor Sie jetzt weiterlesen, starten Sie Ihren Wecker, und machen Sie die Übung! Stoppen Sie, wenn die Minute um ist.

Wie viel Zeit ist Ihrer Meinung nach vergangen? Hatten Sie das Gefühl, dass während Ihrer Fantasiereise wirklich nur eine Minute verstrichen ist? Kam es Ihnen länger vor? Haben Sie so viel gesehen, dass es auch Tage gewesen sein könnten?

Jeder Mensch erlebt diese Zeit unterschiedlich. Wenn Sie andere Themen probieren (Sie könnten sich zum Beispiel vorstellen, dass Sie ein Möbelstück restaurieren oder ein 3-Gänge-Menü zaubern), werden Sie feststellen, dass die subjektiv vergangene Zeit immer unterschiedlich lang ist.

Sie können für sich in Ihrem Inneren die Zeit verkürzen oder verlängern. Stellen Sie sich einen Zollstock von zwei Meter Länge vor. Je ein Drittel, also ca. 66,6 cm dieser Strecke, steht jeweils für Ihre Vergan-

genheit, Ihre Gegenwart und Ihre Zukunft. Reduzieren Sie jetzt den Abschnitt, der Ihre Vergangenheit darstellt, auf 33 cm. Tun Sie das, indem Sie sich bildlich vorstellen, wie diese Strecke schrumpft. Machen Sie das Gleiche mit dem Abschnitt »Gegenwart«. Ihre Zukunft hat sich auf diese Weise plötzlich verdoppelt. Sie haben auf einmal alle Zeit der Welt.

Beginnen Sie nun wieder von vorn. Lassen Sie diesmal in Gedanken Ihre »Zukunft« auf 33 cm schrumpfen und die »Vergangenheit« entsprechend wachsen auf 100 cm. Spüren Sie, dass Ihre nun längere Vergangenheit einen großen Erfahrungsschatz birgt? Stellen Sie einen tieferen inneren Bezug oder Kontakt zu Ihrer Vergangenheit, zu Ihrer Geschichte fest?

Jetzt und nur jetzt! Jetzt und hier!

MANAWA
Jetzt ist der Augenblick der Macht.
Was vorbei ist, ist vorbei.

Alles, was existiert, existiert nur im Jetzt.

Schon im Abschnitt über Meditation und dann zuletzt in den Anmerkungen über die Zeit haben Sie gesehen, dass Zeit und Gedanken unauflöslich miteinander verbunden sind. Wenn Sie nicht nachdenken, steht die Zeit, und Sie sind im Jetzt. Genau diesen Zustand können Sie in der Meditation erreichen und dann in Ihr gesamtes Leben übernehmen. Meditation bedeutet, im Jetzt zu sein. Wenn Sie Ihr Leben im Jetzt leben, sind Sie zwangsläufig immer in einem meditativen Zustand und benötigen keine morgendliche Extrameditation. Sie werden das Leben pur ohne den Filter des Verstandes genießen können, Sie werden ein Gefühl für die Ewigkeit gewinnen.

Wie real ist eigentlich Ihre Vergangenheit? Wie sieht Ihre Geschichte aus heutiger Sicht aus? Das, was Sie unter Ihrer Vergangenheit verstehen, sind in Ihrem Gehirn gespeicherte Bilder, die genauso gut aus einem Traum stammen könnten.

Vergleichen Sie einmal die lebhafte Erinnerung an einen Traum mit Erlebnissen in Ihrer Vergangenheit. Sie werden feststellen, dass das, worüber Sie sich selbst definieren, Ihr Leben, Ihre ganze Vergangenheit, alle Erinnerungen, nicht wirklicher erscheinen als ein Traum – oder eine sehr plastische Imagination. Wir alle leben ausschließlich im Jetzt. Wir alle leben jetzt und hier. Niemand hat es bisher geschafft, das Jetzt auch nur eine Sekunde zu verlassen. In der alten hawaiischen Sprache kannte man nicht einmal eine Vergangenheits- oder Zukunftsform. Alles, was nicht im Hier und Jetzt passierte, war für die Hawaiianer nicht existent.

Mithilfe des Konstrukts Zeit versuchen wir, eine Distanz zum Tod zu schaffen. Dabei macht erst die Zeit unser Leben vergänglich. Ohne Zeit gäbe es keinen Anfang und kein Ende. Nur Ihr Ego braucht die Zeit. Es wühlt in der Vergangenheit, fantasiert für die Zukunft und verhindert damit, dass Sie einfach sein können. Aus der Sicht des Ego ist das verständlich, es sichert damit seine eigene Existenz.

Der Schamane kennt keine Zeit, für den Schamanen gibt es nur das Jetzt. Vergangenheit ist nie Realität, sie ist immer nur die Erinnerung, das Gedächtnis. In ihr sind alle Verfälschungen, Bewertungen etc. mit gespeichert. Die Zukunft ist gleichzusetzen mit Erwartung. Wir halten fest: Vergangenheit und Zukunft gibt es nur in Ihren Gedanken.

Logische Konsequenz ist, dass Sie alles, was Sie suchen, was Sie sich wünschen, nur im Jetzt finden können. Die Lösung für ein Problem finden Sie niemals in der Vergangenheit. Das Glück finden Sie nicht in der Zukunft, weil Sie immer in der Gegenwart sind. Im Hinduismus spricht man vom Schleier der Maya, alles ist eine Illusion, der wir vergeblich hinterherhetzen. Jedes Mal, wenn wir kurz davor sind, diese Illusion zu erreichen, verschwindet sie. Diese Illusion verhüllt ebenfalls die Erkenntnis, dass nur das Jetzt existiert. Sie rennen dem Leben hinterher, verschieben die Erfüllung Ihrer Wünsche in die Zukunft, und irgendwann merken Sie, dass Sie auf das Ende Ihres Lebens zujagen, ohne die Zukunft gelebt zu haben. Und dann laufen Sie im gleichen Tempo vor dem Tod davon und vergessen wieder zu leben. Äußerungen wie »Wenn …, dann …« sind hoffnungslos. »Dann« wird nie sein, es ist immer jetzt. »Dann« ist gleichbedeutend mit »nie«. Was Sie nicht jetzt tun, tun Sie nie. Das garantiere ich Ihnen.

Wenn Sie Ihre Ziele nur im Jetzt erreichen können, sind auch Veränderungen nicht irgendwann möglich, sondern nur jetzt. In dieser Sekunde können Sie alles ändern. Jede Änderung Ihres Lebens kann von jetzt auf gleich stattfinden, es ist allein Ihre Entscheidung.

Nichts aus Ihrem alten Leben, weder Ihre Erfahrungen und Meinungen noch Ihre Einstellungen, müssen Sie mitnehmen oder weiter anwenden, wenn Sie nicht wollen. Ein Beispiel für Männer: Vielleicht ärgern Sie sich seit Jahren darüber, dass Sie ein absoluter Tanzmuffel sind, und haben auch immer eine ganze Palette an guten Gründen und Ausreden, um nicht mit Ihrer Frau tanzen zu müssen? Wirklich einfacher war das Leben dadurch eher nicht, oder? Wann wollen Sie das ändern? Nächste Woche? Nächste Woche gibt es nicht, ändern Sie es jetzt. Vergessen Sie diesen Glaubenssatz »Ich kann nicht tanzen«, und tanzen Sie ab sofort!

Gibt es Dinge, über die Sie schon lange jammern und klagen? Dinge, die Sie stören, die Sie aber oft sehr lange Zeit, teilweise Jahre, manchmal ein ganzes Leben lang, ertragen haben? Anstatt etwas zu ändern, hängen Sie am Bekannten, am vermeintlich Sicheren? Vielleicht haben Sie Angst vor dem Neuen, dem Unbekannten, aber: Alles, was ist, ist eine Momentaufnahme und kann schon im nächsten Moment anders sein. Schauen Sie sich ein schwingendes Pendel an. Die Bewegungen des Pendels zeigen das Jetzt, nicht das Gerade-Eben und nicht das Gleich. Genau wie das Leben ist es in ständiger Bewegung und immer im Jetzt. Sie werden feststellen, dass Sie umso kraftvoller sind, je mehr Sie sich auf die Gegenwart konzentrieren, je mehr Aufmerksamkeit oder Achtsamkeit Sie ihr schenken. Ausschließlich im Jetzt zu sein heißt auch, das man das, was man gerade macht, mit Liebe und hundertprozentiger Aufmerksamkeit macht.

Woran erkennen Sie, wann Sie nicht mehr im Jetzt sind? Das deutlichste Anzeichen ist, wenn Sie sich ärgern. Dann sind Sie gedanklich beschäftigt mit alten Bildern von KU, wenn Sie Angst haben, ebenfalls. Auch Sorgen sind ein gedankliches Konstrukt des Verstandes, das nichts mit dem aktuellen Leben zu tun hat. Warum sollten Sie sich sorgen? Ist die Situation, um die Sie sich sorgen, veränderbar oder nicht? Wenn nicht, warum beschäftigen Sie sich damit? Sie können sowieso nichts tun. Ist sie aber veränderlich, dann übernehmen Sie die Verantwortung, und handeln Sie, ändern Sie, was die Situation erfordert. Einleuchtend, oder? Wenn Sie jetzt noch wüssten, wie Sie unterscheiden können, wann Sie in der Lage sind, etwas zu verändern, und wann nicht, wäre dies perfekt. Die Antwort ist so einfach wie alle schamanischen Regeln. Sie können alles verändern, was Sie möchten. Nur müssen Sie immer daran denken, dass Sie dies in Ihrem Inneren ändern müssen und nicht im Außen. Alles, was Ihnen im Außen nicht passt, kommt aus Ihnen und ist nur eine Projektion Ihres Ärgers, Ihrer Sorgen, Ängste, Träume und Visionen.

Schamanen reisen in der Zeit, sie sind jedoch genauso wenig wie Sie in der Lage, jemals im herkömmlichen Sinne die Zukunft zu erreichen. Kein Schamane war wirklich je in der Vergangenheit, so wie man sich dies landläufig vorstellen würde, zum Beispiel eine Reise mithilfe einer Zeitmaschine. Schamanen arbeiten mit den Bildern von Vergangenheit und Zukunft, mit den Träumen des Gestern und des Morgen. Das, was Sie unter Vergangenheit verstehen, macht der Schamane wieder zum Jetzt, indem er eine Situation sozusagen nochmals gedanklich erlebbar macht und mit der gleichen Intensität visualisiert. Dadurch, dass er in der Lage ist, die Vergangenheit wiederherzustellen, sie ins Hier und Jetzt zu holen, kann er in ihr arbeiten und sie auch ändern. Indem er die Bilder der Vergangenheit ändert, ändert er die Erinnerungen des KU und damit die Vergangenheit selbst. Gleiches gilt anlog für die Zukunft. Imaginationen arbeiten mit der willentlichen bildlichen Vorwegnahme der Zukunft.

 ## 57: HEILUNG MITTELS STUFENVISUALISIERUNG

Für diese Übung benötigen Sie fünfzehn Minuten. Suchen Sie sich ein körperliches Problem, das Sie aktuell belastet. Wenn Ihnen nun gar nichts wehtut, bearbeiten Sie ein anderes Problem.

Setzen Sie sich zunächst bequem an einen ruhigen Ort, schließen Sie die Augen, und schenken Sie Ihre Aufmerksamkeit für ein bis zwei Minuten Ihrem Atem. Es ist wichtig, dass Sie in einen wirklich entspannten Zustand kommen, also lassen Sie den Alltag außen vor, nehmen Sie sich bitte die Zeit. Erst wenn Sie so weit sind, wenden Sie sich Ihrem Thema zu. Drehen Sie den Kopf dafür leicht nach links – links liegt die Vergangenheit –, und konzentrieren Sie sich zunächst auf das Problem. Welche Gefühle kommen in Ihnen auf, wenn Sie sich auf Ihr Thema konzentrieren? Sie haben zwei Minuten Zeit dafür.

Nun drehen Sie den Kopf wieder nach vorn und lassen sich eine Methode einfallen, die Ihre Krankheit, Ihren Schmerz heilt. Benutzen Sie also zum Beispiel eine Wundercreme, die Ihre Hautkrankheit heilt. Nehmen Sie ein Wundermedikament gegen etwas anderes. Stellen Sie sich vor, wie kleine Männchen in Ihrem Blut losmarschieren, um die Krankheit mit Hammer und Meißel aus Ihrem Körper zu schlagen. Oder visualisieren Sie einen indianischen Wunderheiler, den Sie im Dschungel besuchen und der Sie mit fantasievollen Ritualen und geheimnisvollen Pflanzensäften heilt. Benutzen Sie wie immer so viel Fantasie wie möglich, und denken Sie bitte daran, alle fünf Sinne einzubringen und Emotionen zuzulassen. Für den visuellen Heilungsvorgang nehmen Sie sich rund zehn Minuten Zeit, dies ist der wichtigste Teil des Prozesses. Suchen Sie Ihre eigenen Bilder. Das, was Sie erträumen, ist für Sie genau der passende Weg.

Wenn Sie die Heilungszeremonie abgeschlossen haben, drehen Sie den Kopf leicht nach rechts, in die Richtung der Zukunft. Nun visualisieren Sie sich gesund, glücklich und in Topform. Alle Sorgen sind von Ihnen abgefallen, Sie können wieder Sport machen, Treppen steigen und laufen. Ihr Geschwür ist weg, und Sie fühlen sich frei. Stellen Sie sich vor, wie Ihr Leben dann ist, genießen Sie es, und belohnen Sie sich für die erfolgreiche Heilung. Für diese Phase sollten Sie zwei bis drei Minuten ansetzen.

Machen Sie die Übung mehrmals am Tag eine Woche lang, bis sich die Bilder des Geheiltseins in Ihnen festgesetzt haben.

Wenn Sie schlafen gehen, nehmen Sie sich ein Glas Wasser mit ans Bett und trinken eine Hälfte vor dem Einschlafen. Die andere Hälfte trinken Sie bitte direkt nach dem Aufwachen.

Ist dein Ego dein bester Freund?

> Das Schicksal des Ego ist es, sein Leben lang über sich selbst zu grübeln.

Haben Sie gelegentlich das Gefühl, Hauptdarsteller in einem schlechten Film zu sein? Alles Mögliche geht schief, Sie kommen zu nichts, haben keine Zeit, die Arbeit frisst Sie auf, die Beziehung war auch schon mal besser, und irgendwie rast das Leben an Ihnen vorbei? Willkommen in Ihrem persönlichen Drama, das Sie sich selbst täglich neu erschaffen.

Das, was Sie im Außen erleben, ist Ihr gespiegeltes Inneres. Sie besetzen alle Rollen in Ihrem Leben, Sie wählen die Schwerpunkte und Prioritäten aus, Sie teilen die Zeit ein. Sie sind Regisseur, Hauptdarsteller und alle Nebenrollen zugleich. Ihr Ego ist der Regisseur. Dieses Ego, das bei Babys noch gar nicht vorhanden ist, entwickelt sich in den ersten Lebensjahren aus dem Verstand, dessen bester Freund es ist. Vorher in den ersten Lebensjahren gab es kein Ich, kein Du, kein Nicht-Ich, kein Nicht-Du, sondern alles war eins. Alles war eine Welt, nicht einmal die Mutter ist für ein Baby etwas Getrenntes.

Plötzlich aber spaltet sich die Welt in ein Ich und ein Nicht-Ich. Eine erste Grenze wird eingeführt, und das Drama des Lebens nimmt seinen Lauf. Das Baby stellt fest: »Da bin ich, und da ist alles andere, mein Ich geht bis zu meiner Nasenspitze, und dort beginnt die fremde Welt.« Der Trennungsgedanke ist geboren, das Ego hat dadurch seine eigene Existenz gesichert. Plötzlich existiert eine neue Trennlinie, die uns spaltet. Von nun an gibt es für jeden Menschen ein Subjekt und viele Objekte. Irgendwann beginnt das Ego über sich selbst nachzudenken. Es versucht, gleichzeitig als Denker das Subjekt und als Beobachtetes das Objekt zu sein, was per se zum Scheitern verurteilt ist. Ab diesem Moment kämpft das Ego um sein Überleben und hat Angst. Der Alles-ist-eins-Gedanke, die Idee, dass wir alles sind, dass die Welt unser Körper ist und wir in der Welt uns selbst sehen und erleben, verschwindet. Verstoßen aus dem Paradies fallen wir in das, was wir für das Leben halten.

Da das Ego zu LONO, zu Ihrem Verstand, gehört und ein Geschöpf Ihrer Gedanken ist, lebt es nie in der Gegenwart. Schlimmer: Wenn Sie einmal absolut im Jetzt sind, existiert Ihr Ego für diesen Moment gar nicht mehr, denn es ist nie im Jetzt. Erst wenn die Gedanken wiederkehren, kommt auch das Ego zurück. Das Ego ist nicht in der Lage, wirkliche Gefühle zu empfinden, es kann nur durch LONO das von KU gespeicherte Wissen interpretieren. So wühlt es sich durch die Vergangenheit und spekuliert in die Zukunft. Statt sich an sich selbst zu freuen, entwickelt das Ego die Urangst, die Angst vor dem Unbekannten, dessen Höhepunkt der Tod ist. Das Schicksal des Ego ist es, sein Leben lang nachzugrübeln, nie eine Antwort zu finden und dann zu sterben.

Nun neigt das Ego, da es sich selbst nicht erfahren kann, in seiner Verzweiflung dazu, sich über andere Objekte zu definieren: Sie kaufen sich ein neues Auto, suchen einen neuen Partner oder einen neuen Job und erfahren sich über diesen Umweg selbst. Die Erfüllung in diesen Dingen im Außen zu finden, ist jedoch unmöglich, wie Sie mittlerweile gesehen haben. Wichtigstes Objekt des Besitzes ist das eigene Ich! Stellt sich die Frage: Wer oder was ist dieses eigene Ich? Und wer ist es, der das Ich besitzt? Der Besitzer ist das Subjekt, das Besessene ist das Objekt. Wer ist was? Gibt es noch ein anderes Ich? Haben wir also zwei Ichs?

So sucht Ihr Ego in immer neuen materiellen und immateriellen Wünschen und Sehnsüchten die Ablenkung von seinem ureigenen Problem. Ihr Ich dehnt sich durch Konsum aus: Was Ihnen gehört, wird Teil Ihres Ichs. Ihr Auto wird zu einem Teil von Ihnen. Sie besitzen andere Menschen: Ihre Frau, Ihre Kinder, ja selbst Ihren Chef. Sie besitzen Gefühle, Krankheiten und so weiter. Sie dehnen Ihr Ich über alles aus, was Sie vermeintlich ergreifen oder umfassen können, um sich selbst definieren zu können.

Es ist offensichtlich, dass aus dieser unglücklichen Situation eine immer größere Anspannung erwächst, von der auch durch immer mehr Konsum nicht abgelenkt werden kann. Alkohol, Sex, Drogen oder Einkaufen, helfen nur kurzfristig. Aus der Begierde erwächst ständig neue Begierde.

Im Zen-Buddhismus und im Daoismus ist die Auflösung des Ego ein intensiv verfolgtes Ziel. Mit diesen Übungen versuche ich Ihnen Schritte zu diesem Ziel aufzuzeigen. Das Ziel ist keine verklärte Vorstellung von Erleuchtung, es reicht völlig aus, wenn Sie erkennen, dass Sie nicht Ihr Ego sind, dass es aber nichtsdestotrotz ein Teil ist, der zu Ihnen gehört. Das ist zumindest die Sicht der modernen Schamanen. Es macht keinen Sinn, das Jetzt zu verlassen und weitere Gedanken darauf zu verschwenden. Es reicht absolut aus, bewusst und aufmerksam zu sein. Beobachten, ohne zu bewerten und zu analysieren, sehen, ohne dabei zu denken. Dieses reine Beobachten zu lernen, ist anfangs unglaublich schwer. Ähnlich wie bei der Meditation werden wir erst einmal wieder von Gedanken überrollt. Und doch stellen Sie möglicherweise bereits fest, dass die Lücken im Sie umgebenden Nebel größer und größer werden.

 # 58: SELBSTAUFSTELLUNG

Sicherlich haben Sie schon von Familienaufstellungen gehört. Weniger bekannt ist, dass man auch Unternehmen und Organisationen, ja sogar die Charaktere eines Drehbuchs oder die Bestandteile eines Firmenlogos aufstellen kann.

Dies ist eine kleine leichte Übung aus der vielfältigen Welt der Aufstellungen, die letztlich alle auf alten schamanischen Ritualen beruhen.

Überlegen Sie sich ein aktuelles Problem, natürlich kann es auch Ihre

Hauptschwierigkeit sein, von dem Sie sich mittels der Übungen in diesem Buch heilen möchten.

Wählen Sie sich drei Dinge aus dem Raum, in dem Sie sich gerade befinden. Das erste ist ein Symbol, das für Ihr Thema steht. Das zweite Symbol steht für ein ausgeblendetes, verdrängtes oder unterdrücktes Thema, und der dritte Gegenstand steht für Sie selbst. Platzieren Sie die Symbole in einem Zimmer so, wie es Ihnen gefühlsmäßig richtig erscheint. Seien Sie dabei spontan und nicht verstandesorientiert. Achten Sie auch darauf, wie das jeweilige Symbol ausgerichtet ist, ob es besser steht oder liegt und – falls es Augen hat – wohin es schaut.

Stellen Sie sich nun der Reihe nach zu jedem einzelnem Symbol, und fühlen Sie sich in es hinein. In der Zeit dazwischen verlassen Sie jeweils kurz den Raum und entspannen sich für ein paar Sekunden. Diese Entspannung dient der Vorbereitung auf das nächste Symbol.

Wenn Sie sich in alle drei Positionen eingefühlt haben, verändern Sie die Positionen der drei Symbole und drehen sie so, dass sie einander anschauen. Stellen Sie sich folgende Fragen:

Was hat sich an der Gesamtsituation verändert?

Sehen Sie Möglichkeiten, die Situation durch eine weitere Veränderung zu optimieren? Finden Sie, dass alle drei Teile entsprechend gewürdigt und integriert sind?

Fehlt irgendetwas, was Sie noch dazustellen möchten?

Angst oder Freude? Schmerz oder Leid?

Letztlich dreht sich alles im Leben darum, Freude zu erleben und Schmerz zu vermeiden. Auch in Ihrem Leben gibt es nur zwei Emotionen, nämlich Angst bzw. Schmerz auf der einen und Liebe bzw. Freude auf der anderen Seite. Ich nehme an, auch Sie wollen eigentlich nur glücklich sein und Schmerz und Leid meiden. Dies ist die einfache Basis für alle Entscheidungen, die Sie in Ihrem Leben treffen.

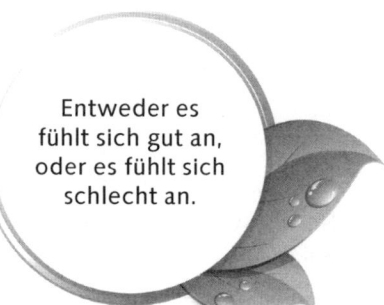

Entweder es fühlt sich gut an, oder es fühlt sich schlecht an.

Entweder etwas fühlt sich gut an, oder es fühlt sich schlecht an. Sie tun das, was sich gut anfühlt. Verfolgen Sie etwas mit Liebe, so wird es viel besser funktionieren als ohne. Fühlt es sich hingegen schlecht an, lassen Sie es besser. Haben Sie Angst dabei, wird es lange nicht so gut gehen wie erhofft. Tun Sie etwas aus Angst, so ist dies nicht die richtige Basis für eine langfristig beglückende Entscheidung, oder? Und wer würde ernsthaft von sich behaupten wollen, dass er niemals Angst hat? Der Gegenpart zur Angst ist die Freude oder auch die Liebe, auf die ich noch eingehen werde.

Selbstverständlich spielt die Urangst vor der Bedrohung unserer Existenz eine wichtige Rolle in unserem Leben. Und das ist wichtig, schließlich kann sie uns unser Leben retten. Natürliche Angst sorgt dafür, dass uns in einer bedrohlichen Situation nichts passiert. Angst ist aber auch unser größter Feind. Die Angst wird unnatürlich, wenn wir uns aufgrund unserer gesammelten Erinnerungen vor der Zukunft ängstigen. Das Angstschema, mit dem wir alle arbeiten, ist immer noch dasselbe wie das, das wir in der Steinzeit benutzt haben. Auf gar nicht so existenzielle Probleme reagieren wir immer noch, als ob uns die Verstoßung aus unserer Sippe durch den Stammeshäuptling drohe oder als ob ein Säbelzahntiger hinter uns her wäre. Bei Entscheidungen, die wir treffen müssen, spekulieren wir bis hin zu den abstrusesten Gedankenkonstruktionen, was die schlimmste Konsequenz sein könnte. Ruft das Sekretariat an und sagt, dass Sie der Chef am nächsten Tag um 15.00 Uhr sprechen möchte, geht Ihr Gehirnkino schon los: »Die allgemeine wirtschaftliche Lage ist schlecht. Es ist bekannt, dass Umstrukturierungen anstehen. Der will mir doch sicherlich kündigen, nur weil ich ihm letzte Woche mal die Meinung gesagt habe? Wie soll ich dann die Raten für das Haus bezahlen? Ich habe Familie, ich kann nicht einfach mal umziehen für einen neuen Job. Ich bin schon 45 Jahre alt, langsam wird es eng mit neuen Positionen.« Was ich hiermit zeigen möchte, ist zum einen der spekulative Charakter der Angst und zum anderen die – objektiv zumeist unangemessene – Stärke der Angst.

Angst resultiert also aus Spekulationen von LONO darüber, wie die Zukunft wohl aussehen könnte. Dabei tendiert es dazu, Negativszenarien durchzuspielen. Es meint, sich für das Schlimmste wappnen zu müssen. Dazu kommen die Probleme und Ängste des Ego. Denken Sie noch einmal an den möglichen Verlust Ihres Arbeitsplatzes. Was können Sie sich da nicht alles an Horrorszenarien ausmalen! Können Sie sich vorstellen, wie Sie, wenn Sie dann pleite sind und die Familie weg ist, unter der Brücke schlafen müssen? Wie gesagt: Angst ist die Erwartung von Schmerz. Von Schmerz, den ein Leben unter der Brücke gedanklich für Sie bedeutet. Wenn

Sie der Ansicht sind, dass diese selbst gemachten Ängste Sie zu Ihrem Ziel führen, dann machen Sie so weiter wie bisher. Natürlich verbessert die Angst Ihre Situation nicht. Selbst dann nicht, wenn Sie tatsächlich Gefahr laufen, Ihren Arbeitsplatz zu verlieren. Sollte die Gefahr bestehen, würde ich Ihnen eher empfehlen, aktiv an das Problem heranzugehen und zu versuchen, die Situation zu ändern.

Ihr KU, also Ihr Körperbewusstsein weiß ja dummerweise nicht, dass Ihre Angst nicht real ist. Angst vor Schmerz ist für KU dasselbe wie Schmerz. Und damit kommt der Stresszyklus in Gang. Um diesen Zyklus zu unterbrechen, ersetzen Sie die Angst durch etwas Positives. Bezüglich der Angst vor dem Verlust des Arbeitsplatzes könnten Sie sich auf eine neue Arbeit mit weniger Stress und mehr Freiräumen freuen. Nehmen Sie gedanklich ein positives Ende vorweg, stellen Sie es sich bildlich vor, stellen Sie sich vor, wie viel Spaß Sie haben werden, wie Sie sich selbst belohnen. KU wird sich davon überzeugen lassen und alles daransetzen, diese Bilder auch zu erreichen. Sie selbst brauchen gar nichts dafür zu tun.

 ## 59: IHR FAMILIENTHEATER

Lust auf ein weiteres kleines Experiment aus dem Bereich der Aufstellungen? Sie benötigen dafür Papierstreifen, auf denen die Namen aller Mitglieder Ihrer Familie stehen. Schöner ist es natürlich, wenn Sie Fotos von allen haben, noch besser, wenn Sie Spielfiguren nehmen.

Haben Sie etwas, was Sie als Theaterbühne benutzen können? Vielleicht finden Sie bei Ihren Kindern etwas Entsprechendes. Ansonsten nehmen Sie einen Tisch und setzen sich davor.

Nehmen Sie nun ein Familienmitglied nach dem anderen in die Hand. Fangen Sie mit sich selbst an, und gehen Sie dann weiter nach dem Grad der Verwandtschaft, also zuerst Eltern und Geschwister usw. Stellen oder legen Sie diese auf die Bühne, wie es Ihnen intuitiv richtig erscheint.

In der zweiten Runde sollten Sie sich um bereits verstorbene Familienmitglieder kümmern. Stellen Sie auch diese auf die Bühne, geben Sie Ihnen intuitiv einen Platz. Wenn gerade eine Geburt in der engeren Familie ansteht, geben Sie auch diesem Menschen Raum. Gönnen Sie sich eine Pause, verlassen Sie den Raum für ein paar Minuten.

Vielleicht machen Sie nun ein Foto, um sich aktuelle Positionen der Figuren besser merken zu können.

Spielen Sie jetzt mit ihnen, lassen Sie sie hin und her laufen, schauen Sie, ob jede Figur den richtigen Platz hat. Wenn Sie das Gefühl haben, dass eine Figur einer anderen Figur etwas sagen möchte, was schon lange ansteht, dann lassen Sie eine Unterhaltung entstehen. Versuchen Sie, dabei keine Vorwürfe zu machen, sondern wertschätzend und verständnisvoll zu sein. Wenn alles »passt«, machen Sie ein zweites Foto und dann eine Pause.

Im dritten Schritt überprüfen Sie alles noch ein letztes Mal. Wenn Ihnen noch ein fehlendes Familienmitglied einfällt, ergänzen Sie es. Mag sein, dass Sie eine Person, die nicht zu Ihrer Familie gehört, für erforderlich halten. Stellen Sie auch diese an der ihr zustehenden Position auf. Prüfen Sie, was passiert, wenn Sie ihre Position ein paar Mal verändern.

Machen Sie erneut eine Pause, und kehren Sie dann zu Ihrem Theater zurück. Überlegen Sie, was dort passiert ist. Was hat sich verändert, wie sind die Auswirkungen, was fühlen Sie? Haben Sie den Eindruck, dass sich in Ihnen selbst auch etwas verändert? Geben Sie dieser Übung Zeit. Lassen Sie sich davon überraschen, wie sie sich auf Ihr Leben auswirkt.

Nicht einmal der Tod ist sicher ...

Es würde den Rahmen dieses Buches sprengen, das Thema Tod erschöpfend zu diskutieren. Aber nur wer versteht, dass der Tod nicht das Ende von allem ist, der kann auch die verschiedenen Ansätze dieses Buches nachvollziehen. Genauso wie die Geburt ist auch der Tod nur der Beginn einer neuen Phase unserer Existenz. Die Angst vor dem Tod und die Verdrängung der Tatsache, dass wir alle einmal sterben, beeinflusst auch Ihr Leben stärker, als Sie

> Angst ist der Beginn des Todes.

vielleicht meinen. Angst wird zum Beginn des Todes, denn nicht wenige Menschen machen sich das Leben schwer, weil sie – bewusst oder unbewusst – versuchen, den Tod zu verdrängen. Sie wollen nicht wahrhaben, dass ihr Dasein endlich ist.

Sie haben bereits erfahren, dass Sie, wenn Sie im Jetzt leben, keine Angst haben können. Angst, Ärger und Sorgen sind im Jetzt nicht existent. Ähnlich ist es mit dem Tod: Der Tod liegt immer in der Zukunft, denn wenn wir tot sind, sind wir nicht mehr.

Haben Sie schon einmal überlegt, was vor Ihrem Leben war? Wo waren Sie, woher kommen Sie? Gibt es ein Leben vor dem Leben? Waren Sie vor Ihrer Geburt bereits etwas, oder sind Sie mit Ihrer Geburt entstanden? Wenn Sie vorher bereits waren, war die Geburt nicht der Anfang Ihres Lebens, und der Tod wäre wohl auch nicht das Ende. Seit wann sind Sie sich eigentlich Ihres Daseins bewusst? Dies alles sind Fragen, die nicht zu beantworten sind.

Wir wissen nicht, wann unser Leben begonnen hat, sind uns aber sicher, zu wissen, wann es endet. Wer das Leben sinnvoll leben möchte, kann dies niemals tun, ohne den Tod als Teil des Lebens zu akzeptieren. Sehen Sie den Tod als den Beginn von etwas Neuem, von etwas Unbekanntem an, vielleicht als den Übergang in einen anderen Bewusstseinszustand. Wenn Sie an Wiedergeburt glauben, wird Ihnen dies sicherlich helfen, denn dieser Glaube begrenzt die Angst vor dem Tod. Letztlich läuft es – wie immer – darauf hinaus, dass nicht alles mit dem Verstand zu begreifen ist. Man kann nur mit der Zeit einen anderen Zugang zum Leben entwickeln, der ein intuitives Verständnis von Leben und Tod ermöglicht. Für das Ziel dieses Übungsbuches genügt es zunächst, wenn Sie sich bewusst werden, welch wichtige und zumeist erschreckende Rolle der Tod in Ihrem Leben spielt und wie Sie damit umgehen.

60: SCHREIBEN SIE IHRE EIGENE GRABREDE!

Nehmen Sie sich bitte etwas zu schreiben. Heute schreiben Sie Ihre eigene Grabrede. Stellen Sie sich vor, Sie wären heute Morgen gestorben und würden für Ihren besten Freund/Ihre beste Freundin die Grabrede schreiben, die er/sie auf Ihrer Beerdigung halten wird. Dafür steht Ihnen sowohl Ihr eigenes Wissen als auch das Ihres Freundes zur Verfügung. Sie kennen sowohl Ihre eigenen Gefühle als auch die Ihrer Freunde und all der anderen Menschen, die mit Ihnen jemals zu tun hatten. Sie wüssten, wem Sie irgendwann etwas Gutes getan haben, aber auch, wem Sie geschadet haben. Natürlich dürfen Sie auch kritisch mit sich umgehen und sollen sich nicht nur über den grünen Klee loben. Schreiben Sie das auf, was nach Ihrer Meinung die Menschen über Sie sagen würden, wenn Sie jetzt sterben würden. Lassen Sie es ruhig ein wenig pathetisch werden, schreiben Sie die Geschichte Ihres Lebens auf. Schreiben Sie über die Träume, die Sie hatten. Erzählen Sie, wie erfüllt Ihr Leben war oder auch nicht. Haben Sie sich Zeit für Freunde und Familie genommen, oder waren Ihnen Arbeit und finanzielle Sicherheit wichtiger? Kommt da auch ein »Ach hätte er/sie doch damals ...«-Gedanke hoch? Seien Sie ehrlich (zu sich selbst), aber vergessen Sie nicht Ihre guten Seiten. Jetzt hier Dinge zu unterschlagen nutzt niemandem. Alle, die an Ihrem Grab stehen werden, kennen Sie. Sie kennen Ihre Macken und Fehler, aber auch Ihre Stärken. Versuchen Sie, möglichst vollständig zu sein und nichts Wesentliches aus Ihrem Leben wegzulassen. Betrachten Sie Ihr gesamtes Leben, nicht nur die letzten paar Jahre. Seien Sie absolut ehrlich, Sie sind tot, es macht keinen Sinn mehr, etwas zu verbergen.

Und nun fangen Sie an: »Wir stehen hier am Grab von ...«

Wenn Sie mutig sind, suchen Sie sich einen Menschen, dem Sie vertrauen, und bitten ihn, diese Rede vorzulesen, während Sie sich auf den Boden unter ein weißes Leinentuch legen – mit entsprechend festlicher Beleuchtung. Alternativ schaffen Sie sich selbst diesen Rahmen und lesen sich die Rede bei Kerzenlicht selbst laut vor.

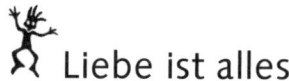 Liebe ist alles

Die Liebe ist die größte Macht im Universum. Man kann sie mit Worten kaum beschreiben, man muss sie erleben. Die Liebe, von der ich spreche, ist nicht die egoistische Liebe, die wir zumeist erleben, bei der wir letztlich vom anderen gewisse Leistungen und Dinge erwarten und auch nur dann bereit sind, unsere Gegenleistung zu erbringen. Diese parasitäre Liebe ist ein Geschöpf des Ego, das sich durch sie zu definieren sucht. Genauso wie das Ego selbst ist diese Liebe ein künstliches Produkt und nichts Wahrhaftiges. Liebe im spirituellen Sinne ist viel mehr als diese Emotion, die uns hin und wieder überkommt. Die Hawaiianer sehen Liebe als etwas, was man tut, und nicht als etwas, was man empfindet. Das, was man tut, tut man gerne und ohne jede Berechnung, Liebe ist kein Tauschgeschäft.

> Dort, wo nur Liebe ist, ist alles eins.

Liebe ist kein Gefühl, sie ist allumfassend und absolut selbstlos. Sie kommt tief aus unserem Inneren und spiegelt sich in unserem Außen. Mag sein, dass man die Liebe mit dem Potenzial oder der Energie des Universums, aus dem alles kommt, gleichstellen kann. Diese Liebe ist wie die Lebensenergie: Sie geht nicht, und sie kommt nicht. Sie ist immer da, nur verschließen wir uns oft vor ihr. Wir können diese Liebe eigentlich gar nicht beschreiben. Sobald unsere Gedanken hinzukommen, ist diese Liebe schon wieder unsichtbar. Gefällt Ihnen die Vorstellung von der Liebe als einzig Existentem? Als etwas, was mit unserem Verstand nicht zu begreifen ist? Liebe ist nur da, wenn keine Angst in uns ist, denn Angst überdeckt dieses Potenzial in uns.

Freude ist die Emotion, die uns die Liebe aufdeckt. Der Mensch hat eine Sehnsucht danach, die Dinge aus Liebe zu machen und zu schaffen – wenn da nur nicht diese ständige Angst, dieses Misstrauen dem Leben gegenüber wären! Ein Leben in der Liebe, also ohne Angst, ist ein Leben ohne Leiden und Schmerz. Dort, wo keinerlei Angst ist, ist auch für Probleme kein Platz mehr. Dort, wo nur Liebe ist, ist alles eins, der Gedanke der Trennung zwischen Innen und Außen existiert nicht mehr.

Sie wollen auch dorthin? Sie sind auf dem besten Wege, nur Mut. In meinen Seminaren stelle ich immer wieder fest, wie die Menschen sich langsam füreinander öffnen und eine ganz neue Tiefe in Ihre Beziehung kommt. Leider legt sich dieser Effekt, wenn man nicht weiter daran arbeitet, im Alltag schnell wieder.

 ## 61: WIE WOLLEN SIE STERBEN?

Im Gegensatz zu der vorherigen Übung verändern wir nun die Ausgangssituation. Sie sind nicht mitten aus dem Leben gerissen worden, sondern Sie sterben in hohem Alter nach einem erfüllten Leben. Schreiben Sie also diesmal die Grabrede, die Ihr bester Freund halten würde. Was würde er über Ihr Leben zu sagen haben? Was waren die Highlights, worauf waren Sie selbst besonders stolz, was liebten die Menschen an Ihnen besonders? Achten Sie darauf, dass zwischen dem heutigen Tag und Ihrem Tod hoffentlich noch eine lange Zeitspanne liegt, in der Sie noch viele Dinge machen und erleben werden, die Ihr Freund alle mit einbringen wird. Welche Abenteuer könnten das sein? Was war aus Sicht Ihres Freundes Besonderes an Ihnen, was waren Ihre Werte? Wahrscheinlich haben Sie in diesem anderen Leben viel Zeit für Freunde und Familie aufgebracht, oder? Gehen Sie die Rede aus der vorherigen Übung nochmals durch.

Und nun fangen Sie an: »Wir stehen hier am Grab von ...«

Wie schon in der letzten Übung empfehle ich Ihnen, sich einen Menschen auszusuchen, dem Sie vertrauen, und ihn zu bitten, diese Rede vorzulesen, während Sie sich auf den Boden unter ein weißes Leinentuch legen. Alternativ schaffen Sie sich selbst diesen Rahmen und lesen sich die Rede bei Kerzenlicht laut vor.

☼

Wie gefällt Ihnen das Leben dieses Verstorbenen? Ist es das, was Sie eigentlich anstreben? Es sollte so sein, ansonsten haben Sie die Übung missverstanden. Überlegen Sie, ob Sie auf dem Weg sind, der zu diesem Leben führt, oder ob Sie Dinge ändern müssen, um dorthin zu gelangen.

Stellen Sie sich vor einen Spiegel, und versprechen Sie sich selbst, ab sofort dieses Leben zu leben. Sagen Sie dem Gegenüber im Spiegel, dass Sie dankbar dafür sind, dass noch kein Tag vom Rest Ihres Lebens vorbeigegangen ist, und versprechen Sie ihm, dass Sie jetzt Ihre Zeit nutzen werden für die Dinge, die Ihnen wirklich wichtig sind.

Lieben Sie sich denn gar nicht?

Therapeut: »Lieben Sie sich selbst denn gar nicht?«
Klient: »Doch schon.«
Therapeut: »Aber?«
Klient: »Es beruht nicht auf Gegenseitigkeit.«

Es ist erstaunlich, wie wenige Menschen in unserer modernen Gesellschaft sich überhaupt selbst lieben. Ganz im Gegenteil: Ein hoher Anteil neigt zu Selbsthass und Selbstverachtung. Keiner ist so wirklich mit sich selbst im Reinen, doch bewusst ist sich auch kaum einer. In meiner schamanischen Arbeit stelle ich immer wieder fest, dass eines der Hauptprobleme meiner Klienten die fehlende Selbstliebe ist. Wohlgemerkt, *mir* fällt es auf: Bei meinen Klienten dauert es oft, bis sie dieses Problem bemerken und

> Bevor Sie nichts zu geben haben, können Sie nichts geben.

auch anerkennen können. Sich selbst zu lieben ist jedoch Voraussetzung dafür, andere zu lieben. Seinen Nächsten zu lieben wie sich selbst impliziert, dass man sich zuerst selbst lieben muss. Erst dann sind Sie in der Lage, wahre Liebe zu empfinden, zu geben, zu erleben. Sie sind noch nicht so weit? Dann vergessen Sie es. Ohne Selbstliebe werden Sie bei anderen immer scheitern.

Schon beim »Gesetz der Liebe« habe ich Ihnen erklärt, dass alle Liebe, alle Wärme und alles Positive, das Sie sich wünschen, immer nur aus Ihnen kommen kann. Wenn Sie sich wirkliche, nachhaltige Liebe von anderen wünschen, sollten Sie lernen, sich selbst wieder zu lieben. Stoppen Sie die Gedanken, in denen Sie sich selbst verachten. Das Leben ist, wie es ist. Sie sind, wie Sie sind. Sagen Sie sich: »Ich bin, wie ich bin. Ich habe ein paar ganz tolle Seiten und ein paar nicht so tolle.« Ohne sich selbst tief im Inneren zu lieben und entsprechend voller Liebe zu sein, ist es nicht möglich, Liebe im Außen zu erfahren.

Sollten Sie gerne in die Opfer- und Geberrolle verfallen, bei der Sie sich nur um andere kümmern und sich aufopfern, dient dies möglicherweise nur der Ablenkung und ist nicht authentisch. Sie werden anderen viel mehr nützen, wenn Sie erst einmal an sich selbst arbeiten. Sie kümmern sich am besten um Ihre Nächsten, indem Sie sich erst einmal um sich selbst kümmern, indem Sie Ihr inneres Haus putzen und aufräumen. Erst wenn Sie selbst voller Fülle sind, können Sie anderen wirklich etwas geben. Wenn Sie voller Liebe sind, können Sie auch andere lieben. Bevor Sie nichts zu geben haben, können Sie nichts geben und werden auch nichts von anderen bekommen.

Sagen Sie sich: »Ich möchte ab heute der Mensch sein, dem ich selbst am liebsten begegnen möchte.« Lieben Sie sich selbst so, wie Sie sind! Im Sie-selbst-Sein sind Sie auf jeden Fall der Beste auf der Welt, keiner kann Ihnen dabei das Wasser reichen. Messen Sie sich nicht mit anderen, vergleichen Sie nicht Ihr Leben mit dem Leben anderer. Sie leben gerade jetzt genau das Leben, das Sie sich selbst erschaffen haben, und das den von Ihnen gesetzten Spielregeln entspricht. Und ganz im Sinne der Bibel, in der es heißt, dass wir unseren Nächsten lieben sollen wie uns selbst, ist jede Ihrer Liebeserklärung an einen anderen gleichzeitig eine Liebeserklärung an Sie selbst, an alle Menschen, an die Seele, an die Welt.

 ## 62: KOMPLIMENTE FÜR SIE

Setzen Sie sich bequem hin, und schließen Sie die Augen. Nehmen Sie sich eine Minute Zeit. Nun loben Sie sich selbst für jede gute Eigenschaft, die Sie haben. Loben Sie sich für alles, was Sie jemals in Ihrem Leben gut gemacht haben. Was schätzen Sie an sich? Welche Charaktereigenschaften an Ihnen gefallen Ihnen? Betrachten Sie Ihren Körper.

Was ist aus Ihrer Sicht lobenswert? Wenn ein Körperteil erkrankt ist, loben Sie es, wie es vorher war. Gehen Sie doch einfach jedes Körperteil und jedes Organ durch, und bedanken Sie sich bei ihm für die guten Dienste, die es bisher geleistet hat! Erinnern Sie sich an ein gutes Prüfungsergebnis, eine sportliche Leistung oder die Tatsache, dass Sie den Partner Ihrer Träume gefunden haben. Dinge, die Ihnen nicht voll und ganz gelungen sind, dürfen Sie auch loben. Niemand ist perfekt, jedes Streben nach Perfektion hält Sie nur vom wahren Leben ab. Loben Sie sich also für den Teil, den Sie gut gemacht haben. Was sind Ihre Stärken? Sollte Ihnen gerade nicht mehr einfallen, wiederholen Sie bereits Gesagtes. Denken Sie bei jedem Punkt auch an das Warum. Warum sind Sie für etwas dankbar, was hat es Ihnen geholfen?

Wenn Ihnen für mehr als eine Minute Dinge einfallen, loben Sie weiter. Achten Sie bitte darauf, dass Sie sich nicht selbst belügen. Wenn Sie auf irgendetwas Tolles gar nicht wirklich selbst stolz sind, dann loben Sie sich auch nicht dafür. Es ist normal, dass auch negative Dinge bei der Übung hochkommen. Lassen Sie diese außer Acht, und gehen Sie zum nächsten positiven Aspekt Ihres Selbst. Wenn Sie fertig sind, öffnen Sie die Augen wieder und loben auch noch alles, was Sie sehen. Loben Sie den bequemen Stuhl, auf dem Sie sitzen, loben Sie die Blumen in der Vase für ihre Schönheit. Machen Sie weiter mit der Wohnung, mit der Straße, in der Sie leben, gehen Sie über zu Ihrer Stadt. Loben Sie dann Ihre Arbeit für die Dinge, die sie Ihnen ermöglicht. Loben Sie Ihren letzten Urlaub, und loben Sie den anstehenden Urlaub. Aber: Loben Sie nur, was auch lobenswert ist!

Wie fühlen Sie sich jetzt? Fällt Ihnen bei Ihrer Wahrnehmung etwas auf? Jedem, der diese Übung macht, geht es besser, es kann aus energetischer Sicht gar nicht anders sein. Sie richten Ihre Aufmerksamkeit auf die guten Dinge in Ihrem Leben, und Sie erleben Gutes.

Seien Sie doch mal unkritisch!

Suchen Sie das Positive am anderen, und richten Sie Ihre Konzentration darauf.

Wenn Sie mir bis hierhin folgen konnten (und wollten), sollten Sie bereits in der Lage sein, zumindest zu spüren, wie Kritik an anderen und Ihnen selbst einzustufen ist. Die Laika, ein südamerikanisches Volk, das in den peruanischen Anden lebt und die schamanischen Kenntnisse, Fähigkeiten und Traditionen sehr pflegt, sagen, dass auch nur ein einziges schlechtes Wort sich für den Sprechenden wie ein Fluch auswirkt. Ein positives Wort hingegen würde auf den Sprecher zurückwirken wie ein Segen – solange es ernst gemeint ist.

Und die Laika haben recht! Vorwürfe, die Sie anderen machen, sind immer ein Angriff. Egal, wie gut Sie es meinen und wie berechtigt Ihre Kritik Ihrer Meinung nach ist, führen Vorwürfe nicht zum gewünschten Erfolg. Liebe ist die stärkste Kraft, und Kritik ist ihr Gegenteil. Wir alle neigen dazu, alles und jedes einzuschätzen, zu beurteilen, zu kommentieren. Wir mischen uns in die Angelegenheiten anderer Menschen ein, wir geben ungefragt kluge Ratschläge.

Durch das ständige Einteilen in »gut« und »schlecht« oder »richtig« und »falsch«, ist man selbst voller innerer Unruhe. Nicht nur die Umwelt hält man damit auf Trab, vor allem auch sich selbst. Ein Gedanke jagt den anderen, der Verstand kommt gar nicht mehr zur Ruhe. Stille und Achtsamkeit, die unser Zugang zu uns selbst sind, sind weit entfernt von diesem Zustand.

Kritik funktioniert nahezu nie, Kritik bringt nichts als Stress. Und dies für beide Beteiligten. Kritik verursacht Stress, dieser führt – egal, ob berechtigt oder unberechtigt – zu Anspannung. Kritik verstärkt das, was kritisiert wird – zumindest, wenn keine Lösung angeboten wird. Mit der Kritik konzentrieren Sie Ihre Energie auf die negativen Seiten des anderen. Das Ergebnis ist immer, dass Sie diese verstärken. Und es kommt noch schlimmer: Unser Unterbewusstsein unterscheidet nicht zwischen Kritik an anderen und Kritik an uns selbst. Es wehrt sich gegen negative Gedanken, also negative Energien, es wehrt sich, indem es für muskuläre Anspannungen und Stress sorgt.

Zuneigung und freundliches Zusammenleben funktionieren nur, wenn man liebe- und vertrauensvoll miteinander umgeht. Harmonie und Liebe nehmen umso mehr zu, je weniger geurteilt und kritisiert wird. Durch Lob stärken Sie das Gute. Das, was Sie schätzen oder lieben, nimmt zu und wächst. Mit Kritik stärken Sie hingegen das, was Sie nicht mögen.

Wenn Kritik nicht sinnvoll ist, wie kann man dann den Mitmenschen dazu bringen, gewisse Dinge nicht mehr zu tun?

Ein Ansatz ist die gewaltfreie Kommunikation nach Marshall Rosenberg, die auf folgenden Grundregeln basiert[4]: Zunächst soll man dem anderen ohne Bewertung sachlich mitteilen, was man beobachtet hat, dann seine eigenen Gefühle in der beobachteten Situation beschreiben, daraufhin die eigenen Bedürfnisse hinter der eigenen Reaktion erkennen und benennen und zu guter Letzt sagen, wie man sich das Verhalten des anderen wünschen würde. Ein weiterer Ansatz ist der schamanische: Erkenne die Beweggründe des anderen an (Sie erinnern sich daran, dass Angst und Liebe als einzige Beweggründe hinter allem stehen), und agiere immer mit Liebe, Respekt und Sympathie. Suchen Sie das Positive am anderen, und richten Sie Ihre Konzentration darauf. Wenn der andere sein Verhalten nach Ihrer Kritik ändert, geschieht dies trotz Ihrer Kritik, nicht wegen dieser.

Wenn Sie absolut der Meinung sind, dass Kritik erforderlich ist, versuchen Sie diese mit einer positiven Aussage über den anderen zu beenden. Jeder Mensch hat irgendetwas Liebenswertes! Dieses Positive muss absolut ehrlich gemeint sein! Es nützt nichts, wenn Sie nur etwas erfinden. Denken Sie das Positive! Der stille Gedanke reicht aus, denn er kommt beim KU des anderen an. Noch besser ist es, die Kritik mit Lob zu beginnen und zu beenden, also: Lob – Kritik – Lob.

Vielleicht probieren Sie einmal die Alternative, ausschließlich zu loben und jegliche Kritik zu unterlassen. Loben Sie Ihre Mitmenschen für alles Gelungene, für gute Ideen, für gute Leistungen, gute Eigenschaften, und halten Sie nichts für selbstverständlich. Dies können Sie sowohl in der Firma als auch in der Familie praktizieren. Indem sich jeder auf Positives konzentriert, wird sich ein neuer, positiver Energiefluss einstellen.

Selbstkritik ist genauso strukturiert, wie Kritik an anderen. Wenn Sie sich selbst kritisieren, fühlt sich Ihr KU angegriffen und versucht, sich zu wehren. Es wehrt sich mit Muskelan- und -verspannungen, mit Stress. Es schwächt Sie. Sie werden anfällig für Krankheiten. Sie werden krank oder haben einen Unfall. Kritik wird

---

4 Siehe hierzu Rosenberg, Marshall B.: *Gewaltfreie Kommunikation. Eine Sprache des Lebens*. Paderborn 2007.

übrigens oft mit Asthma, Allergien, Erkältungen, Kopfschmerzen und Arthritis in Verbindung gebracht. Wie bereits gesagt, unterscheidet KU nicht zwischen der Kritik an anderen und der Kritik an uns selbst. Sogar wenn Sie das Wetter kritisieren, nimmt Ihr KU dies persönlich.

So haben auch Klatsch, Tratsch und Lästern aus schamanischer Sicht nur negative Auswirkungen für den, der klatscht und lästert. Das Gefühl der Zusammengehörigkeit, das die Lästernden dabei haben, wenn sie sich über einen nicht Anwesenden lustig machen, wird teuer erkauft. Die negativen Worte und Gedanken bringen sowohl dem Opfer als auch den Tratschtanten nur Unglück.

 # 63: BEZIEHUNGEN VERBESSERN

Ihr Leben baut auf Beziehungen auf. Krankheiten entstehen unter anderem aufgrund von Störungen in unseren zwischenmenschlichen Beziehungen. Wie oft ärgern Sie sich über Dinge, die aus dem täglichen Miteinander entstehen?

»Mein Chef ist ein Idiot. Meine Mitarbeiter sind alle Trottel. Warum ist mein Kind so schwierig? Muss der jetzt wieder so laut schmatzen? Warum benimmt sich der Kollege ständig wie die Axt im Walde und ist nicht ein wenig einfühlsamer ...?« Sicherlich können auch Sie diese Liste noch lange fortführen. Jeder beklagt sich über seine Mitmenschen und kümmert sich wenig um seinen eigenen Anteil an der Geschichte.

Gerne verurteilen wir andere, statt uns darauf zu konzentrieren, was ihre Stärken ausmacht. Da wir jedes Mal, wenn wir uns auf eine Schwäche des Kollegen konzentrieren, diese dadurch verstärken und am Leben erhalten, ist es einleuchtend, dass wir uns auf die positiven Aspekte konzentrieren sollten.

Fällt Ihnen gerade jemand ein, der Ihnen das Leben wirklich schwer macht? Ist Ihr Chef oder Kollege schon immer unerträglich? Ist Ihr Lebenspartner seit Monaten ungenießbar?

Nehmen Sie sich ein Blatt Papier, und fangen Sie an, jedes Mal, wenn Sie sich über eine Person ärgern, eine positive Eigenschaft dieser Person aufzuschreiben. Was schätzen Sie an Ihrem Chef/Kollegen/Partner besonders? Behalten Sie das Papier immer bei sich, und schreiben Sie jedes Mal eine positive Eigenschaft auf, wenn Sie sich wieder ärgern. Machen Sie das 30 Tage lang.

Ich weiß, es wird langsam mühsam, immer alles aufzuschreiben. Dann lassen Sie sich Zeit mit diesem Buch. Es macht keinen Sinn, es in wenigen Wochen mit Gewalt durchzukauen. Machen Sie lieber eine Übung ein paarmal öfter, oder machen Sie eine Woche lang einfach gar keine Übung außer der Pflichtmeditation. Aber achten Sie darauf, dass Sie, wenn Sie eine Übung machen, hundertprozentig bei der Sache sind.

Mangeldenken, die Angst vor dem Nichts

Nicht jeder kann Millionär sein, nicht jeder kann Porsche fahren, nicht jeder kann 100 Jahre alt werden. Würden Sie das bestätigen? Selbstverständlich, oder? Es erscheint Ihnen absolut logisch, dass es Dinge gibt, die nicht jeder haben kann. Es fällt Ihnen sicherlich schwer, sich vorzustellen, dass es gar keinen Mangel gibt. Ein Großteil unseres Denkens wird von Mangelbewusstsein bestimmt. Unendlich viele schlechte Gefühle resultieren aus dem Bewusstsein oder der Annahme, dass es nicht genug von

Der Mangel ist in Ihrem Kopf, nicht in der Welt.

allem gibt. Wenn Sie wissen, dass nicht genug von allem da ist, bleibt Ihnen nur die Möglichkeit, besser und schneller als die anderen zu sein. Wenn Sie es dann haben, müssen Sie aufpassen, dass es Ihnen niemand wegnimmt. Sicherheitshalber werden Sie sich immer reichlich von allem nehmen. Was Sie haben, kann ein anderer nicht mehr kriegen. Wenn Sie immer mehr haben wollen und diese Dinge nicht in unendlicher Anzahl zur Verfügung stehen, müssen Sie jeden anderen fürchten, denn er könnte Ihnen etwas wegnehmen wollen. So bestimmt der Kampf um das liebe Geld, den Parkplatz und den Partner Ihr Leben. Das Ergebnis ist die ständige Angst, nicht genug zu bekommen.

Dies alles ist absoluter Unfug! Mangel existiert nicht! Im Außen erleben Sie lediglich die Manifestation Ihrer inneren Ängste. Der Mangel ist in Ihrem Kopf, nicht in der Welt. An den Dingen festhalten zu wollen behindert den natürlichen Fluss des Lebens und wird nur neue Probleme bringen. Räumen Sie Ihre Gedanken auf, und Sie werden feststellen, dass dieses Gefühl des Mangels zunächst seltener wird und dann verschwindet. Wenn Sie sich dann zum Ende dieses Buches immer noch sehnlichst wünschen, Porsche zu fahren, dann werden Sie das auch tun.

Geld ist nichts anderes als eine Energieform, Energie, die geht und kommt. Energie ist überall im Überfluss vorhanden. Und Energie will immer fließen. Geld ist ein Symbol der Lebensenergie, die wir austauschen und nutzen sollen. Jede irgendwie geartete Bewertung erfolgt nur durch uns. Wenn Sie können, befreien Sie den Begriff Geld von allen Wertungen. Egal, ob Sie Geld verteufeln und der Ansicht sind, dass Geld niemals glücklich macht, oder ob Sie meinen, ohne Geld könnten Sie niemals glücklich sein: Lösen Sie diese Bindungen. Es ist nicht unanständig, für Geld zu arbeiten, es ist nicht unanständig, sehr viel Geld zu verdienen.

Da es keinen Mangel an Energie gibt, gibt es grundsätzlich auch keinen Mangel an Geld. Es sei denn, Sie meinen, es gäbe nicht genug. Sie sehen, worauf ich hinauswill?

Geiz unterbricht nun den Fluss, denn Geld soll auch wieder ausgegeben werden. Die Gier sah schon Buddha als das größte Problem an, gerade die Weltwirtschaftskrise 2008/2009 hat gezeigt, wie recht er hatte.

Reichtum kann genauso visualisiert werden, wie alles andere. Nur achten Sie bitte darauf, wenn Sie sich wünschen, mehr Geld zu haben, weil Sie zu wenig davon haben, dass Sie genau dies erleben werden. Das heißt, Sie werden den Wunsch nach mehr Geld haben, aber so niemals zu Reichtum kommen. Stellen Sie sich vielleicht besser vor, dass Sie in Goldmünzen baden wie Dagobert Duck. Lassen Sie jeglichen Zweifel, wo denn das Geld herkommen soll, beiseite. Wenn Sie meinen, dass nur reichen Leuten das Geld im Schlaf zufällt, Sie hingegen es sich im Schweiße Ihres Angesichtes hart erarbeiten müssen, werden Sie das erleben. Eine vertrackte Situation, nicht wahr?

Das Universum interessiert nicht, was Sie für Ihr Leben bisher an Bedingungen geschaffen haben, es wird so oder so einen Weg finden. Geld ist auch nichts anderes als Energie, und davon gibt es mehr als genug für alle. Es kann nicht sein, dass Sie von irgendetwas nicht genug haben, wenn Sie das nicht auch selbst wollen.

Manch einer, der versucht, mit Reiki und Ähnlichem seinen Lebensunterhalt zu verdienen, knapst immer an der Grenze des Existenzminimums herum. Er bekommt keinen Fuß auf den Boden und lebt von der Hand in den Mund. Sollte das

Gesetz der Liebe hier nicht gelten? Doch, es gilt immer. Auch hier. Wer allerdings der Ansicht ist, Geld sei etwas Unschönes, nicht wirklich erstrebenswert, und für eine Tätigkeit der Liebe dürfe man davon nichts annehmen, und wenn doch, dann bitte nicht viel, der wird seine Welt entsprechend dieser Einstellung erleben. Wer es unseriös findet, dass ein Heiler hundert Euro für eine Sitzung und ein erfolgreicher Coach vielleicht sogar fünfhundert Euro für eine Beratungsstunde nimmt, der muss sich nicht wundern, wenn er nie wirklich Geld verdienen wird.

 ## 64: DIE WELT GEHÖRT IHNEN

Kaum jemand hat ausreichend Geld zur Verfügung, alle streben nach mehr. Wenn sie mehr haben, wollen sie wieder mehr, um sich gegen alle Eventualitäten absichern zu können. Oder gehören Sie zu den Glücklichen, die sich alles leisten können, was sie gerne haben wollen? Hier ist eine effektive Übung für all diejenigen, die immer wieder vor einem Schaufenster stehen und meinen, sich das dort Ausgestellte sowieso nie leisten zu können. Sobald Sie sich dabei ertappen, sagen Sie sich innerlich laut: »Ich kann mir das leisten. Wenn ich möchte, dann kann ich mir das kaufen.« Wiederholen Sie den Satz mehrmals.

Wenn Sie in den nächsten Wochen etwas sehen, was Sie gerne haben möchten, dann sagen Sie den Satz. Wenn Sie diese tolle Uhr fasziniert, Sie aber der Ansicht sind, dass sie für immer ein Traum bleiben wird, dann sagen Sie den Satz. Wenn Sie täglich auf dem Weg zur Arbeit an Ihrem Traumhaus vorbeifahren, jedoch meinen, nie selbst so wohnen zu können, dann sagen Sie den Satz. Machen Sie dies wirklich einige Wochen lang, egal, wie blöd Sie sich dabei vorkommen mögen.

Sie werden nach und nach einsehen, dass diese Dinge kein Traum bleiben müssen, dass Sie sich diese auch leisten können. So verändert sich nach Ihrem Innen auch Ihr Außen. Lassen Sie sich überraschen!

Konkurrenz belebt das Geschäft

Kümmern Sie sich um Ihre Gedanken, halten Sie Ihr Haus rein!

Konkurrenz ist, genau wie Mangel, ein von unseren Gedanken geschaffenes, künstliches Produkt. Erst die Angst, von etwas nicht genug zu bekommen, macht die Menschen zu Konkurrenten. Am Arbeitsplatz könnte der andere den tollen Job bekommen, mehr Geld verdienen, mehr geachtet, respektiert und vielleicht auch gefürchtet werden. Vielleicht wird eine Stelle frei, an der mehrere Kollegen interessiert sind. Wie soll es da keine Konkurrenz geben, die Situation ist doch eindeutig! Also kämpfen wir um den Job und verfallen in ein Konkurrenzdenken, dessen Konsequenzen – nach allem, was wir bisher gelernt haben – sind, dass immer mehr Konkurrenz in unserem Leben auftaucht. Wenn wir nicht ständig fürchten würden, dass uns ein anderer etwas wegnehmen möchte, hätten wir erheblich weniger Sorgen. Ihr Leben wird stressig durch Ihr eigenes Konkurrenzdenken. Je mehr Sie kämpfen, desto mehr Konkurrenten werden auftauchen und in desto mehr Konkurrenzsituationen werden Sie geraten. Das Rezept dagegen ist einfach: Kümmern Sie sich um Ihre Gedanken, halten Sie Ihr Haus rein. Alles andere kommt von selbst. Sie erinnern sich? Auch die Konkurrenz, die Sie in Ihrer Umwelt erleben, ist ein Ergebnis Ihrer Gedanken. Mit einem tief in Ihnen sitzenden Gefühl von Mangel und Unzulänglichkeit werden Sie diese im Außen wiederfinden.

65: SHOE SHINE

Hier ist eine Anleitung, wie ein Schamane mit ganz einfachen Mitteln einen Termin mit einem schwierigen Menschen vorbereitet. Vielleicht steht für Sie eine Auseinandersetzung mit dem Chef an, weil Sie eine Gehaltserhöhung wünschen, oder Sie haben ein wichtiges Verkaufsgespräch, von dem für Sie viel abhängt.

Angenommen, es ist Ihnen nicht möglich, die betreffende Person direkt auf Konflikte anzusprechen. Sie wollen, können oder trauen sich einfach nicht, dem anderen etwas ins Gesicht zu sagen, befürchten aber, dass das Gespräch durch die Probleme negativ beeinflusst wird, und halten es für unwahrscheinlich, dass die Dinge gut für Sie ausgehen.

Überlegen Sie, ob Ihr Gesprächspartner nicht doch irgendeine positive Eigenschaft hat. Kann er irgendetwas wirklich gut? Ist er vielleicht einfach ein knallharter Geschäftsmann und insgeheim bewundern Sie das auch? Kann er sehr charmant sein, oder hat er vielleicht einfach eine geschmackvolle Garderobe? Wenn Ihnen nicht einmal das einfällt, gefallen Ihnen vielleicht seine Armbanduhr, sein Auto oder seine glänzenden Schuhe?

Egal, was Sie wählen, und egal, wie unbedeutend das ist, konzentrieren Sie sich darauf und schätzen Sie es wert. Machen Sie demjenigen innerlich ein ernst gemeintes Kompliment für das, was Ihnen gefällt. Machen Sie dies einige Male vor dem entsprechenden Termin. Sie werden sehen, dass Ihr Gespräch viel harmonischer verläuft als erwartet.

Kämpfen Sie noch?

Unser Leben besteht aus Kampf. Wir beginnen als kleines Kind mit dem Kampf um die Liebe der Eltern, die für uns lebenswichtig ist. In der Schule folgt der Kampf um die besten Noten. Oder wir kämpfen mit unseren Eltern, weil uns die Schule gar nicht interessiert. Wir kämpfen um Partnerschaften, kämpfen gegen Krankheiten und Probleme. Der Einzelne kämpft gegen seine privaten Sorgen, die Gesellschaft kämpft gegen Armut, gegen Korruption und gegen Terroristen.

Kann es sein, dass wir diese Dinge, gegen die wir ankämpfen und die einfach nicht besser werden, gerade dadurch nähren, dass wir sie bekämpfen? Sollte die entsetzliche Wahrheit sein, dass wir, solange wir etwas bekämpfen, es nur immer wieder neu erschaffen? Manifestieren wir den Terrorismus immer wieder aufs Neue, weil wir zu viel über ihn nachdenken, vor ihm Angst haben, ihn bekämpfen? Vielleicht haben Sie mittlerweile akzeptiert, dass Sie über Ihre Gedanken einen gewissen Einfluss auf die Welt haben. Aber geht dieser Einfluss wirklich so weit? Ist das nicht zu einfach gedacht?

Ich glaube nicht. Wir können die Welt verändern. Jedoch geschieht dies ausschließlich dadurch, dass wir uns selbst in uns selbst ändern. Die äußeren Bedingungen werden sich entsprechend wandeln. Vergessen Sie die Idee, dass Sie das Außen ändern können. Kein Mensch kann das. Die Menschen müssen sich selbst ändern, nicht Sie die Menschheit.

 ## 66: ARBEITEN MIT DEM FIKTIVEN MINISCHAMANEN

Beginnen Sie mit der Übung »Vorbereitung zur Heilung von Schmerzen« auf Seite 168. Gehen Sie Schritt für Schritt vor, und fühlen Sie sich so gut wie möglich ein in den Schmerz. Konzentrieren Sie sich besonders auf das Bild, das Sie zu dem Schmerz assoziieren.

Zunächst einmal atmen Sie nun einige Male ganz normal ein und aus. Konzentrieren Sie sich für fünf Atemzüge ausschließlich auf Ihren Atem. Danach atmen Sie sehr bewusst zehn Mal genau in den Bereich des

Schmerzes ein, konzentrieren Sie sich auf sein Zentrum. Stellen Sie sich beim Einatmen vor, Sie würden dem betroffenen Bereich neue Energie zuführen. Beim Ausatmen schicken Sie alle verbrauchte Energie, negative Gefühle, Druck und Anspannung hinaus.

Visualisieren Sie dann, wie ein fiktiver, kleiner Schamane sein müsste, damit Sie ihm vertrauen könnten. Ist er wie ein indianischer Heiler, ein Curandero oder vielleicht doch eher ein Medizinprofessor im weißen Kittel? Schrumpfen Sie den Heiler Ihres Vertrauens in Ihrer Fantasie auf eine Größe, die es ihm möglich macht, in Ihren Körper einzudringen, durch ihn hindurchzureisen und den Schmerz zu behandeln. Nehmen Sie einen tiefen Atemzug, und atmen Sie den Minischamanen ein. Mit Ihrem Atem gelangt er genau zum Zentrum des Schmerzes.

Der Minischamane hat all das Werkzeug bei sich, das er für Ihre Heilung benötigt. Wenn der Schmerz fest wie ein Stein in Ihrem Körper sitzt, wird der Schamane vielleicht einen Meißel dabeihaben und diesen Stein zerstören. Helfen Sie ihm, indem Sie »den Schutt« ausatmen.

Vielleicht arbeitet der Schamane auch mit einem Messer und schneidet etwas weg. Atmen oder spucken Sie es ebenfalls aus.

Vertrauen Sie dem Minischamanen, er kennt die Mittel, mit denen er Sie heilen kann. Wenn er fertig ist, bedanken Sie sich bei ihm und entlassen ihn. Bedanken Sie sich zum Abschied auch bei dem Schmerz, der Sie möglicherweise einige Dinge gelehrt hat.

✿

Wenn Sie heute schlafen gehen, nehmen Sie sich ein Glas Wasser mit ans Bett und trinken eine Hälfte vor dem Einschlafen. Die andere Hälfte trinken Sie bitte direkt nach dem Aufwachen.

Fühlt sich gut an – fühlt sich schlecht an

> Wir können in Bezug auf die Zukunft keine falsche Entscheidung treffen.

Welchen Job haben Sie gerade? Haben Sie sich dort beworben? Vielleicht passte Ihr Lebenslauf auf die damals ausgeschriebene Position? Und Ihr Partner, haben Sie sich irgendwann für ihn entschieden? Sie sehen, Ihre derzeitigen Lebensumstände sind das Ergebnis der Entscheidungen, die Sie bisher in Ihrem Leben getroffen haben. Und Sie hatten dabei immer, auch wenn Sie das jetzt möglicherweise nicht so sehen, die Wahl. Sie haben entschieden, wie es Ihnen unter Abwägung aller Aspekte damals als am besten erschien. Sicher, wenn einige Dinge anders gewesen wären, ja, dann hätten Sie anders entscheiden können. Die Dinge waren aber nicht anders, sie waren, wie sie waren. Auch jetzt noch müssen Sie ständig Entscheidungen treffen. Oft entscheiden Sie dann gar nicht, um sich nicht falsch zu entscheiden. In Wahrheit ist es aber nicht die falsche Entscheidung, die Sie fürchten. Wir haben Angst davor, enttäuscht zu werden oder beim anderen auf Missbilligung zu stoßen. Oder Sie entscheiden sich und beginnen schon in der Sekunde danach, an der Entscheidung zu zweifeln, und würden sie am liebsten rückgängig machen.

Viele Entscheidungen treffen wir mit dem Ziel, dafür geliebt zu werden, wobei der eine oder andere merkwürdige Vorstellungen davon hat, wofür ihn andere Menschen lieben könnten … Wir hassen Entscheidungen, die dazu führen, dass jemand uns nicht mehr mag. Wir wollen es uns mit niemandem verderben. Seien Sie gewiss: Niemand, der Sie wirklich mag oder gar liebt, wird Sie aufgrund einer für Sie sinnvollen und richtigen Entscheidung weniger mögen, es sei denn, Sie schaden demjenigen bewusst und boshaft. Selbst wenn Sie als Chef einem Mitarbeiter kündigen müssen, ist es durchaus möglich, dies so zu tun, dass der Mitarbeiter erhobenen Hauptes gehen kann und Sie persönlich weiter respektiert.

Alle Entscheidungen sind zunächst bloß Gedanken, also reine Energie. Eine Entscheidung zu treffen heißt, die Aufmerksamkeit – und damit die Energie – auf etwas zu lenken.

Wenn wir uns darauf besinnen, dass wir immer nur im Jetzt existieren, gilt auch die Entscheidung immer nur für das Jetzt.

Deshalb können wir in Bezug auf die Zukunft auch keine falsche Entscheidung treffen. Erst unser Denken, nachdem wir eine Entscheidung getroffen haben, ist entscheidend und beeinflusst die Zukunft (auch wenn es eine Zukunft in unserem Verständnis nicht gibt).

So bedeutet eine Enttäuschung über eine Entscheidung, die wir getroffen haben, dass wir uns mit dem Ergebnis nicht wohlfühlen. Und das ist des Pudels Kern: Wir vermeiden Entscheidungen, weil wir fürchten, dass wir uns mit dem Ergebnis einer Entscheidung nicht wohlfühlen werden. Dabei ist es völlig egal, wie wir entscheiden. Problematisch wird erst die spätere Bewertung. Klar, es gibt immer einen einfachen und einen schwierigen Weg, aber beide funktionieren. Der eine ist ein wenig mühsamer als der andere, aber manchmal hat auch das seinen Sinn.

Die einfache Regel für richtige Entscheidungen ist: Hören Sie auf Ihre innere Stimme, auf Ihr Bauchgefühl, auf Ihre Intuition. Ihr Bauch hat immer recht. Fragen Sie sich bei jeder Entscheidung: Fühlt sie sich gut an, oder fühlt sie sich schlecht an? Fühlen Sie in sich hinein. Begehen Sie dabei nicht den Fehler, zu überlegen, was alles passieren könnte, wenn Sie sich falsch entscheiden. Die Angst gehört nicht hierhin.

Und wenn Sie sich dann entschieden haben, verfolgen Sie Ihren Weg mit aller Konsequenz, die erforderlich ist. Wenn Sie überlegen, im Café die nette junge Frau am Nachbartisch anzusprechen, dann machen Sie das, wenn Sie ein gutes Bauchgefühl haben. Aber hören Sie nicht auf Ihre Angst davor, wie Sie sich fühlen könnten, wenn sie Ihnen einen Korb gibt. Erfahrungsgemäß ist der Ärger über eine nicht getroffene oder verzögerte Entscheidung deutlich größer als alles »Schlimme«, was Ihnen passieren könnte. Oder?

 # 67: NACHHER IST MAN IMMER SCHLAUER …

»Ach, hätte ich doch damals nur …« Wer kennt diesen Gedanken nicht? Natürlich weiß keiner, was aus seinem Leben geworden wäre, wenn er eine andere Entscheidung getroffen hätte, und trotzdem kreisen die Gedanken.

In dieser Übung erhalten Sie die Gelegenheit, alte Entscheidungen, die Sie jetzt noch bereuen, zu überprüfen. Was wäre aus Ihnen geworden, wenn Sie damals dies oder das nicht gemacht hätten?

Setzen Sie sich bequem hin, schließen Sie die Augen, und stoppen Sie Ihren Gedankenfluss. Achten Sie auf Ihren Atem, und seien Sie einfach da.

Versetzen Sie sich nun in das Alter, in dem Sie die fragliche Entscheidung getroffen (oder eben auch nicht getroffen haben). Stellen Sie sich vor, dass Sie in einem Wartezimmer mit zwei Türen sitzen, jede Tür steht für einen der Wege, die Sie damals hätten gehen können. Sollten Sie drei Türen benötigen, arbeiten Sie mit dreien.

*Treffen Sie nun die Entscheidung, die Sie damals **nicht** getroffen haben. Gehen Sie durch die entsprechende Tür, und stellen Sie sich Ihr Leben vor, wie es verlaufen wäre, wenn …*

Schauen Sie sich alles gut an, und fühlen Sie sich in dieses Leben hinein. Achten Sie auf Ihre Gefühle, merken Sie sich, was in Ihnen vorgeht, wie es Ihnen in Ihrem alternativen Leben geht. Genug gesehen? Dann gehen Sie zurück in das Wartezimmer und wählen die andere Tür. Dies ist die Tür, die Sie zu Ihrem tatsächlichen Leben führt, zu dem Leben, für das Sie sich damals entschieden haben. Erleben Sie Ihr jetziges Leben im Schnelldurchgang bis zum heutigen Tag.

Atmen Sie noch einige Male tief ein und aus, und beenden Sie die Übung. Was würden Sie nun zu Ihrer damaligen Entscheidung sagen? War sie vielleicht doch gar nicht so schlecht? Haben Sie in Ihrem Traumleben vielleicht ebenfalls negative Dinge erlebt? War dieser alternative Weg dann doch nicht besser?

Es mag auch sein, dass Ihnen Ihr Traumleben eindeutig besser gefallen hat. Deshalb sollten Sie jedoch nicht über Ihre Entscheidung von damals nachgrübeln, sondern überlegen, was Ihnen aktuell in Ihrem Leben fehlt. Was könnte das sein? Sehen Sie eine Möglichkeit, hier Änderungen vorzunehmen? Sagen Sie nicht »Nein«, es gibt immer eine Möglichkeit. Wer zum Beispiel Kreativität in seinem Leben vermisst, braucht nicht gleich ein Atelier. Starten Sie doch erst einmal mit einem Zeichenblock. Fangen Sie doch gleich heute an!

Leiden kann helfen!

Im Buddhismus ist der Weg zur Erlösung, sein Leid zu erkennen, es anzunehmen und dann loszulassen. Leiden entsteht nach Überzeugung der Buddhisten, wenn wir unfähig sind, das Leben so anzunehmen, wie es ist. Leiden ist also in diesem Verständnis nicht nur Krankheit, sondern jedes Nichtakzeptieren eines Istzustands.

> Jedes Leiden entsteht aus einer Disharmonie unserer Energien.

Bei uns in der materiellen, westlichen Welt sehen wir jede Krankheit als etwas von uns Getrenntes. Wir teilen sie ein in Klassen und kategorisieren sie nach Symptomen. Wir haben für jede Krankheit einen eigenen komplizierten Namen. Die Ärzte bekämpfen die Symptome und verlieren dabei viel zu häufig die Ursache aus dem Blick. Natürlich können wir uns einen Bypass setzen lassen, doch was hilft uns das langfristig, wenn wir unser Leben, unsere Gedanken nicht ändern? Ein Arzt hat keine Chance, uns zu heilen, wenn wir nicht mitspielen können oder wollen. Ärzte spielen eine wichtige Rolle in der Behandlung körperlicher und seelischer Krankheiten, können aber ohne unsere Mitarbeit höchstens Symptome kurieren.

Der schamanische Ansatz ist ein anderer. Schamanen betrachten alle Krankheiten als eine Folge von Stress, der wiederum seine Ursachen in Beziehungsproblemen hat.

Negative Gedanken führen zu negativen Emotionen, die sich wiederum in körperlicher Anspannung manifestieren. Wir denken schlecht, wir haben schlechte Gefühle, und wir fühlen uns schlecht. Aus einem kleinen negativen Gedanken wird schnell Stress oder gar ein Problem, mit dem wir nicht klarkommen, und dann irgendwann ein kleines körperliches Problem. Öffnen Sie sich für einen Moment dem Gedanken, dass wirklich jede Krankheit aus Anspannung entsteht. Man müsste dann nur noch die Anspannung finden und auflösen, die Heilung käme im Nu. Und wenn Sie einmal darauf achten, werden Sie feststellen, dass jedes plötzlich auftretende gute Gefühl mit der Auflösung einer körperlichen Anspannung einhergeht.

Nun wissen wir, dass Stress erst entsteht, wenn wir uns gegen etwas wehren, wenn ein Widerstand da ist. Die wirkliche Ursache ist also der Widerstand gegen ein Ereignis, nicht das Stress auslösende Geschehen an sich! Widerstand gegen das Erlebte. Etwas ist nicht so, wie Sie es gerne hätten. Ihre Gedanken sind negativ.

Legen Sie doch bitte einmal Ihre Handflächen vor der Brust gegeneinander, und drücken Sie sie für dreißig Sekunden fest zusammen. Sie spüren den Druck und gleichzeitig den Widerstand? Jetzt lassen Sie mit der rechten Hand nach. Was passiert? Druck und Widerstand sind weg. Das Leben ist Ihre linke Hand, Sie selbst sind die rechte Hand. Widersetzt sich die rechte Hand nicht der linken, ist da auch kein Druck mehr, widersetzen Sie sich nicht mehr dem Leben, verschwindet er ebenfalls.

Druck entsteht, wenn Sie nicht in der Lage sind, Ihre Gefühle auszudrücken und auszuleben. Wenn Sie Ihre Wut über ein Ereignis nicht zeigen können, unterdrücken Sie sie. Das Wort »unterdrücken« beinhaltet dabei schon den Widerstand gegen das Erlebte. Unterdrücken führt zu einer Anspannung im gesamten Körper, in sehr vielen Muskeln, sodass es nahezu zwangsläufig zu körperlichen Symptomen kommt. Heute haben viele Menschen sich irgendwie von ihren Emotionen verabschiedet und sind kaum noch in der Lage, ihre Gefühle zu spüren, geschweige denn, sie zu kommunizieren. Dies führt dazu, dass mancher den Stress nicht bemerkt, bis das Leben ihn mit einem mehr oder weniger unangenehmen Schuss vor den Bug auf den Boden der Tatsachen zurückholt. Die Übungen in diesem Buch sollen Sie daher auch in die Lage versetzen, Ihr eigenes Stress- und Gefühlsleben wieder besser wahrzunehmen.

Jedes Problem, jeder Schmerz, jedes Leiden, jeder Ärger, jede körperliche oder seelische Störung entsteht aus einer Disharmonie unserer Energien. Aber keine Sorge: Kurzzeitiger Stress verursacht noch keine tödliche Krankheit! Der übliche Ablauf im Körper bei Stress ist: Stress – Anspannung – Lösung – Entspannung – neuer Stress und so weiter. Bevor der neue Stress kommt, hat sich der alte bereits wieder aufgelöst. Sieht die Reihenfolge nun wie folgt aus: Stress – Spannung – neuer Stress, kommt also der neue Stress zu schnell, fehlt die Zeit oder Kraft für Lösung und Entspannung, staut sich der Stress nach und nach auf. Irgendwann reagiert der Körper auf diese permanente Anspannung, die in Wirklichkeit eine muskuläre Anspannung ist. Ihre eigenen Muskeln und Ihr Gewebe blockieren und verursachen so die ständigen Rückenschmerzen. Das Problem dabei ist, dass wir zwar willentlich alle Muskeln anspannen und auch wieder entspannen können, dies jedoch bei stressbedingten Anspannungen oftmals nicht schaffen. Wir wissen einfach nicht, wie wir dies machen sollen. Offensichtlich sind wir nur in der Lage, einen Muskel zu entspannen, wenn wir ihn zuvor auch willentlich angespannt haben. Das Symptom zu bearbeiten hat so wenig Sinn, wir müssen bei den Gedanken und Emotionen ansetzen, die die Ursachen unseres Leidens waren.

Sie müssten also nur Ihre Gedanken »besser im Griff« haben, um den Stress zu reduzieren. Angesichts der Vielzahl der möglichen Verursacher von Stress ist das natürlich erst einmal kein einfaches Unterfangen. Alles, was Ihre Gesundheit, Ihr Leben, Ihren Wohlstand und Ihre Liebe bedrohen könnte, steht auf der Stress-Skala ganz oben. Die Angst vor dem Tod und die Angst vor dem Alleinsein, dem Nicht-geliebt-Werden, sind unsere größten Ängste, um sie ranken sich entsprechend viele Gedanken.

Wenn Sie nun den Stress nicht reduzieren und die Anspannung und der Widerstand nicht wieder abnehmen können, hat der Körper keine Chance, sich selbst zu heilen. Man könnte meinen, dass hier der Sinn einer Krankheit liegt. Die Krankheit soll uns aus dem Stress des Alltags heraushelfen und dem Selbst Gelegenheit geben, sich zu heilen. Wir fühlen uns krank, also steht eine Auszeit an, in der wir unsere Krankheit heilen, vor allem aber auch zur Ruhe kommen und Zeit finden sollen, über den Widerstand, die Krankheitsursache, nachzudenken. Indem sowohl der Stress als auch die damit verbundene Anspannung reduziert werden, kann die dadurch verursachte Krankheit wieder verschwinden.

Glücklicherweise hat unser Körper eine wunderbare »Reparaturfunktion«, die in nahezu 100 % aller Fälle die Krankheit selbst beheben kann. Unser Körper hat also gleichsam die Absicht, gesund zu werden, zu bleiben und zu sein. Diese Intention ist ein ganz wichtiger Punkt bei aller Heilerarbeit. Erst dieser Mechanismus ist es, der uns Heilung ermöglicht, mit ihm arbeitet der Schamane, und mit ihm können auch Sie arbeiten. Wenn Sie die Vorarbeit leisten, die Stressursache beseitigen, also den Widerstand annehmen, aufgeben und loslassen und dem Körper so die mögliche Unterstützung zur Selbstheilung geben, tritt dieser Mechanismus in Kraft. Mehr ist gar nicht nötig, denn Ihr Körper weiß selbst am besten, wie er sich repariert. Denken Sie daran, wie viele Wunden Sie im Laufe der Jahre hatten, die ganz von allein wieder verheilt sind.

Vergegenwärtigen Sie sich auch einmal die Tatsache, dass Ihr Körper sich regelmäßig runderneuert. Jeden Tag sterben Körperzellen ab und werden von neuen ersetzt, die exakt die gleichen Eigenschaften und Funktionen übernehmen wie ihre Vorgänger. Wenn in diesem Programm auch nur ein kleiner Fehler wäre, wären Sie nach etwa sieben Jahren ein völlig anderer Mensch, denn nach dieser Zeit hat sich

Ihr Körper vollständig erneuert. Bedenken Sie: Keine Ihrer Zellen ist älter als sieben Jahre. Nicht nur jede einzelne Zelle erinnert sich scheinbar genau an das, was sie zu tun hat, sondern auch der ganze Zellverbund, Ihr Körper, scheint koordiniert zu werden. Doch wo ist nach einer solchen »Runderneuerung« eigentlich Ihr Selbst geblieben? Die Schamanen sagen, dass all unser Wissen und auch all unsere Erfahrungen, das Wissen aller Menschen und alle Erfahrungen der Menschheit in jeder einzelnen Zelle, ja in jedem kleinsten Teilchen gespeichert sind.

Angenommen, wirklich jede Krankheit und jedes Problem ist hausgemacht. Da stellt sich doch die Frage: Verharren Sie vor der (möglicherweise tödlichen) Krankheit wie vor einem Monster? Oder verstehen Sie die Krankheit als Botschaft, als Manifestation Ihrer eigenen Emotionen, mit denen Sie auf Ihr Leben reagiert haben? Wenn die Krankheit Ihr eigenes Ding ist, so sollten Sie grundsätzlich in der Lage sein, ihrer auch wieder Herr zu werden. Erst wenn Sie erkennen, welche Kraft im Schmerz liegt, und sich dazu bereit erklären, aus diesem Leid zu lernen, kann der Schmerz gehen. Da Ihr Erleben auf Ihren Gedanken beruht, entstehen auch Krankheiten nicht im Außen. Es gibt kein Außen, denn alles ist eins. Die künstliche Trennung in Ihr Ich und den Rest der Welt, die Sie gedanklich vornehmen, ist das grundsätzliche Problem. Zu meinen, das Problem läge außerhalb von Ihnen, ist *an sich* das Problem. Krank macht Sie Ihre Reaktion auf vermeintlich äußere Dinge, nämlich der Stress, der Ärger und Ihre damit verbundenen Emotionen. Doch nur Sie bewerten diese Dinge, und erst durch Ihre Bewertung wird ein »Ereignis« ein »negatives Ereignis«.

 # 68: REISE DURCH IHR LEBEN

Nehmen Sie sich Zeit für diese Übung. Wie immer ist jede Eile oder Zeitnot für die beabsichtigten Veränderung in Ihrem Inneren hinderlich. Suchen Sie sich einen ruhigen Platz, und machen Sie es sich bequem. Schließen Sie die Augen, und sehen Sie Ihr Leben wie in einem Videoarchiv, dessen Filme Sie jetzt gerade erschaffen.

Nehmen Sie zunächst das Video Ihrer Kindheit, und legen Sie es ein. Lassen Sie den Film über Ihre Kindheit im Alter zwischen drei und zehn Jahren ablaufen. Erinnern Sie sich an Ihren ersten bewusst erlebten Ge-

burtstag, an Weihnachten, an den Kindergarten und die Grundschule.
Sehen Sie sich mit Ihren damaligen Freunden spielen. Schauen Sie sich
genau an, wie Sie als Kind waren, sehen Sie auf das Lächeln in Ihrem
Gesicht, sehen Sie das Vertrauen, das Sie als Kind Ihren Eltern gegen-
über hatten. Wechseln Sie nach und nach die Perspektive, Sie sind jetzt
nicht mehr der Beobachter, Sie sind wieder das kleine Kind. Spielen Sie
wieder mit Ihrem Lieblingsspielzeug, hören Sie die alten Schallplatten
oder Kassetten, sehen Sie Ihr altes Zimmer. Wie war es eingerichtet?
Wie sehen Sie Ihre Eltern? Stellen Sie dem Kind eine Frage zu einem ak-
tuellen Problem, fragen Sie es, was es an Ihrer Stelle machen würde.

Nun schauen Sie sich das Video Ihrer Jugend an, der Zeit zwischen zehn
und vielleicht achtzehn Jahren. Wie waren Sie als Teenager, woran erin-
nern Sie sich? Welche Träume hatten Sie, waren Sie eher angepasst oder
revolutionär? Wie war Ihre Pubertät? Versetzen Sie sich in die damalige
Zeit, und beobachten Sie sich. Welche Freunde hatten Sie? Womit haben
Sie sich zumeist beschäftigt? Wie war Ihre erste Liebe? Welche Musik
haben Sie gemocht? Werden Sie wieder zum Jugendlichen, und erleben
Sie Erinnerungen von damals wieder. Wie sahen Sie damals die Welt?
Auch dem Jugendlichen können Sie eine Frage zu Ihrem Problem stel-
len, und Sie können seinen Rat hören.

Im nächsten Video sind Sie erwachsen, Sie haben das Leben bereits ken-
nengelernt. Sie haben Ihre Ausbildung gemacht, angefangen zu arbei-
ten, vielleicht auch schon einmal die Stellung verloren. Die Liebe kam
und ging, Sie haben gelitten wie ein Hund. Das Leben war plötzlich nicht
mehr so einfach wie zuvor. Mehr und mehr ging es um Ihr Überleben,
Träume und Visionen haben Sie beiseite gelegt oder auf später vertagt.
Sie sind vernünftig geworden. Mag sein, dass Sie eine Familie gegründet
haben, für die Sie nun Verantwortung tragen. Die Last, die Sie zu tragen
haben, wurde schwerer. Dafür kamen neue Freuden hinzu, wie zum Bei-
spiel die Geburt Ihres Kindes. Schauen Sie sich an, wie sich das Leben
des Erwachsenen entwickelt hat, und versetzen Sie sich in seine Rolle.

Wie sieht, erlebt und fühlt er das Leben? Welche Frage wollen Sie Ihrem Ich stellen, wo kann es Ihnen helfen?

☼

Das nächste Video ist schon gedreht, obwohl Sie es noch gar nicht gelebt haben. Sie sind alt geworden, die Haare weiß, und der Körper ist gebrechlich. Trotzdem sind Sie gesund und haben eine Weisheit gewonnen, die alle Beweglichkeitsverluste wettmacht. Sie sind zufrieden mit dem, was Sie in Ihrem Leben geschafft haben. Sie haben gelernt, worauf es ankommt. Sie erinnern sich an die letzten zwanzig Jahre. Freunde und Bekannte sind verstorben, die Kinder sind erwachsen und schon lange aus dem Haus. Sie denken an die Zeit, als Sie dieses Übungsbuch gelesen haben. Alles, was Sie erlebt haben, läuft in diesem Video noch einmal vor Ihnen ab, Sie sehen Ihre Erfolge und Niederlagen, Sie sehen die Gier, die Eitelkeit, die Angst der Menschen, aber auch Glück, Vertrauen und Liebe. Was fühlt Ihr altes Ich? Sehen Sie die Welt eine Weile aus seinen Augen, haben Sie seine Gefühle. Wenn Sie möchten, stellen Sie auch ihm Ihre Frage.

Lassen Sie die Übung ausklingen mit einigen Minuten der Stille und Gedankenlosigkeit.

Vergessen Sie Ihre Vergangenheit!

Sie haben in diesem Buch die Vergangenheit als rein gedankliches Konstrukt verstehen gelernt, als etwas, was nicht wirklich existent und nicht relevant ist. Gedanken an Vergangenes zu verschwenden bedeutet, die Erinnerungen und Geschehnisse der Vergangenheit energetisch zu stärken. Indem Sie an frühere, negative Ereignisse denken, aktivieren Sie sie immer wieder, und sie bekommen so die Gelegenheit, sich in Ihrem jetzigen Leben wieder zu manifestieren. Jeder hat in seiner Vergangenheit mehr oder weniger schlimme Dinge durchgemacht, die er eigentlich vergessen möchte. Nur wenige haben diese Ereignisse wirklich verarbeitet, viele haben sie so weit verdrängt, dass sie scheinbar »weg« sind.

Wenn Sie können, haken Sie diese Dinge jetzt endgültig ab, sie haben keinen weiteren Wert mehr für Ihr jetziges Leben. Jeder Gedanke daran ist verschwendete

Energie, ja sogar gefährliche Energie. Es ist sinnlos, sich weiter darauf zu konzentrieren. Denken Sie stattdessen an Ihre Wünsche und Pläne.

Mir ist selbstverständlich bewusst, dass es wirklich schlimme Dinge in der Vergangenheit gibt, die keiner einfach abhaken kann. Hier sollten Sie auf die professionelle Hilfe von Ärzten vertrauen. Ich persönlich würde immer empfehlen, parallel bei einem Schamanen einige Sitzungen zu machen, selbst wenn eine jahrelange psychologische oder psychiatrische Behandlung nicht zur Heilung geführt haben sollte.

69: WEG MIT DEM ALTEN KREMPEL

Mittlerweile sollten Sie mittendrin in der seelischen Entrümpelungsaktion sein. Nun wird es Zeit, auch in Ihrem Außen einmal einiges aufzuräumen. Nehmen Sie sich Ihren Kleiderschrank vor, und werfen Sie alles raus, was Sie seit einem Jahr nicht mehr getragen haben. Wenn Sie nicht anders können, machen Sie bei Ihren ein oder zwei Lieblingsstücken eine Ausnahme. Besser wäre es allerdings, wenn Sie auch diese entrümpeln würden. Wenn Sie nicht gerade die rühmliche Ausnahme sind, haben Sie viel zu viele alte Klamotten im Schrank. Was wollen Sie noch mit dem alten T-Shirt, das Sie sich vor fünfzehn Jahren im Urlaub gekauft haben? Wofür brauchen Sie drei verschiedene Jeansjacken aus drei Jahrzehnten, von denen Sie im letzten Jahr keine einzige getragen haben? Werfen Sie also alles, was andere vielleicht noch brauchen können, in einen Kleidersack, und bringen Sie es in eine Kleiderkammer, oder geben Sie es in die Altkleidersammlung.

Machen Sie weiter mit dem ganzen anderen Gerümpel, das sich im Laufe eines Lebens ansammelt. Beginnen Sie im Keller (ich hoffe, dass Sie sich nicht allein dort vierzehn Tage aufhalten), und arbeiten Sie sich dann durch das ganze Haus. Es wäre schön, wenn Sie sich bei Erinnerungsstücken auf einige wenige, wie Familienfotos und Ähnliches, beschränken könnten, alles andere packen Sie in einen Karton für den nächsten Flohmarkt. Schrecklich, wie sehr man sich an diese Dinge bin-

den kann, nicht wahr? All dieser Krempel ist die Vergangenheit, Sie jedoch leben im Jetzt.

Werfen Sie auch alles weg (oder verkaufen Sie es), was Sie irgendwann einmal benutzen wollten, mögen das Bastelzubehör, Sportutensilien oder vielleicht ein Instrument sein, das Sie vor Jahren einmal lernen wollten. Entrümpeln Sie alles! Wenn Sie bis jetzt den Schal nicht zu Ende gestrickt haben, dann ist das wohl nicht Ihr Ding, also lassen Sie es. Wenn die Hanteln nur im Weg herumliegen: Weg damit! Sie sind eben kein Heim-Bodybuilder. Das Surfbrett aus den Neunzigern in der Garage, das seit zehn Jahren kein Wasser mehr gesehen hat: weg damit! All die Stofftiere, die Sie von Freunden und Freundinnen im Laufe Ihres Lebens geschenkt bekommen haben, könnten einen adäquaten Platz bei kleinen Kindern finden, also verschenken Sie sie oder ab damit in die Flohmarktkiste.

Wenn Sie damit fertig sind, werden Sie feststellen, wie viele Bindungen an Kleinkram und Erinnerungen Sie immer noch haben. Vergegenwärtigen Sie sich, dass Ihnen all dieses Materielle kein Quäntchen mehr Sicherheit verschaffen kann.

Loslassen, Annehmen oder Vergeben?

Schon Hermann Hesse, beschreibt in seiner 1919 entstandenen Novelle »Klein und Wagner« sehr schön, wie Klein erkennt, was Angst ist: nämlich nicht die Angst vor Schmerzen oder gar dem Tod, sondern die Angst davor, sich fallen zu lassen, vor der Ungewissheit. Aber wer diese Angst überwinden könne, der würde unmittelbar frei sein.[5] So wie Hesse es schreibt, hört es sich ganz einfach an. Geben Sie Ihre Bindungen auf, machen Sie einen kleinen Schritt, trauen Sie sich etwas. Es wird oft über das Loslassen als die Lösung aller Sorgen geschrieben. Wenn Sie die Widerstände aufgeben, sie also loslassen, haben Sie den schwersten Teil geschafft. Der Gedanke, der dahintersteckt, ist, dass das Annehmen der Situation hilft. Sie können sowieso nicht ändern, was im Außen ist, weil es aus vorangegangenen Gedanken resultiert. Sie können sich darüber aufregen und sich weitere negative

5 Vgl. hierzu Hesse, Hermann: *Klein und Wagner*. Frankfurt am Main 2007.

Gedanken machen, Sie können das Erlebte aber auch annehmen und abhaken. Statt sich von den eigenen Gedanken verrückt machen zu lassen, seien Sie achtsam und bewusst. Akzeptieren Sie das Leben, wie es ist. Sie haben es sich so ausgesucht. Sagen Sie »Ja« zu allem, sagen Sie »Ja« zu Ihren Sorgen und Problemen, gestehen Sie sich ein, dass es Ihre Sorgen sind. Gestehen Sie sich ein, dass Ihr Leben nicht immer rund läuft, das gehört dazu. Gestehen Sie sich ein, dass Sie manchmal jammern, dass Sie leiden und dass Sie sich so mancher Situation nicht gewachsen fühlen. Aber wie René Dubois schrieb: *»Wenn es darum geht, Krankheit abzuwehren oder wieder gesund zu werden, fällt es dem Menschen gewöhnlich leichter, sich auf Heiler zu verlassen, als sich zu bemühen, sich der schwierigen Aufgabe zu stellen: weise zu leben.«*[6]

Sobald Sie versuchen, mehr zu tun, als etwas nur anzunehmen, würde das bedeuten, dass Sie es ändern wollen. Und schon nehmen Sie es nicht mehr an, entwickeln einen Widerstand dagegen. Das einzig Richtige ist also: beobachten, schauen, achtsam sein und annehmen.

Erlauben Sie mir einen Hinweis. Bei manchen Themen scheinen wir niemals loslassen zu können, sie sind zu mächtig. Wie sollte jemand, der unter schweren Schmerzen leidet, diese einfach loslassen und nicht an sie denken? Nun, nicht an sie zu denken, ist gar keine schlechte Idee. Versuchen Sie in solch einem Fall einfach, sich vorzustellen, dass Sie wirklich nicht an sie denken können. Für eine Minute wäre es Ihnen unmöglich, einen Gedanken zu entwickeln, der Ihr Problem betrifft. Was würde aus dem Schmerz, wenn die Gedanken nicht mehr da wären? Wollen Sie das einmal versuchen?

Eine andere Möglichkeit ist es, das Nicht-loslassen-Können, also das Festhalten, zu beobachten. Achten Sie darauf, *wie* Sie etwas festhalten. Jeder hat seine eigenen Mittel, Wege und Tricks. Achten Sie bei sich darauf, und beobachten Sie, was in Ihnen geschieht. Dabei lernen Sie viel über sich selbst.

Kommen wir zum Thema Vergeben. Wer in der Lage ist, allen zu vergeben, die einem wissentlich oder unwissentlich, wirklich oder vermeintlich etwas angetan haben, kann hoffen, ein fantastisches Leben zu haben. Nun gibt es Religionen – und auch der Schamanismus sieht das so –, die davon ausgehen, dass Familiengeschichten als Energien vererbt werden. Spätestens da wird es schwierig mit dem Vergeben, denn wer kann schon wissen, was vor hundert Jahren irgendwann dem Urgroßvater passiert ist?

6 Zitiert von Paul Ka'ikena Pearsall in: *Aloha – die Lust am Leben*. Freiburg 2000, S. 33.

Immerhin aber wäre es doch schon ein ungeheurer Fortschritt, wenn Sie die Ereignisse Ihres eigenen Lebens aufarbeiten könnten. Vergeben ist, wie Sie sicher schon bemerkt haben, ganz ähnlich dem Loslassen und dem Annehmen. Ich muss die Geschichte, die mir als Kind einmal zugestoßen ist, annehmen. Es ist nicht mehr zu ändern, derjenige, der mich so verletzt hat, hat damals das aus seiner Sicht Sinnvollste getan. (Beachten Sie bitte, dass dies keine Rechtfertigung für schlechtes Verhalten oder gar kriminelle Energien sein soll.) Sie helfen sich selbst am besten, wenn Sie akzeptieren, dass es nun einmal so passiert ist. Es gilt, den Widerstand gegen das, was Ihnen geschehen ist und heute noch widerfährt, aufzugeben, ihn loszulassen. Solange Sie aber noch verärgert oder wütend auf einen anderen sind, haben Sie seine Tat nicht wirklich angenommen. Vergebung ist also erforderlich, bevor Sie dieses zwischenmenschliche Problem annehmen können. Erst wenn Sie vergeben haben, können Sie wirklich loslassen. Insbesondere aber müssen Sie sich selbst vergeben und Ihren Anteil an allem anerkennen.

 # 70: DIE LEICHEN IM KELLER

Je älter Sie werden, desto mehr Menschen haben Ihren Weg gekreuzt, mit denen Sie möglicherweise noch nicht im Reinen sind. Sie wurden enttäuscht oder betrogen, Beziehungen liefen anders als erwartet und geplant.

Vielleicht wurden Sie sogar bereits als kleines Kind von Ihrer Mutter zur Adoption freigegeben und haben ihr das nie verziehen. Kann sein, dass Sie als Kind misshandelt wurden, vielleicht fühlten Sie sich auch nur ungeliebt oder vernachlässigt. Später kamen andere Beziehungsprobleme hinzu, Sie trennten sich von Ihrem Partner, hatten womöglich Kinder, und Ihr ganzes Leben wurde über den Haufen geworfen. Jeder wird wohl auf der Suche nach einem nicht verarbeiteten Problem bei seinen Eltern und Expartnern fündig. Mag sein, dass auch schon jemand verstorben ist, mit dem Sie noch eine Rechnung offen haben.

Aus schamanischer Sicht rührt jede Krankheit von einem Beziehungsproblem her. Egal, wie lange ein Beziehungsproblem zurückliegt, solange Sie es nicht verarbeitet haben, kann es Sie noch krank machen – wenn es Sie nicht schon lange krank macht. Krank in diesem Sinne ist ein weiter Begriff. Die Spanne reicht von einem latenten Dauerzweifel am eigenen Leben, einer inneren Unzufriedenheit und ständigem Unglücklichsein über Allergien, Verspannungen und Migräne bis hin zu wirklich lebensbedrohlichen Krankheiten, langjährigen Schmerzen und ernsten psychischen Problemen.

Will man davon geheilt werden, muss also ein Beziehungsproblem gelöst werden. Dazu ist es völlig egal, ob die betreffende Person noch in der Nähe ist oder überhaupt noch lebt. Die Auflösung geschieht auf einer Ebene, die keinen Raum und keine Zeit kennt.

Nehmen Sie sich wirklich Zeit für diese Aufgabe, setzen Sie sich kein zeitliches Limit. Wenn Sie einmal angefangen haben, unterbrechen Sie die Übung nicht, bevor Sie sie bis zum Ende durchgezogen haben. Vielleicht wollen Sie diese Übung lieber draußen in der Natur machen?

Zunächst entscheiden Sie sich für die Person, der Sie die meisten Vorwürfe machen. Was werfen Sie ihr vor? Wenn Sie sich nicht sicher sind, nehmen Sie einfach ein Elternteil, das passt in der Regel immer. Sollten Sie mehrere Kandidaten haben, verarbeiten Sie einen nach dem anderen. Fast jeder hat zudem mindestens eine Partnerschaft nicht verarbeitet.

Nehmen Sie sich nun Papier und Stift, und schreiben Sie einen richtigen Brief an diese Person. Sie müssen diesen Brief niemals abschicken oder demjenigen vorlesen, sollten Sie auch gar nicht.

Beginnen Sie den Brief mit der Anrede, die damals zwischen Ihnen und der anderen Person üblich war, also zum Beispiel »Lieber Paps« oder »Mein Engel«.

Schreiben Sie alles auf, was Sie belastet. Machen Sie dies spontan und zügig, so, wie Ihnen die Gedanken kommen. Schönschrift und Zeichensetzung sind jetzt nicht gefragt. Schreiben Sie auf, was Ihnen einfällt. Geben Sie bitte nicht auf, wenn das Schreiben zunächst einmal stockt. Sie haben Zeit, nehmen Sie sich diese Zeit, und wenn es Nacht wird darüber. Das Ergebnis wird Sie für diese Mühen tausendfach entschädigen!

Seien Sie bei Ihren Vorwürfen an die Person so konkret wie möglich. Schreiben Sie alles auf, was Ihnen auf dem Herzen liegt. Zensieren Sie sich dabei nicht selbst, haben Sie den Mut, alles zu offenbaren. Verurteilen Sie sich nicht selbst, und schieben Sie sich auch nicht die Verantwortung zu, egal, was geschehen ist. Beschreiben Sie, wie Sie sich damals gefühlt haben, beschreiben Sie die Gefühle, die Sie jetzt haben. Es kann sein, dass Sie dadurch tief vergrabene Gefühle wecken und von ihnen plötzlich übermannt werden. Lassen Sie das einfach zu, und schreiben Sie weiter, wenn Sie sich etwas beruhigt haben. Ihr Wunsch, die Beziehung zu klären, sollte größer sein als Ihre Angst vor den Gefühlen. Der Schmerz, vor dem Sie sich möglicherweise fürchten, wird Sie auch heilen. Die Annahme des Schmerzes, des Widerstands gegen das bereits Geschehene muss sein. Seien Sie gewiss: Danach wird sich vieles verändern.

Wenn Sie meinen, mit Ihren Vorwürfen fertig zu sein, verzeihen Sie der Person. Schreiben Sie auch die Worte der Vergebung auf, aber achten Sie darauf, dass es nicht locker und halbherzig geschieht, sondern aus tiefster Überzeugung. Werden Sie sich bewusst, dass alles so ist, wie es jetzt ist, und Sie sich nur selbst belasten, wenn Sie weiterhin Ihre Aufmerksamkeit, Ihre Gedanken und damit Ihre Energie für diese Vorwürfe und Schuldzuweisungen verschwenden. Lassen Sie sich Zeit mit der Vergebung.

Und jetzt bedanken Sie sich. Ja, Sie lesen richtig, sagen Sie »Danke« für alles, was der andere Ihnen angetan hat. Es gehört zu Ihrem Leben, es hat Sie zu dem gemacht, was Sie heute sind. Sie haben daraus gelernt.

Beenden Sie Ihren Brief, wenn Sie das Gefühl haben, die Situation abgeschlossen zu haben.

Selbstverständlich funktioniert diese Übung ebenso, wenn Sie das Gefühl haben, jemand anderem etwas angetan zu haben, was Ihnen leid tut. Gehen Sie genauso vor, und schreiben Sie, was Sie getan haben, was Sie bereuen und was Sie am liebsten ungeschehen machen möchten. Bitten Sie um Verzeihung. Auch diese Bitte muss von Herzen kommen.

Alles eine Frage der Einstellung

Alfred Pallas schlägt folgende Lebenseinstellung vor:

Warum machen wir nicht einfach aus jedem Tag unseres Lebens das Beste? Warum warten wir lieber passiv darauf, dass sich im Außen irgendetwas ereignet und machen uns so zu einer Marionette, die den Verstrickungen des Lebens scheinbar hilflos ausgeliefert ist? Warum muss vielen Menschen erst etwas Schlimmes zustoßen, damit sie merken, wie wichtig der heutige Tag, wie wichtig das Jetzt ist?

Pallas unterscheidet grundsätzlich drei Kategorien der Motivation: die Muss-Motivation, die Will-Motivation und die Darf-Motivation.[7] Hinter allem, was Sie tun, steht eine dieser drei Motivationsarten. Sie müssen zur Arbeit gehen? Sie müssen die Küche putzen? Sie müssen die Kinder vom Fußball abholen? Sie sehen, dies ist die fremdgesteuerte Variante, der Gedanke der Trennung in ich und du ist hier stark zu spüren.

Oder sind Sie bereits einen Schritt weiter und *wollen* diese Dinge tun? Die meisten Menschen bleiben in der »Ich muss«-Phase hängen. Hin und wieder kommt ein »Ich will« dazwischen, wir haben ein Ziel und wollen es erreichen, darum kämpfen wir dann auch. In dieser Phase haben wir bereits erkannt, dass wir unser Leben selbst gestalten können.

Erfüllt ist das Leben in seiner Ganzheit allerdings erst, wenn wir »Ich darf« sagen. Egal, worüber Sie wieder jammern, sagen Sie sich: »Das reicht mir, ich darf das jetzt ändern.« Sie dürfen jederzeit aufhören zu rauchen, Sie müssen nicht. Sie dürfen Ihren Job machen, Sie dürfen heute leben. Diese Haltung bedeutet Dankbarkeit für das, was ist.

---

7   Vgl. hierzu Pallas, Alfred: *Die Macht der Dankbarkeit*, Welver 2006.

71a: HEUTE IST EIN SCHEISSTAG!

Auf diese Übung freue ich mich ganz besonders. Sie ist so einfach und wird Ihnen auf herrliche Art und Weise demonstrieren, wie Sie Ihren eigenen Tag unbewusst erträumen.

Nehmen Sie sich einfach für morgen vor, schon direkt nach dem Aufstehen absolut bewusst für diesen Tag nur mit dem Schlimmsten zu rechnen. Denken Sie daran, dass alles schiefgehen wird, dass Sie nur mit Trotteln zu tun haben werden. Seien Sie so negativ, wie Sie nur können. Stellen Sie sich vor, dass Sie die Bahn verpassen, dass Sie keinen Parkplatz finden, dass Sie Streit mit Ihrem Chef oder Ihrer Familie bekommen usw. Falls Sie irgendetwas Positives erfahren, ignorieren Sie es einfach. Ich möchte Sie warnen: Machen Sie diese Übung nicht, wenn Sie wichtige Termine haben – die könnten sonst wirklich und umfassend schiefgehen. Warten Sie ab, was passiert!

Die nächste Übung machen Sie bitte einen Tag später.

71b: MORGEN WIRD SUPER!

Nach dem Scheißtag gönnen Sie sich nun mal etwas. Stellen Sie sich genau das Gegenteil des letzten Tages vor. Stehen Sie mit positiven Gedanken auf, freuen Sie sich auf den Tag: Heute ist Ihr Tag. Sie sind glücklich (wenn Sie meinen, Sie wären gerade nicht glücklich, stellen Sie es sich einfach vor), Sie treffen auf lauter nette, freundliche Menschen. Die Bahn erreichen Sie pünktlich, die Parkplätze warten nur auf sie. Falls Sie irgendetwas Negatives erfahren, ignorieren Sie es heute. Ziehen Sie die Übung den ganzen Tag konsequent durch, und lassen Sie sich vom Leben überraschen!

Danken Sie dem Leben!

Nach Loslassen, Annehmen und Vergeben ist Dankbarkeit das letzte Geheimnis zu mehr Glück. Wir haben mehr und mehr eine Tendenz dazu entwickelt, die negativen Aspekte unseres Lebens zu betonen, ja sogar zu suchen. Alles Positive ist für uns selbstverständlich, nur das Negative fällt uns auf. Warum muss erst etwas Furchtbares in unserem Leben passieren, damit wir einsehen, wie schön und gut jeder normale Tag ist? Warum muss ein anderer erst schwer krank werden, damit wir begreifen, dass es uns doch gut geht? Natürlich orientiert sich der Mensch an seinen Grenzen und Regeln, er vergleicht und braucht auch das Leiden, um das Glück zu erkennen. Wir alle dürften mittlerweile aber auch genug Vergleichsmöglichkeiten haben und nicht noch mehr Leid und Schmerz benötigen. Stattdessen sollten wir für all diese – für uns selbstverständlichen – Dinge dankbar sein. Dankbar für alles, nicht nur für eine kleine Auswahl. Und dies bedeutet auch, dankbar zu sein für jede schlechte Laune, jedes Missgeschick, jeden Ärger mit dem Partner, jeden Ärger mit dem Chef, jede Kritik, jeden unfreundlichen Verkäufer und jede nicht erfüllte Erwartung, denn auch aus diesen Erfahrungen lernen wir mehr über uns selbst. Sie erinnern sich an die Funktion der anderen als Spiegel Ihres Selbst?

> Danke zu sagen ist die wirksamste Möglichkeit, sich selbst zu heilen.

Genauso wichtig ist es aber auch, sich für alles Positive und Schöne zu bedanken. Sie erinnern sich, dass Sie durch die Fokussierung auf gewisse Dinge diese verstärken, oder? Wenn Sie für etwas dankbar sind, weiß Ihr Unterbewusstsein genau, wo es für mehr sorgen muss, um Glück zu erfahren.

Danke zu sagen ist die wirksamste Möglichkeit, sich selbst zu heilen. Vielleicht haben Sie davon gehört, wie Indianer oder auch asiatische Völker – aus unserer Sicht – endlos lange Dankesreden an die Natur und an die Geister halten. Diese Völker wissen noch um die Kraft der Dankbarkeit. Auch unsere Gebete sind nach diesem alten Wissen strukturiert. Sie bestehen immer aus Begrüßung und Fokussierung der Aufmerksamkeit, Würdigung und Preisen desjenigen, an den die Gebete gerichtet sind, einer klaren Zielformulierung und dem vorausgeschickten Dank für die Erfüllung.

So können Sie aktiv dafür sorgen, dass Ihnen Dinge widerfahren, für die Sie dankbar sind. Sie können sich Ziele setzen, deren Erreichen Sie dankbar macht. Seien Sie dankbar für das, was Sie erreicht haben, und nicht traurig über das, was Sie noch nicht haben.

 ## 72: DANKBARKEITSLISTE

Die Dankbarkeitsliste ist eine ganz tolle Übung, weil sie so einfach ist. Sie können sie immer wieder zwischendurch machen und sich damit auf den Boden der Tatsachen zurückholen. Wie viel Prozent Ihres Lebens, würden Sie sagen, sind schlecht? Der Großteil wird eher in Ordnung oder gut sein, nicht wahr? Diesen Teil des Lebens wollen wir nun auch entsprechend würdigen, anstatt uns auf die wenigen negativen Aspekte zu konzentrieren. Schauen Sie sich doch einfach dort um, wo Sie gerade sind. Wie viele schöne Dinge sehen Sie, für die Sie dankbar sein sollten?

Setzen Sie sich in Ruhe hin, und nehmen Sie sich etwa eine halbe Stunde Zeit. Sie brauchen Papier und Stift. Schreiben Sie auf, wofür Sie in Ihrem Leben dankbar sind. Verlagern Sie dadurch Ihre Energie von den Problemen und Sorgen auf die Dinge in Ihrem Leben, die gut sind. Dadurch, dass Sie Ihre Energie verschieben, wird sich auch zukünftig Ihr Leben ändern.

Welche Talente haben Sie? Welche besonderen Fähigkeiten?
Welche Menschen haben Sie getroffen, für die Sie dankbar sind?
Was haben Sie in Ihrem Leben erreicht, wofür Sie dankbar sind?
Was verdanken Sie Ihrer Mutter? Welche positiven Eigenschaften haben Sie von ihr?
Was verdanken Sie Ihrem Vater? Welche positiven Eigenschaften haben Sie von ihm?
Was verdanken Sie Ihren Großeltern und Geschwistern?

Welchen anderen Menschen könnten Sie danken? Wofür?
Für welche Erfahrungen im Leben sollten Sie dankbar sein?
Was haben Sie gut gemacht?

Schreiben Sie alles auf! Realisieren Sie, wie viele Dinge es gibt, für die
Sie dankbar sein können.

✿

Schreiben Sie sich ein »Danke« auf den Badezimmerspiegel, das Sie
jeden Morgen und Abend daran erinnert, Danke zu sagen. Bedanken
Sie sich beim Zähneputzen ein oder zwei Minuten lang für alles, was
Ihnen gerade einfällt. Bedanken Sie sich für den gestrigen und den kom-
menden Tag. Gehen Sie (wie oben gezeigt) einige Dinge durch, für die
Sie dankbar sind. Geben Sie acht, was diese Übung in Ihnen bewirkt.
Wahrscheinlich werden Sie in kurzer Zeit Ihr Erleben anders wahrneh-
men, weil Sie einen viel größeren Anteil als zuvor plötzlich zu würdigen
wissen.

✿

Vielleicht fällt Ihnen dann auch auf, wie wenige Menschen sich bei
anderen bedanken, vieles wird für selbstverständlich gehalten. Fangen
Sie doch einfach an, sich zu bedanken. Ob mündlich, per E-Mail, SMS
oder Brief, spielt keine Rolle, andere freuen sich über ein Wort des
Dankes ebenso wie Sie selbst. Achten Sie einfach im Alltag ein wenig
mehr darauf, wer für das, was er tut, ein Danke verdient hat, egal, ob
das jemand ist, der etwas für Sie persönlich getan hat, oder jemand,
der etwas Gutes für die Allgemeinheit vollbracht hat.

Ihre persönliche Reset-Taste – Vergangenheit und Zukunft verändern

> Durch bewusste Gestaltung, durch das schamanische Träumen ändert sich die Zukunft.

Nur Sie selbst entscheiden, wie Sie sich fühlen. Sie werden – wenn Sie wollen – tausend Gründe dafür finden, dass es Ihnen nicht gut geht, dass alles so kommen musste und dass es auch so weitergehen wird. Und Sie werden damit recht haben. Mit ein wenig Übung werden Sie aber auch tausend Gründe dafür finden, dass es Ihnen gut geht und dass alles nicht so schlimm ist, dass vieles vermeintlich Schlechte auch eine neue Chance in sich birgt.

Ich möchte hier vertiefen, wie Sie Ihr Leben neu beginnen können, wie Sie in der Lage sind, Ihre Vergangenheit zu verändern und Ihre Zukunft aktiv, bewusst und gezielt zu gestalten.

Was war Ihre Vergangenheit noch? Genau: nichts als gespeicherte Erfahrungen, Gelerntes und vermeintlich Gelerntes, selbst Erlebtes und Gehörtes, alles gespeichert als Standbilder und Filme. Zum besseren Verständnis: Ihre Vergangenheit ist nicht das, was Sie vor Jahren erlebt haben, sondern sie ist ein Haufen Daten, gespeichert auf einer »Festplatte« namens Hirn. Und genau wie auf Ihrem PC können Sie diese Daten verändern, löschen oder verschieben. Sie verändern Ihre Vergangenheit also ganz einfach dadurch, dass Sie die gespeicherten Bilder und Filme neu und anders erleben. Alberto Villoldo[8] erwähnt eine Untersuchung, in der für Patienten, die eine Blutvergiftung hatten, gebetet wurde. Der Clou war, dass diese 5000 Patienten die Blutvergiftung vor zehn Jahren hatten und nachträglich für sie gebetet wurde. Es stellte sich heraus, dass die Menschen, für die gebetet wurde, einen kürzeren Krankenhausaufenthalt hatten. Ein Beweis für unsere Fähigkeit, die Vergangenheit zu beeinflussen?

Und die Zukunft? Da diese ein Konstrukt des Verstandes ist, können Sie ebenso die Zukunft verändern. Zum einen ändert sie sich bereits automatisch, wenn Sie die

---

8 Vgl. Villoldo, Alberto: *Seelenrückholung. Die Vergangenheit schamanistisch erkunden – Die Zukunft heilen.* München 2006, S. 36.

Vergangenheit geändert haben, zum anderen können Sie aber auch direkt durch Ihre Träume die Zukunft beeinflussen.

Automatisch ändert sie sich, wenn Sie veraltete Glaubenssätze durch Ihre Arbeit an der Vergangenheit aufgelöst haben und so plötzlich nicht mehr immer wieder die gleichen Probleme anziehen. Durch bewusste Gestaltung ändert sich die Zukunft. Ein Weg dorthin ist das schamanische Träumen.

 ## 73: TRAUMÄNDERUNG

Schön, Sie haben gelesen, dass alles ein Traum ist und dass Sie Ihr Leben durch bewusstes Träumen auch verändern können. Kommen wir nun dazu, wie Sie das konkret sowohl für die Vergangenheit als auch für die Zukunft machen können.

Ich bin bereits darauf eingegangen, dass Ihr gesamtes Verhalten aus gespeicherten Erinnerungen, Glaubenssätzen, Angst oder Liebe, aus Wünschen und Projektionen besteht. Diese Faktoren bewirken Emotionen in Ihnen und sorgen so dafür, dass Ihr Leben unruhig wird.

Lernen Sie nun, diese Faktoren bewusst zu ändern, dann sind Sie auf dem besten Wege, Ihren Traum zu beeinflussen. Jede Änderung wird eine Auswirkung auf Ihr Leben haben, geben Sie also KU die Möglichkeit, neue oder geänderte Erfahrungen oder Glaubenssätze zu erlernen. Verändern Sie die Erinnerungen, indem Sie KU glaubhaft machen, dass die neuen Ideen besser sind als die alten. Verändern Sie alte Träume, indem Sie sie neu träumen. Wie Sie wissen, entscheidet KU nicht, ob etwas wahr oder unwahr ist, es bewertet nur die Stärke der Bilder und Emotionen. Dadurch, dass Sie den alten Traum ändern, werden auch die daraus resultierenden Glaubenssätze und Verhaltensmuster ausgetauscht. Machen Sie sich das zunutze!

74: GESTERN VERÄNDERN

Es ist niemals zu spät, bereits Geschehenes rückwirkend zu ändern. Wenn Sie den gestrigen Tag oder vielleicht den gerade abgelaufenen am liebsten gar nicht erlebt hätten, steht es Ihnen frei, diesen Tag rückwirkend zu verändern. Vielleicht lassen Sie es zu einem festen Ritual werden, dass Sie kurz vor dem Schlafengehen den vergangenen Tag Revue passieren lassen und überlegen, welche Dinge nicht so gelaufen sind, wie Sie es sich gewünscht hätten. Gehen Sie diese Ereignisse der Reihe nach durch, und verändern Sie sie. Gestalten Sie sie in Ihrer Vorstellung so um, wie Sie es sich gewünscht hätten. Wenn Sie ein Vorstellungsgespräch hatten, das Ihrer Ansicht nach schiefgegangen ist, dann lassen Sie es in Gedanken nochmals so ablaufen, dass Sie ein gutes Gefühl haben. Gehen Sie so mit allen Ereignissen vor, die Ihnen nicht gefallen haben – möglichst detailliert und bilderreich. So bereinigen Sie Ihre Gedanken und schaffen zugleich eine fruchtbare Basis für den kommenden Tag.

Wie Sie schon ahnen, werden Sie so zum Gestalter nicht nur Ihres letzten Tages, sondern auch weit zurückliegende Ereignisse können Sie neu und anders erträumen. Sollten Sie sich vor Jahren sehr unschön von Ihrem Partner getrennt haben, so erleben Sie diese Trennung einfach erneut, und visualisieren Sie sie in einer anderen, harmonischen Art und Weise. Statt Anfeindungen und Kampf stellen Sie sich nun vor, wie Sie beide friedlich und verständnisvoll sind. Nutzen Sie dazu alles, was Sie über Affirmationen und Imagination gelernt haben. Suchen Sie sich eine alte Geschichte, an der Sie immer noch kauen, und träumen Sie Ihre Vergangenheit neu! Sollten Sie Zweifel an der Wirksamkeit haben, wiederholen Sie die Übung mehrmals.

75: ALBTRÄUME

Mit einer einfachen Traumveränderung können Sie sowohl bei sich als auch bei der ganzen Familie Albträume unschädlich machen. Insbesondere Kinder neigen dazu, einen Albtraum für wahr zu halten, haben dann plötzlich Angst und wollen nicht mehr allein schlafen. Wenn Sie wissen, dass Ihr Kind einen Albtraum hatte, träumen Sie den Traum doch einfach gemeinsam zu einem guten Ende. Lassen Sie eine gute Fee auftauchen, die für Frieden und Harmonie sorgt. Lassen Sie die entsprechenden Emotionen und Bilder sich in Ruhe entwickeln, Ihr Kind wird danach den alten Traum vergessen haben.

76: MORGEN VERÄNDERN

Das Morgen existiert noch gar nicht, wie soll ich es da ändern können? Nun, das, was Sie morgen erleben werden, haben Sie gestern und heute gedacht. Ihre Gedanken manifestieren sich morgen in Ihrer Welt. Denken Sie also einfach an das, was Sie sich wünschen, und an das, was Sie erleben wollen. Auch hier denken Sie bitte an meine Anmerkungen zu einer erfolgreichen Imagination, investieren Sie so viele Gefühle und Sinne wie möglich.

Sie haben sich hoffentlich bereits angewöhnt, sich direkt morgens nach dem Aufwachen zu bedanken. Bedanken Sie sich für so viele Dinge, wie Sie möchten.

Wenn etwas Wichtiges für diesen Tag ansteht, dann visualisieren Sie für all diese Dinge schon am Morgen das gewünschte Ergebnis. Gehen Sie den Tag in Gedanken kurz durch (so detailliert, wie Sie können), und vergessen Sie dabei nicht die positiven Emotionen, die Sie erwarten.

Fangen Sie an, indem Sie gedanklich den freien Parkplatz oder den freien Platz in der U-Bahn direkt finden (ich weiß, ich weiß, diese Art von Wunschdenken wollte ich nicht unterstützen, aber manchmal ist es eben doch nützlich). Wenn Sie einen wichtigen Termin, vielleicht ein Vorstellungsgespräch, haben, freuen Sie sich auf einen gut gelaunten Gesprächspartner, mit dem Sie auf der gleichen Wellenlänge liegen. Sie selbst sind heiter und optimistisch. Nehmen Sie den gewünschten Verlauf des Gesprächs mitsamt dem positiven Endergebnis gedanklich vorweg. Verabschieden Sie sich, und bedanken Sie sich bei Ihrem Gegenüber für das angenehme Gespräch.

Träumen Sie sich gesund!

Für den Schamanen ist jede Krankheit, jedes Problem, jedes Leiden, jeder Schmerz eine energetische Störung – und jede energetische Störung kann korrigiert werden. Es gibt keine unheilbaren Krankheiten, solange Sie nicht daran glauben. Jede Krankheit entsteht aus Gedanken und Emotionen, als Reaktion auf Widerstände, die wir bilden. Jede Krankheit ist entsprechend auch wieder durch Gedanken heilbar.

Nur weil der Arzt einer Krankheit hilflos gegenübersteht, heißt das nicht, dass sie unheilbar ist. Wer sich ein wenig informiert und sich beispielsweise durch die entsprechende Literatur arbeitet, wird immer wieder auf die Geschichte von Wunderheilungen treffen. Wir Menschen haben unendliche Möglichkeiten der Heilung, die für die meisten bis heute unvorstellbar sind. In der Zusammenarbeit von KU, LONO und KANE ist alles möglich. Und wenn wir es verstehen, aus unseren Wunden zu lernen und unsere Wunden in Quellen der Kraft zu verwandeln, erkennen wir irgendwann auch ihren Sinn.

Eine ganz einfache Übung ist die Neuprogrammierung unmittelbar nach einem (kleineren) Unfall oder einer Verletzung. Angenommen, Sie stehen morgens auf, sind noch im Halbschlaf und stoßen sich heftig den Fuß am Bettpfosten. Dann nutzen Sie Ihre Gedankenkraft und visualisieren das genaue Gegenteil des Missgeschicks. Stellen Sie sich bis zu fünfzehn Mal vor, wie Sie aufstehen und ins Bad gehen, ohne sich den Fuß zu stoßen. Benutzen Sie dabei alle Hilfsmittel, die Sie für eine erfolgreiche Imagination kennengelernt haben.

Wenn Sie sich beim Gemüsehacken in den Finger schneiden, wiederholen Sie in Gedanken (oder sogar in der Realität) die fehlgegangene Bewegung immer wieder – und diesmal, ohne sich in den Finger zu schneiden. Denken Sie jedoch bei der Wiederholung bitte keinesfalls an den Unfall! Die Wunde wird so viel schneller verheilen.

Erfahrene hawaiische Schamanen erzählen, dass sie so sogar Knochenbrüche wieder geheilt haben.

 # 77: TRAUMSYMBOL

»Traumsymbol« ist eine klassische schamanische Visualisierungsübung, bei der Sie eine Frage, ein Problem, ein Thema haben und ganz einfach intuitiv Ihr Inneres zusammen mit dem universalen Feld antworten lassen.

Setzen Sie sich zunächst bequem hin, und schenken Sie Ihre Aufmerksamkeit einige Atemzüge lang Ihrem Atem. Überlegen Sie sich einen Ort, zu dem Sie in Gedanken gehen wollen. Das kann ein Platz sein, wo Sie in Ihrem letzten Urlaub waren, aber auch die Bank in Ihrem Garten. Genauso gut können Sie einen fiktiven Ort wählen. Wenn Sie meinen, dass Sie in einer Badewanne auf dem Mond die beste Intuition haben, dann imaginieren Sie diese Vorstellung.

Wie Sie sicher schon ahnen, werden Sie jetzt erst einmal Ihre Sinne dazu benutzen, diese Imagination so realistisch wie möglich werden zu lassen. Berühren und fühlen Sie also ein paar Dinge, riechen, sehen, hören und schmecken Sie.

Richten Sie nun Ihre Aufmerksamkeit auf Ihr Thema, und bitten Sie um ein Zeichen, das für Ihr Thema stehen soll. Seien Sie dabei offen und ohne Erwartung, versuchen Sie nicht, etwas zu erzwingen. Vielleicht dauert es einige Minuten, doch seien Sie gewiss: Ihr Symbol kommt zu Ihnen. Seien Sie nicht überrascht über Ihr Symbol, es kann ein Mensch, ein Tier oder etwas ganz anderes sein. Dieses Symbol steht für Ihr Thema. Wenn Sie eine Krankheit als Thema haben, dann ist dieses Symbol nun die Verkörperung Ihrer Krankheit. Sprechen Sie also mit ihm, fragen Sie, was sein Problem ist, wie es sich fühlt und was Sie für es tun können. Hören Sie sich an, was Ihr Symbol zu sagen hat.

Nun ist der Moment gekommen, Ihre Kunst des Träumens zu nutzen. Erträumen Sie die Verwirklichung der Wünsche Ihres Symbols. Visuali-

sieren Sie die Dinge, die Entwicklung, die Eigenschaften, die das Symbol bzw. Thema vermisst.

Angenommen, Sie haben Rückenschmerzen und Ihr Symbol ist ein Igel, der sich einsam fühlt. Sein Problem ist, dass er wegen seiner Stacheln nicht geliebt wird und er dies natürlich nicht ändern kann; niemand will sich ihm nähern. Sie könnten nun visualisieren, dass Sie seine Stacheln mit einem Spezialwundershampoo waschen, das die Stacheln zu einem flauschigen, weichen Fell werden lässt. (Keine Sorge, der Igel ist jetzt nicht hilflos und ohne Schutz.) Plötzlich ist der Igel allseits beliebt, jeder möchte mit ihm kuscheln und sein Freund sein. Bevor Sie sich verabschieden, fragen Sie bitte Ihr Symbol, ob jetzt alles in Ordnung ist oder ob Sie noch etwas für es tun können.

Meinen Sie, dass das Symbol auch einen Ratschlag für Sie hat? Fragen Sie, was es Ihnen empfehlen würde, um Ihr Thema zu heilen. Hören Sie gut zu, und beherzigen Sie diesen Rat später.

Beenden Sie die Übung, wenn Sie meinen, dass Sie Ihr Symbol ausreichend unterstützt haben, und achten Sie bei sich darauf, ob sich Ihr Gefühl zu Ihrem Thema verändert hat. Haben sich zum Beispiel die Rückenschmerzen verringert oder verstärkt? Jede Veränderung ist gut, energetisch bewegt sich etwas in Ihnen. Das gewünschte Ergebnis ist eine Verbesserung, doch auch eine Verschlechterung zeigt Ihnen, dass Sie an der richtigen Stelle ansetzen. Machen Sie so weiter!

Gehen Sie dann nochmals zu Ihrem Ort, und treffen Sie dort Ihr Symbol. Schauen Sie, was noch unerledigt ist, was Sie für es tun können. Träumen Sie die notwendigen Veränderungen, und prüfen Sie deren Auswirkung in dieser Welt.

Möglich ist auch, dass plötzlich intuitiv ein anderes Problem auftaucht, das mit dem Ursprungsthema verbunden ist. Angenommen, dem Igel geht es jetzt hervorragend, aber Sie spüren oder ahnen, dass Ihre Rückenschmerzen damit zusammenhängen, dass Sie vor zwei Jahren einen Menschen verloren haben, mit dem Sie noch eine offene Rechnung haben. Dann machen Sie dies zum neuen Thema, machen die Übung nochmals und lassen sich dafür ein neues Symbol schicken. Mit ihm arbeiten Sie wieder wie zuvor erläutert.

Behandeln Sie sich doch einfach selbst!

Vorneweg: Brechen Sie keine ärztlichen Behandlungen ab, und nehmen Sie auch Ihre Medikamente so lange weiter, wie Ihr Arzt es für richtig hält. Ich halte es für gefährlich, zu sagen: Lassen Sie Ihren Arzt reden, gehen Sie besser zu einem bekannten Heiler, oder behandeln Sie es einfach selbst. Warum nicht einfach alles probieren? Viel zu wenige Menschen – und das erlebe ich nahezu täglich – nutzen das Potenzial einer Kombination von herkömmlichen mit alternativen, energetischen Behandlungsmöglichkeiten. Zum einen, weil dieser zweite Bereich teilweise einen schlechten Ruf genießt, und zum anderen, weil er auch kaum bekannt ist. So finden sich die Menschen damit ab, dass sie Migräne haben, dass Sie wegen eines schmerzenden Knies nie mehr joggen können, dass ihr Kind ADHS hat … Doch man kann viel mehr heilen, als Sie vielleicht glauben!

Versuchen Sie doch einfach, Ihre nächste Krankheit, Ihre nächste Sportverletzung oder Sorge, mit den Methoden der Imagination zu behandeln. Denken Sie sich zu der Krankheit heilende Bilder, mögen Sie auch noch so abstrus sein. Lassen Sie sich Behandlungsmethoden einfallen, die sonst nur im Comic funktionieren.

Wenn Sie erkältet sind und einen schweren Husten haben, könnten Sie sich den Husten als Fleck in der Lunge vorstellen, der von einer Reinigungskolonne fleißiger weißer Blutkörperchen weggeputzt wird.

Ein anderes Beispiel: Wenn Sie Probleme mit dem Herz haben und die Arterien verkalkt sind, stellen Sie sich vor, wie Ihre verstorbene Großmutter des Nachts, während Sie schlafen, zu Ihnen kommt und die verstopften Arterien mit Pfeifenreinigern reinigt.

Bei einem Tumor könnten Fresszellen den Tumor auffressen. Kleine Männchen könnten über Nacht mit Nadel und Faden oder auch einem neuen Wunderkleber Ihren gerissenen Meniskus wieder zusammenflicken. Bei Krankheiten, deren Krankheitsbild nicht so einfach zu imaginieren ist, macht es Sinn, sich den gewünschten Endzustand vorzustellen: Wie wird es sein, wenn Sie wieder gesund sind? Denken Sie daran, alle Sinne in diese Imagination einzubauen, lesen Sie jetzt am besten nochmals die beiden Kapitel über Affirmationen und Imagination.

Gehen Sie einmal in sich, und erforschen Sie die Gefühle, die Sie mit einer unangenehmen Person verbinden. Achten Sie auf alles, was in Ihrem Körper vorgeht. Zunächst wählen Sie ein körperliches Problem aus, dann eine Person, die Sie nicht so sehr mögen oder mit der Sie in letzter Zeit einen Konflikt hatten. Nehmen Sie sich Papier und Stift für diese Übung, und schreiben Sie sich die Frage auf: Wie kann mein körperliches Problem mit der betreffenden Person zusammenhängen?

Setzen Sie sich zunächst wieder bequem hin, schließen Sie die Augen, und gehen Sie mit Ihrer Aufmerksamkeit für ein paar Minuten zu Ihrem Atem. Denken Sie dann (mit weiterhin geschlossenen Augen) an die unangenehme Person, und überlegen Sie, was Ihnen alles an dieser Person nicht gefällt und was Ihnen besonders zuwider ist. Erleben Sie eine unschöne Situation, die zwischen Ihnen beiden stattgefunden hat, in Gedanken nochmals. Erinnern Sie sich an alle Einzelheiten. Notieren Sie sich stichwortartig die Eigenschaften des anderen, die Sie ärgern. Dazu dürfen Sie die Augen natürlich zwischendurch öffnen.

Stellen Sie sich daraufhin vor, Sie könnten das Energiefeld sehen, das diesen Menschen umgibt. Schließen Sie wieder die Augen, sehen Sie den Menschen vor sich, und achten Sie darauf, wie seine Energiewolke aussieht. Lassen Sie Ihrer Intuition freien Lauf, es wird so richtig sein, wie Sie es machen. Welche Farben sehen Sie? Bewegt sich etwas? Sind da Töne oder Gegenstände in der Wolke? Umgibt sie den ganzen Körper oder nur einen Teil? Wenn Sie gar nichts sehen, dann lassen Sie einfach Ihrer Fantasie freien Lauf, und überlegen Sie, wie es aussehen könnte! Malen Sie auf Ihr Papier ein Strichmännchen mit dieser Energiewolke.

Überlegen Sie sich, was Ihnen an dieser Energiewolke am wenigsten gefällt. Ist es eine Farbe, ein Gegenstand, ein Gefühl oder etwas anderes? Versuchen Sie, sich in dieses Gefühl oder dieses Etwas hineinzufühlen. Wenn es kein Gefühl ist, suchen Sie hinter der Farbe, der Bewegung oder dem Gegenstand das richtige Gefühl. Konzentrieren Sie sich einen Moment darauf. Lassen Sie Ihre Gedanken außen vor, seien

Sie einfach aufmerksam und warten Sie ab, was passiert. Kennen Sie das, was Sie wahrnehmen, aus anderen Situationen? Irgendwo haben Sie das Gleiche schon einmal gefühlt. Was könnte die Aussage hinter dieser Energie sein?

Lenken Sie nun Ihre Aufmerksamkeit wieder auf Ihren Körper. Was spüren Sie dort, wenn Sie sich auf das Gefühl konzentrieren? Irgendwo gehört eine Stelle Ihres Körpers zu diesem Gefühl. Welcher, meinen Sie, ist der mit diesem Gefühl korrespondierende Körperteil? Haben Sie irgendwo Schmerzen? Versuchen Sie, den Bereich zu lokalisieren. Wenn Sie Schwierigkeiten haben, streichen Sie mit Ihren Handflächen in einem Abstand von fünf Zentimetern über Ihren Körper, und versuchen Sie, die Stelle zu erfühlen. Sagen Sie sich laut an jeder Stelle, die Sie entdecken: »Hier ist der Schmerz.« Notieren Sie sich die gefundenen Stellen.

Wenden Sie nun Ihre Aufmerksamkeit den schmerzenden Stellen zu. Machen Sie die Pikopiko-Übung (Ü 6) mit der betreffenden Stelle. Atmen Sie ein, indem Sie sich auf Ihren Scheitel konzentrieren, atmen Sie aus, während Sie sich auf die schmerzende Stelle konzentrieren. Atmen Sie den Schmerz dabei aus. Geben Sie den Schmerz frei. Stellen Sie sich vor, das Organ könnte sprechen und es würde sich über sein Problem austauschen wollen.

Visualisieren Sie jetzt ein Gespräch des Körperteils mit der Person, mit der Sie das Problem haben oder hatten.

Sicherlich ist diese Person nicht schuld daran, dass Sie ein körperliches Problem haben, oder? Eher dürfte Ihre Bewertung und emotionale Reaktion Ursache Ihres Schmerzes sein, nicht wahr? Was sagt Ihr Körper also der Person? Lassen Sie ihn sprechen. Wie erklärt er seine Erkenntnisse? Versuchen Sie es.

Sodann horchen Sie in die schmerzende Stelle und versuchen, den die Schmerzen verursachenden Traum des Körperteils zu sehen oder zu fühlen. Suchen Sie ein Bild, das den Schmerz oder die Krankheit des Organs darstellt. Denken Sie nicht, fühlen Sie! Seien Sie achtsam, und warten Sie auf das erste Bild, das Sie sehen. Fällt Ihnen daran etwas auf, was nicht stimmt? Irgendetwas muss an diesem Bild negativ sein, lassen Sie sich Zeit.

Korrigieren Sie dann den Fehler mittels Ihrer Fantasie, machen Sie, was immer Ihnen auch einfällt. Die Hauptsache ist, Sie verwandeln das Bild, das für den Schmerz steht, zu etwas Positivem. Wenn Sie meinen, fertig zu sein, pusten Sie ein paar Mal kräftig, und blasen Sie das positive Bild symbolisch weg.

Der Weltenbaum der Schamanen

Für ein besseres Verständnis der folgenden Übungen möchte ich Ihnen kurz die Funktion des Weltenbaumes der Schamanen erläutern. Der Weltenbaum dient der Ordnung der schamanischen Welt in einer bildlichen, leicht verständlichen Art und Weise. Er strukturiert und verbindet die scheinbar verschiedenen Welten, in denen der Schamane bei seiner Arbeit reist. (Sie werden in Kürze genauso in diese Welten reisen können …)

Bei diesem Modell steht das, was Sie von einem Baum sehen, also Stamm, Äste und Blätter, für unsere normale Welt. Folgen Sie seinen Wurzeln, so gelangen Sie in die Unterwelt, die Welt des Unbewussten, die Welt der Vergangenheit. Hier finden Sie Ihre Wurzeln, Ihre Ahnen und alles, was (eigentlich) hinter Ihnen liegt. Klettern Sie hingegen auf dem Baum immer höher und höher, so erreichen Sie irgendwann einen Zugang zur Oberwelt, zum Himmel, zur Welt der Visionen, zum Reich der Zukunft. Die Oberwelt teilt sich in weitere Ebenen, die verschiedene Funktionen haben, die oberste Ebene ist die des Lichts, des Absoluten. In der Oberwelt können Sie zum Beispiel Ihr Potenzial, Ihre Talente, erkunden.

Achten Sie darauf, dass Sie die Unterwelt nicht dem Reich der Toten gleichsetzen und machen Sie sich klar, dass der Himmel nur ansatzweise das ist, was wir uns als Kinder darunter vorgestellt haben.

79: KONFLIKTLÖSUNG MIT DER ENERGIESCHLINGE

Bei aktuellen Streitigkeiten mit anderen Menschen, bei jeder Art von Konflikt mit dem Partner oder mit einem Kollegen hilft die folgende Übung. Es ist dabei egal, ob es sich um ein aktuelles konkretes Problem handelt oder um eine unterschwellige, langwierige Sache. Auch wenn Sie jemanden »noch nie leiden konnten«, sollten Sie diese Übung versuchen.

Stellen Sie sich gedanklich vor die betreffende Person, und stehen Sie sich beide ruhig gegenüber. Nun stellen Sie sich ein Seil aus Licht vor, das Sie in Hüfthöhe wie eine Acht um sich und die andere Person schlingen. Lassen Sie das Seil erst relativ locker. Stellen Sie sich die Situation genau vor. Welche Farbe hat das Licht? Ziehen Sie dann das leuchtende Energieseil fester. Machen Sie das einige Male. Erweitern Sie das Licht zu den Füßen und bis zum Kopf. Beide Personen sind nun von einem strahlenden, hellen Licht umgeben, das sie einhüllt wie ein Kokon.

Visualisieren Sie dieses Bild für eine Weile, schauen Sie sich an, wie Sie beide von diesem Licht gewärmt werden.

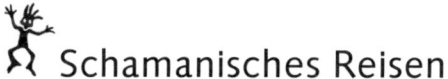 ## Schamanisches Reisen

Wir sind an den Punkt gekommen, an dem Sie schamanisches Reisen, den Höhepunkt jeder schamanischen Arbeit, erlernen werden. Für diejenigen unter Ihnen, die die bisherigen Übungen – aus welchen Gründen auch immer – nicht so fleißig und regelmäßig gemacht haben, gilt der Trost, dass die schamanische Reise auch ohne intensive Vorbereitung funktioniert und helfen kann. Sie werden verschiedene Tools lernen, die bei unterschiedlichen Anlässen angebracht sind. So beherrschen Sie bereits jetzt die Auflösung falscher Glaubenssätze und die Rückholung verlorener Seelenanteile, auch wenn Sie dies noch nicht wissen. Sie werden lernen, Ihre inneren Kräfte zu aktivieren und Ihr Selbst um Rat zu fragen, Sie werden Ihre Quelle, Ihre wahren Talente und bisher unterdrückten oder verborgenen Kräfte und Ihr wahres Potenzial wieder zurückgewinnen.

Schamanen haben zur Unterstützung ihrer Arbeit gewisse Strukturen und Rituale entwickelt, die ihnen bei verschiedenen spirituellen Erfahrungen eine Führung und Hilfe in der Geistigen Welt sein sollen. Die Konzentration auf die wesentliche Aufgabe, nämlich die Heilung, ist damit leichter, und der Schamane läuft auch nicht Gefahr, seine bewusste Wahrnehmung zu verlieren.

Ich unterscheide hier prinzipiell in die schamanische (Heil)Reise allgemein, die Reise in die Unterwelt und die Reise in die Oberwelt. Mit der Heilreise erhalten Sie eine eindeutige Struktur und ein Ritual zur Unterstützung Ihrer Arbeit an sich selbst, Sie haben eine klare Führung und Hilfe in der Geistigen Welt. So lernen Sie, schwere Probleme zu lösen und auch ernsthafte Krankheiten energetisch zu behandeln. Machen Sie die Reise in die Unter- und die Oberwelt nicht zu oft. Sie ist kein Spaß und sollte nur bei ernsthaften Fragen genutzt werden. Für kleinere Probleme, Sorgen oder Wehwehchen machen Sie bitte zuerst die einfache Reise in den Garten oder die verschiedenen Imaginationsübungen. Auch ein Schamane behandelt zuerst mit anderen Methoden wie pflanzlichen Medikamenten, Handauflegen oder diversen energetischen Heilmethoden. Die Heilreise ist ein heiliges Ritual, das auch negative Wirkungen mit sich bringen kann. Haben Sie bitte insofern den entsprechenden Respekt!

Die Reise ist eine Imagination, Sie reisen in Gedanken in andere Welten. Wesentliches Element einer jeden Reise ist das strukturierte Träumen. Durch die vorgegebene Ordnung haben Sie Anhaltspunkte zur Orientierung, sind aber trotzdem so flexibel wie nötig. Sie haben schon gelernt, dass Sie Dinge im Außen durch Träume und Imaginationen verändern. Stellen Sie sich diese Reisen ganz einfach als einen Urlaub auf immer derselben Insel vor. Der Urlaubsort, die Insel, ist immer derselbe, und doch ist jeder Urlaub anders – oder sollte es zumindest sein. Zunächst gebe ich Ihnen den Ablauf Ihres Urlaubs, Ihre Insel und alle weiteren Schritte vor. Mit ein wenig Übung können Sie die Reisen jedoch auch eigenständig gestalten. Sie werden sehen, dass man kein Schamane sein muss, um eine schamanische Reise zu machen.

Während der Reise treffen Sie Krafttiere, Kraftobjekte, weise Ratgeber, vielleicht auch Bekannte, Sie finden Gegenstände oder andere Geister. Sie alle sind erwünscht und stellen eine Hilfe bei Ihren Problemen oder Fragen dar. Sie können Personen, Tiere oder Dinge und alles andere, was Sie auf der Reise treffen, um Rat fragen. Jede Frage ist erlaubt, und auch ein Felsbrocken darf in Ihrer Fantasie sprechen. Denken Sie daran: Alles hat eine Seele, alles lebt, und das Wissen der Welt ist in jedem kleinsten Teilchen gespeichert. Geister oder Spirits sind immer anwesend und unterstützen Sie. Bitte verstehen Sie dies bildlich: Spirits sitzen in der Regel nicht in den Ecken des Raums. Der Begriff »Spirit« ist zu verstehen als »Geist von etwas«, wie zum Beispiel der Geist der Liebe. Auch Steine, Bäume, einen See oder einen Plastikstuhl kann man fragen. Scheuen Sie sich nicht: Es sieht und hört Sie ja keiner.

Die Wirkung der Reise erfolgt manchmal stark und sofort. Oft wird ein Leiden aber auch erst einmal für ein paar Tage schlimmer und dann langsam besser. Es kann auch vorkommen, dass gar nichts passiert.

Behandelte Themen der Reise und ihre Heilung werden nicht nur Auswirkungen auf Sie selbst haben. So wird sich Ihre Wirkung auf andere Menschen natürlich stark verändern, wenn Sie ein Problem nicht mehr haben. Ihre Innenwelt hat sich verändert, und prompt erleben Sie auch im Außen Neues. Zusätzlich wirkt sich die Heilung auch auf die Generationen vor und nach Ihnen aus! Da negative Energien oft innerhalb der Familie weitergegeben werden, haben Väter und Söhne oft ähnliche Sorgen. Behandelt der Sohn sein Thema, so wird auch der Vater bei sich eine Veränderung bemerken. Probieren Sie es einfach aus!

 # 80: FRAGEN ZU IHREN ELTERN

Ich möchte, dass Sie bitte die folgenden Fragen für sich in Ruhe schrift-lich beantworten. Zunächst einmal entscheiden Sie, wer in Ihrer Kind-heit die drei wichtigsten Bezugspersonen für Sie waren. Wer zog Sie auf? Mit wem sind Sie groß geworden? Waren es Ihre Eltern und vielleicht eine Oma? Oder vielleicht die große Schwester? Entscheiden Sie sich für die zwei oder drei wichtigsten Personen – es können auch vier oder fünf sein – in Ihrem Leben, und versuchen Sie, die nachfolgenden Fragen für jede Person einzeln zu beantworten. Bei den Eltern greifen naturgemäß viele Antworten ineinander und sind nicht immer getrennt zu beantwor-ten. Das ist in Ordnung. Hier nun die Fragen:

Wie waren diese Personen? Wie waren diese Personen zu sich selbst? Wie waren sie zu Ihnen?

Was haben sie Ihnen mitgegeben?
Wie haben sie Ihnen Dinge gezeigt? Was haben sie Sie gelehrt?
Wo waren ihre Stärken?
Wie haben sie Sie geliebt, wie haben sie Ihnen ihre Liebe gezeigt?
Wie viel Liebe haben sie Ihnen gegeben?
Hatten sie Zeit für Sie?
Wie war Ihr Zusammenleben?
Wie haben diese Personen sich gegenseitig behandelt?
Haben sie sich ihre Liebe gegenseitig gezeigt?

Nachdem Sie diese Fragen beantwortet haben, sollen Sie die folgenden Punkte beurteilen:

Was werfen Sie diesen Personen vor?
Was haben sie in ihrem Leben falsch gemacht?
Was waren ihre schlechten Eigenschaften?
Was waren ihre Schwächen?

Die letzte Frage ist:

Was, würden Sie aus Ihrer Sicht sagen, waren ihre größten Fehler?

Schreiben Sie bitte alles auf, wir kommen noch darauf zurück.

Tipps zu allen Reisen

Sie haben vier Möglichkeiten, die Reise zu machen:

1. Sie lassen sich die Reise langsam von jemandem vorlesen. Derjenige sollte wissen, worum es geht, und die notwendigen Pausen einhalten.
2. Sie sprechen die Texte selbst und nehmen sie auf. So merken Sie selbst bald, wo Sie mehr Zeit benötigen.
3. Sie benutzen eine CD mit der jeweiligen Reise von mir oder jemand anderem.
4. Sie haben so viel Übung, dass Sie den Ablauf blind beherrschen. Keine Sorge: Dabei kommt es gar nicht so sehr auf die Details an. Ganz im Gegenteil, Sie können Ihre eigene Reise gestalten, wenn Sie die »Rahmenhandlung« beibehalten.

Natürlich ist es sinnvoll, die Reise mit mehreren Bekannten oder auch der Familie zu machen. Gemeinsames Reisen verstärkt das jeweilige Energiefeld.

Es ist gut, wenn Sie unmittelbar vor der Reise, vielleicht auch zwei, drei Tage vorher und nachher, keinen Alkohol trinken; perfekt wäre es, wenn Sie auch deutlich weniger essen könnten. Zum Abschluss einer Phase des Heilfastens ist die schamanische Reise hervorragend geeignet. Nicht umsonst fasten die Schamanen des Amazonas teilweise wochenlang vor einer Visionsreise. Entspannen Sie sich nach der Reise, trinken Sie viel Wasser, und nehmen Sie idealerweise ein Salzbad. Wenn Sie keine Badewanne haben, reiben Sie sich unter der Dusche mit Salz ab, und waschen Sie die gelösten Energien von sich ab.

Seien Sie bei der Reise so kreativ wie möglich. Zu viel Denken oder Zweifeln würde Sie behindern. Lassen Sie die Bilder, deren Rahmen ich vorgebe, einfach kommen. Wenn ich zum Beispiel sage: »Da ist ein Weg«, dann stellen Sie sich einfach irgendeinen Weg vor. Das Bild eines Weges, das Ihnen dann einfällt, ist das richtige Bild. Versuchen Sie dabei nicht, einen möglichst schönen Weg zu finden. Verwerfen Sie nicht den ersten Weg, der Ihnen in den Sinn kommt, weil er Ihnen nicht gefällt. Wenn Sie das, was ich beschreibe, partout nicht in Ihrer Erinnerung finden, dann denken Sie es sich einfach aus! Dies ist nicht nur erlaubt, dies ist sogar gewollt. Lassen Sie Ihrer Fantasie freien Lauf, und machen Sie sich bitte keine Sorgen darüber, dass Ihnen die nötige Fantasie fehlen könnte. Nutzen Sie alle Sinne, visualisieren Sie also nicht nur die Bilder, sondern riechen, fühlen, hören und schmecken Sie. Darauf weise ich Sie während der Reise immer wieder einmal hin. Zensieren Sie sich bitte nicht selbst. Wirklich alles ist erlaubt, und Sie können absolut nichts falsch machen. Sie können sich auch einfach in Ihrer Statur verwandeln, Sie können größer oder kleiner werden. Wenn da ein Hindernis ist, können Sie zu einem Vogel werden und darüber hinwegfliegen. Sie können machen, was auch immer Ihre Fantasie Ihnen vorschlägt.

Alles, was Sie während der Reise sehen, ist für den Schamanen real. Alles, was Sie sehen, fühlen, riechen, ist wirklich.

Die Reise ist kein Traum, es gibt nichts zu deuten. Unterlassen Sie jeden späteren Interpretationsversuch. Es wäre völlig sinnlos, die gesehenen Bilder zu interpretieren, das führt zu nichts. Natürlich können Sie aber darüber sprechen und auch darüber lachen, wenn etwas Komisches passiert ist.

Wenn Sie während der Reise irgendetwas nicht verstehen, etwas nicht schaffen oder etwas sehen, was Ihnen unklar ist, fragen Sie die Menschen, Tiere, Pflanzen oder Dinge, die Ihnen begegnen. Ja, Sie haben richtig gelesen, alles kann energetisch mit Ihnen kommunizieren: Ein Stein hat natürlich plötzlich kein Gesicht und bewegt die Lippen. (Na ja, auch das kann passieren.) Trotzdem werden Sie seine Antwort hören oder fühlen, letztlich kommt die Antwort irgendwo aus Ihrem eigenen Inneren. Denken Sie immer daran: Alles ist eins und hängt irgendwie zusammen.

Eine wichtige Regel bei jeder Reise ist, dass Sie bitte keine Gewalt gebrauchen, um etwas zu erreichen. Auch wenn Sie angegriffen werden, versuchen Sie die Situation ohne jede Gewalt zu retten. Kämpfen Sie nicht wieder gegen etwas, fühlen und sprechen Sie. Vielleicht können Sie die Gefahr einfach fragen, warum sie da ist und Sie bedroht. Und wenn ein riesiger Bär versucht, Sie zu fressen, lassen Sie ihn dies doch einfach mal tun, und schauen Sie, was dann passiert. Seien Sie gewiss, die Reise geht weiter!

Die zweite wichtige Regel ist, dass Sie sich immer bei allen bedanken, die Ihnen geholfen haben. Bedanken Sie sich bei dem Stein, der Ihnen einen Rat gegeben hat.

Die dritte Regel ist ganz einfach, aber wirkungsvoll: Halten Sie alles für möglich, selbst die Heilung von schwersten Problemen. Sie müssen nicht daran glauben, aber Sie sollten die Intention haben, sich zu heilen, und die Heilung zumindest für möglich halten.

Und die letzte und wichtigste Regel lautet: Achten Sie in Ihrer Fantasie darauf, dass Sie selbst immer dabei sind bei dem, was Sie visualisieren. Wenn Sie das Gefühl haben, dass Sie nur noch einen Film sehen und Sie selbst nicht mehr darin vorkommen, gehen Sie ein Stück zurück, und nehmen Sie sich selbst wieder mit. Es kann Ihnen während der Reise nichts passieren, Sie sind in einem heiligen Raum, wie die Schamanen es nennen, Sie sind in Sicherheit. Sollten Sie Probleme haben, brechen Sie die Reise einfach ab, öffnen Sie die Augen, und bleiben Sie erst einmal liegen, bis Sie wieder ganz zurück in unserer Welt sind. Rubbeln Sie mit den Handflächen Ihr Gesicht und Ihre Arme, waschen Sie Ihr Gesicht mit kaltem Wasser.

 # 81: SCHMERZCHARAKTER

Wenn Sie wieder einmal Schmerzen haben, wenn Sie unter Migräne leiden oder gerade vom Zahnarzt kommen und der Schmerz nicht nachlässt, probieren Sie diese Übung. Anstelle eines Schmerzes können Sie auch eine Angst behandeln! Setzen Sie sich in Ruhe hin, schließen Sie die Augen, und schenken Sie Ihre Aufmerksamkeit für zwei bis drei Minuten Ihrem Atem.

Und dann beobachten Sie den Schmerz. Lassen Sie ihn nicht mehr los! Er ist nicht Ihr Feind, ganz im Gegenteil hat er eine wichtige Botschaft für Sie. Sehen Sie ihn als Ihren Freund, Ihren Verbündeten, dem Sie dankbar für einen Hinweis sind, auch wenn Sie noch nicht genau verstehen, was er Ihnen sagen will. Machen Sie die Übung also nicht mit dem Ziel, den Schmerz aufzulösen, sondern um seine Botschaft zu verstehen. Versuchen Sie, den Schmerz genau zu erfassen. Dabei werden Ihnen die folgenden Fragen helfen:

Wenn man den Schmerz in einen Behälter stecken könnte, bräuchten Sie einen kleinen, mittelgroßen oder großen?

Wenn der Schmerz eine Farbe hätte, welche Farbe wäre es?

Wenn der Schmerz einen Geschmack hätte, wie würde er schmecken?

Wenn er einen Geruch hätte, wie würde er riechen?

Konzentrieren Sie sich nun auf den Schmerz, und fühlen Sie sich immer mehr in ihn hinein. Merken Sie, wie er stärker wird? Solange er nicht stärker wird, sind Sie noch nicht konzentriert genug auf den Schmerz. Machen Sie weiter und weiter, während Sie spüren, dass der Schmerz immer punktueller, aber auch immer stärker wird. Irgendwann ist er nur noch ganz winzig klein und unendlich stark. Seien Sie weiter aufmerksam und konzentriert. Fixieren Sie mit Ihrer Aufmerksamkeit den winzigen Schmerzpunkt. Und plötzlich ist der Schmerz weg. Und in genau diesem Moment können Sie möglicherweise erkennen, was der Grund für sein Auftreten war. Sobald Sie die Fixierung auflösen, kann der Schmerz wiederkommen. Sie haben jedoch gesehen, wo er herkommt, und können nun entsprechend an seiner Ursache arbeiten.

Wiederholen Sie zum Ende die vier Fragen vom Anfang, und achten Sie auf eventuell auftauchende Unterschiede in der Beurteilung von Ort, Form, Farbe, Geschmack und Geruch. Wenn der Schmerz nicht verschwunden ist, wiederholen Sie die Fragen noch einige Male, bis Sie ihn nicht mehr spüren können.

Ihr Thema für die schamanische Heilreise

Jede schamanische Reise hat ein Thema. Das Thema kann ein körperliches oder seelisches Leiden sein, ein Schmerz, ein zwischenmenschliches Problem oder eine für Sie wichtige Frage, für die Sie eine Antwort suchen. Entscheiden Sie sich zunächst, welches Problem Sie lösen oder für welche Frage Sie eine Antwort finden möchten. Der wichtigste Vorbereitungspunkt einer jeden Reise ist es, die Absicht genau zu definieren. Stellen Sie sich laut die Frage, oder sprechen Sie Ihren Wunsch aus. Wenn Sie Höhenangst haben, könnten Sie zum Beispiel sagen: »Ich will glücklich sein, wieder auf Kirchtürme steigen und auch mit dem Auto über hohe Talbrücken fahren.« Wenn Sie krank sind, könnten Sie sich sagen: »Ich will wieder gesund sein, Spaß beim Sport haben und 100 Jahre alt werden.«

Sie haben noch Ihre Notizen zu der Übung »FRAGEN ZU IHREN ELTERN«? Dann schauen Sie sich jetzt nochmals die Antwort auf die letzte Frage an: »*Was, würden Sie aus Ihrer Sicht sagen, waren ihre größten Fehler?*« Sie erinnern sich? Was haben Sie aufgeschrieben als die größten Fehler Ihrer Eltern? Könnte es sein, dass Sie genau dort Ihre eigenen Schwächen stehen haben? Dass Sie das, was Sie

Ihren Eltern vorwerfen, wie auch immer übernommen oder »ererbt« haben? Dass Sie vielleicht genau die gleichen Fehler in Ihrem Leben wiederholen?

Sie können sicher sein, wenn Sie die Übung sorgfältig gemacht haben, dann ist es so. Ein paar Themen zur Bearbeitung hätten Sie also schon einmal. Wenn Sie das auf Anhieb nicht gleich glauben können oder auch einfach nicht wahrhaben wollen, dann nehmen Sie sich die Zeit, die Sie brauchen, und gehen einfach einmal in sich. Versuchen Sie das, was Sie Ihren Eltern vorwerfen, aus verschiedenen Perspektiven zu sehen. Wo könnten doch Parallelen zu Ihrem eigenen Leben bestehen? Sicherlich haben Sie aber auch noch andere Probleme oder Themen, die Ihnen Sorgen bereiten.

Schreiben Sie alle Themen, die Ihnen einfallen, auf – die eingeschlossen, die Sie von Ihren Eltern übernommenen haben. Wenn Sie sehr sorgfältig innerlich aufräumen wollen, dann merken Sie sich jedes Problem, das in Ihrem Alltag auftritt, und schreiben es ebenfalls auf die Liste. Wenn Sie im Büro wieder einmal mit demselben Kollegen zusammen gerasselt sind, weil er so ignorant ist: Schreiben Sie es auf! Sollte Ihr Partner Sie mit seiner Art wieder einmal auf die Palme gebracht haben: Schreiben Sie es auf!

So kommen einige Themen für die anstehenden Heilreisen zusammen. Suchen Sie sich für jede Reise das aktuell wichtigste Thema aus. Bitte wählen Sie für jede Reise immer nur ein (möglichst klar definiertes) Thema aus. Jedes weitere Thema erfordert eine erneute Heilreise. Und wenn Sie meinen, dass Sie beim ersten Mal vielleicht nicht so richtig dabei waren, nicht mitgekommen sind oder gerne dasselbe Thema nochmals behandeln würden, dann tun Sie das.

Um die Reise erfolgreich zu gestalten, sollten Sie, sobald Sie Ihr Thema haben, KU und LONO verbinden. LONO, Ihr Verstand, kennt Ihr Problem, Sie haben schließlich lange genug darüber nachgedacht. KU integrieren Sie nun, indem Sie sich ein oder zwei Tage vor der Reise voll und ganz einige Minuten – wenn notwendig auch dreißig Minuten – auf Ihr Thema konzentrieren und ergründen, welche Gefühle es in Ihnen bereitet. Angenommen, Sie haben Neurodermitis, was fühlen Sie, wenn Sie an alle damit verbundenen Einschränkungen, Konsequenzen und Probleme denken? Welches Gefühl finden Sie da? Gehen Sie ganz tief in sich, und fühlen Sie.

Diese Vorbereitung ist der wichtigste Teil Ihrer Reise, alles andere werden die Spirits erledigen. Eine schlampige Vorbereitung hingegen kann jeden Effekt zunichte machen, da Ihr Unterbewusstsein wird nur über Emotionen geöffnet. Üben Sie also am Tag vorher oder noch früher, üben Sie auch mehrmals, wenn Sie Zweifel haben, wirklich *in* dem Gefühl zu sein. Fühlen Sie sich richtig ein. Das kann zum Beispiel ein Gefühl der Angst, der Trauer, der Wut oder der Verzweiflung sein. Es kann Ärger, Zorn, Frustration oder Depression sein. Oder ist es ein Gefühl des Verrats, der Minderwertigkeit oder gar Wertlosigkeit? Einsamkeit und Verlassenheit vielleicht? Arbeiten Sie dabei nicht mit dem Verstand, nutzen Sie Ihre Seele, lassen Sie das Gefühl kommen, und nehmen Sie es wahr, wie es ist. Lassen Sie es intensiver werden, lassen Sie es an die Oberfläche kommen, aber analysieren Sie es nicht mit dem Verstand, sondern beobachten Sie es nur. Wenn Sie ein intensives Gefühl haben, schauen Sie, ob darunter mehr ist. Stellen Sie sich Ihre Gefühle zu Ihrem Thema wie eine Zwiebel vor: Unter jedem Gefühl kann ein weiteres kommen, so wie bei der Zwiebel unter jeder Haut eine weitere Haut ist. Wenn Sie unter dem ersten Gefühl ein weiteres entdeckt haben, beobachten Sie auch dieses und schauen dann wiederum, ob darunter ein anderes ist. Machen Sie das so lange, bis Sie bei der Emotion angekommen sind, die am tiefsten sitzt. Wenn dann nichts mehr kommt, lassen Sie sich in dieses Nichts fallen, und beobachten Sie weiterhin. Dieses Nichts ist die Stille, der Raum, zu dem Sie nun Kontakt haben.

Später bei der Reise haben Sie in der Regel nur eine Minute Zeit, um sich wieder in das Gefühl hineinzuversetzen, deswegen üben Sie das am besten vorher und werden sich so Ihres Themas und der damit verbundenen Gefühle bewusst. Sie erinnern sich, dass die Emotionen das Mittel der Kommunikation zwischen KU und LONO sind? Genau so – und nur so! – kommen Sie an Ihr Unterbewusstsein und an darin gespeicherte Glaubenssätze heran.

 # 82: DAS SCHAMANISCHE NATURBILD

Für die nächste Übung wäre es schön, wenn Sie in die Natur gingen. Suchen Sie sich einen Wald, einen Park oder vielleicht einen Garten, zur Not reicht auch Ihr Balkon aus. Sie sollten jedoch an diesem Platz auf jeden Fall für sich sein können, ohne Aufsehen zu erregen oder andere Leute anzulocken, die Ihr Naturbild zerstören könnten. Sie haben bereits einige Themen gefunden, suchen Sie sich jetzt spontan die drei aus, die für Sie aktuell am brisantesten sind.

Suchen Sie sich drei Steine, drei ganz normale Steine. Natürlich kön-

nen Sie auch Ihre Mineraliensammlung missbrauchen oder die Steine nach Schönheit auswählen. Die Wirkung ist dieselbe.

Als Nächstes benötigen Sie einige Stöckchen, Blätter, Rinden, Holz, Blumen oder Blüten, vielleicht noch ein paar Steine und alles, was Ihnen in die Finger kommt, um damit Ihr Naturbild zu bauen. Wenn Sie im Wald sind, können Sie alles benutzen, was Sie spontan anspricht, also durchaus auch den leeren Joghurtbecher oder die Zigarettenkippe, die hier herumfliegt, zusammen mit Rosskastanien und Eicheln. Sobald Sie genug Dinge zusammenhaben, suchen Sie sich einen Platz für Ihr Naturbild. Schön, wenn Sie irgendwo direkt am Wald wohnen und es dort vielleicht sogar einen kleinen Fluss gibt, aber auch in der Stadt lassen sich abgelegene Plätze finden. Wenn Sie die Möglichkeit haben, lassen Sie sich Zeit bei der Auswahl der Gegenstände, laufen Sie ein wenig herum, und prüfen Sie, ob Sie irgendwo einen Ort finden, an dem Sie das Gefühl haben, dass dort die Energie stimmt. Wenn Sie keine andere Möglichkeit haben, steht aber auch nichts der Zuhilfenahme eines Naturbilds im Wohnzimmer im Wege: Erklären Sie das Wohnzimmer einfach durch Ihren Willen zum Kraftplatz.

Zunächst überlegen Sie sich ein kleines Eröffnungsritual, irgendetwas, was der Sache einen Rahmen und Feierlichkeit gibt. Natürlich können Sie auch Klangschalen, Rasseln und Räucherstäbchen in das Ritual einbauen. Sie können zum Beispiel die Geister der vier Himmelsrichtungen, des Himmels und der Erde um Hilfe bitten. Legen Sie auf dem Boden aus den kleinen Stöckchen einen Kreis von etwa einem halben Meter Durchmesser.

Sie haben sich intensiv mit Ihren drei Themen beschäftigt? Gut, dann besinnen Sie sich nun je eine Minute auf ein Thema, und pusten Sie dann alle Gefühle, die Sie damit verbinden, in einen der Steine. Jeder davon steht also nun für eines Ihrer Themen. Arrangieren Sie all die Gegenstände und die drei Steine nun nach Gefühl in Ihrem Naturbild. Vergessen Sie nicht, sich zu merken, welcher Stein welches Thema verkörpert. Es geht hier nicht darum, die Dinge möglichst dekorativ zu gestalten. Vertrauen Sie auf Ihre Intuition. Sobald Ihnen Ihr Naturbild stimmig erscheint, sind Sie fertig. Bedanken Sie sich zum Abschluss bei den Geistern der dieses Ortes.

Gehen Sie einen Tag später nochmals zu Ihrem Naturbild, und über-
prüfen Sie, ob noch alles passt. Wenn nicht, steht es Ihnen frei, etwas
zu ändern oder gar alles umzugestalten. Sie werden mit Ihrem Natur-
bild weiterarbeiten, bis Sie alle drei Themen bearbeitet haben. Für jede
schamanische Heilreise nehmen Sie sich nun aus Ihrem Naturbild einen
Stein (also das Thema), machen die Reise und legen ihn dann wieder an
seinen ursprünglichen Platz zurück. Wenn Sie das Gefühl haben, das
Bild sollte nun anders aussehen, verändern Sie es. Vergessen Sie bitte
nicht, vor und nach allem, was Sie mit dem Naturbild machen, die Geis-
ter kurz um Hilfe zu bitten. Zum Abschluss zerstören Sie Ihr Naturbild
und zerstreuen es in alle Winde. Danach bewahren Sie die drei Steine
auf. Die stehen nun für Ihre neugewonnene Kraft. Für weitere Natur-
bilder und Themen benutzen Sie neue Gegenstände und neue Steine.

Der Garten Ihrer Seele

Basis aller schamanischen Reisen ist ein imaginärer Garten, Ihr Garten. Diesen
Garten erschaffen Sie aus Ihrer Fantasie. Schon die Gestaltung des Gartens spiegelt
also alles Bewusste und Unbewusste in Ihnen, der Garten reflektiert Ihr Seelenleben.
Alles, was gerade in Ihnen vorgeht, und auch das, was Sie in der realen Welt, in der
Außenwelt belastet, hat eine Auswirkung auf das Aussehen des Gartens. In diesem
Garten ist alles möglich und alles erlaubt. Es ist hilfreich, wenn Sie nach dem ersten
Besuch des Gartens eine Karte davon zeichnen.

In Ihrem Garten kann alles sein, was Sie sich vorstellen können: andere Menschen, vielleicht aber auch Geister, Spirits, Engel, Elfen, Feen, Zauberer oder Magier. Vielleicht treffen Sie auf jemanden, der Ihnen einen Rat gibt, den Sie mitnehmen
aus dem Garten und später zu Hause beherzigen wollen. Oft sind dort Tiere, die
Ihnen ganz wichtige Hinweise oder Rat auf Ihre Fragen geben können, manchmal
begegnet man verstorbenen Verwandten. Es kann auch sein, dass Ihnen ein furcht-
erregendes Monster begegnet: kein Problem! Es wird Ihnen nichts passieren. Und
wenn doch, lassen Sie sich einfach fressen, und beobachten Sie dann, was weiter
passiert. Mag sein, dass Ihr Garten durchgehend gepflastert ist, wie ich es gerade
in einer Sitzung mit einer Klientin gesehen habe. Es steht Ihnen frei, das Pflaster

zu entfernen, Mutterboden anzuschütten und die tollsten Bäume und Pflanzen zu setzen, die mit Wasser und einem Super-Wunder-Dünger innerhalb von Minuten zu einem wahren Traum heranwachsen.

Im Garten können Sie machen, was Sie möchten, bzw. was Ihnen einfällt. Insbesondere, wenn Ihnen die Übung geläufig ist und Sie keinen Vorleser und keine CD mehr benötigen, können Sie die Dauer der einzelnen Phasen ganz nach Lust und Laune gestalten. Sie können Bäume pflanzen, den Rasen mähen, Tausende von Schmetterlingen aussetzen, alles kurz und klein hacken oder was immer Sie möchten. Sie können auch einfach so dasitzen und den lieben Gott einen guten Mann sein lassen. Vielleicht wollen Sie ein Zelt aufstellen, ein Baumhaus oder eine Villa bauen? Machen Sie es einfach!

Vielleicht wird Ihnen Ihr Thema oder ein Aspekt Ihres Themas als zu lösende Aufgabe auf dem Weg zum Garten oder im Garten selbst erscheinen. Vielleicht als Fluss, den Sie ohne Brücke überqueren sollen. Oder da ist eine hohe Mauer, die Ihren Weg versperrt. Lassen Sie sich eine Methode einfallen, wie Sie das Hindernis oder den Gegner überwinden können. Lassen Sie sich überraschen, und versuchen Sie, intuitiv zu handeln. Beim ersten Mal ist das möglicherweise noch zu viel verlangt, es wird jedoch von Mal zu Mal leichter, und Sie werden Routine erlangen.

Alles, was Sie während der Reise machen und verändern, verändert Sie selbst. Wenn Sie den Garten umgestalten, hat das gleichzeitig Auswirkungen auf Ihr Leben – Sie werden es sehen!

 ## 83: SCHAMANISCHE REISE ZUM KENNENLERNEN DES GARTENS UND ZUM VERSTEHEN OFFENER FRAGEN

Alle schamanischen Reisen, sowohl die in die Unterwelt als auch die in die Oberwelt, habe ich in drei Teile gegliedert. Der erste und der dritte Teil, also der Hin- und der Rückweg, sind bei verschiedenen Reisen gleich, sodass es nicht notwenig ist, sie für jede Übung zu wiederholen.

Während der Reisen verwende ich üblicherweise die Anrede »Du« – so auch auf den folgenden Seiten:

Teil 1

Als Erstes benötigst du einen Stein, jeder Kiesel ist gut genug. Halte den Stein in der Hand. Wenn du magst, brenne ein Räucherstäbchen ab oder Palo Santo (das heilige Holz der Schamanen Perus). Wir beginnen jetzt mit der schamanischen Reise.

✿

Zunächst öffnest du den heiligen Raum mit dem folgenden Gebet, das seinen Ursprung bei den Q'ero-Schamanen in Peru hat. Diese Variante stammt von Alberto Villoldo, einem wichtigen schamanischen Lehrer.

An die Winde des Südens –
Große Schlange,
leg deinen Körper aus Licht um mich.
Lehre mich, die Vergangenheit wie eine Haut abzustreifen
und behutsam auf der Erde zu wandeln.
Zeige mir den Weg der Schönheit.

An die Winde des Westens –
Mutter Jaguar,
beschütze meinen Ort der Heilung.
Lehre mich den Weg des Friedens und des richtigen Lebens
und weise mir den Weg über den Tod hinaus.

An die Winde des Nordens –
Kolibri,
Großmütter und Großväter, die ihr mir vorangegangen seid,
kommt und wärmt eure Hände an unseren Feuern.
Flüstert mir im Wind.
Ich ehre euch, die ihr vor mir gekommen seid,
und euch, die ihr nach mir kommt, als Kinder meiner Kinder.

An die Winde des Ostens –
Großer Adler,
komm zu mir vom Sonnenaufgang her
und nimm mich unter deine Flügel.

Zeige mir die Berge, von denen ich nur zu träumen wage,
und lehre mich, an der Seite des Großen Geistes zu fliegen.

Mutter Erde, Pachamama,
ich bete für die Heilung all deiner Kinder.
Für die Steinwesen, die Pflanzenwesen.
Die Vierbeiner, die Zweibeiner, die Krabbelnden und Kriechenden.
Die mit Schuppen, die mit Fell und die mit Federn.
Alle, mit denen ich verbunden bin.

Vater Sonne, Großmutter Mond, Sternenvölker.
Großer Geist, du hast unzählige Namen
und du bist der namenlose Eine.
Ich danke dir, dass du mir erlaubst,
das Lied des Lebens heute zu singen.[9]

Setz dich bitte auf eine Decke oder Matte. Zur Stärkung des heiligen Raums solltest du auch energetisch arbeiten. Stell dir also bitte vor, dass eine leuchtende, vibrierende Energiewolke direkt über deinem Kopf schwebt. Streck ganz einfach beide Arme langsam und bewusst nach oben über deinen Kopf, so, als ob du in ein Kleid schlüpfen würdest, und so, dass deine Hände mitten in diesem Licht sind. Zieh jetzt die Energie mit den Händen wie einen Vorhang aus gleißendem Licht herunter, sodass sie deinen ganzen Körper umhüllt. Du dehnst die Wolke so weit aus, bis du vollständig von Licht umhüllt bist.

Konzentrier dich auf dein Thema, das du heute ansehen willst, auf das Thema, dessentwegen du jetzt hier bist. Was ist dein Thema?

– 1 Minute Pause –

9 Aus Villoldo, Alberto: *Seelenrückholung. Die Vergangenheit schamanistisch erkunden – Die Zukunft heilen.* München 2006, S. 79.

Was spürst du in dir, wenn du das Thema vor Augen hast? Ist da Angst?
Oder eher Wut? Vielleicht Trauer? Was spürst du? Wie wirkt sich das,
was du fühlst, auf dich aus? Versuch bitte, tief in dieses Gefühl zu gehen.
Falls dort Traurigkeit herrscht, wehr dich nicht gegen sie, sondern lass
sie zu und gib ihr jetzt Platz. Falls du Angst hast, Angst vor finanziellen
Dingen, Angst vor Krankheit oder Tod, lass auch diese Angst zu. Lass sie
einfach sein, und wehr dich bitte nicht dagegen. Schalte deinen Verstand
für die nächste Stunde ab, und lass deinen Gedanken und Emotionen
freien Lauf.

Konzentrier dich jetzt bitte nochmals 1 Minute lang auf dein Thema
und auf das Gefühl, das es in dir weckt: Ist es Angst, Wut, Trauer, Ver-
zweiflung, Hass? Was auch immer du fühlst, versuch bitte, dieses Gefühl
möglichst stark zu spüren. Dann pustest du das, was du fühlst, drei Mal
in deinen Stein. Du pustest das ganze Gefühl, den Schmerz, die Trauer
hinein. Puste bitte drei Mal fest und kraftvoll das Gefühl aus dir hinaus
und in den Stein hinein.

– 1 Minute Pause –

Jetzt leg dich bitte hin. Den Stein hast du in der Hand. Schließ die Au-
gen. Fühl für einen Moment deinen Körper. Spür, auf welche Stelle dei-
nes Körpers der Stein gehören könnte. Das kann zum Beispiel die Stirn,
der Hals, das Herz, der Bauchnabel oder der untere Bauch sein. Leg
jetzt bitte spontan den Stein auf die Stelle deines Körpers, von der du
meinst, dass der Stein gut passt.

Leg deine Arme und Hände neben deinen Körper auf den Boden, und
beweg sie dann nicht mehr. Die Beine streckst du locker aus, sodass
keine Anspannung mehr in dir ist.
    Du liegst ruhig auf dem Rücken. Sei einfach da. Atme ein paarmal
in Ruhe tief ein und aus. Bitte versuch jetzt und auch später nicht, zu
meditieren oder irgendwelche Gedankenübungen zu machen. Du kannst

deine Gedanken fließen lassen. Lass sie kommen, und beobachte sie. Versuch bitte nicht, in eine meditative Gedankenvermeidung zu gelangen. Gedanken sind jetzt erlaubt, wenn sie kommen.

Es ist wichtig, dass du dich nicht bewegst. Egal, wie sehr die Nase juckt, bleib bitte still liegen. All das, was du möglicherweise als Kribbeln oder Jucken spürst, sind Energien, die in dir arbeiten und die wir nicht stören sollten. Entspann dich bitte nicht bewusst; wenn da eine Anspannung ist, dann lass sie sein. Du musst dich nicht entspannen.

✿

Atme jetzt synchron zu meinem Zählen. Ich zähle, während du einatmest, bis 5, dann hältst du die Luft ebenfalls 5 Sekunden lang an. Daraufhin atmest du wiederum 5 Sekunden lang aus und hältst zum Schluss den Atem nochmals 5 Sekunden lang an. Das werden wir sieben Mal wiederholen.

Ein–2–3–4–5–halten–2–3–4–5–aus–2–3–4–5–halten–2–3–4–5
Ein–2–3–4–5–halten–2–3–4–5–aus–2–3–4–5–halten–2–3–4–5
Ein–2–3–4–5–halten–2–3–4–5–aus–2–3–4–5–halten–2–3–4–5
Ein–2–3–4–5–halten–2–3–4–5–aus–2–3–4–5–halten–2–3–4–5
Ein–2–3–4–5–halten–2–3–4–5–aus–2–3–4–5–halten–2–3–4–5
Ein–2–3–4–5–halten–2–3–4–5–aus–2–3–4–5–halten–2–3–4–5
Ein–2–3–4–5–halten–2–3–4–5–aus–2–3–4–5–halten–2–3–4–5

Beobachte jetzt einfach deinen Körper, und stell fest, was ist. Bewerte dabei nicht, lass alles sein, wie es ist. Geh zu deinen Füßen. Was fühlst du? Sind sie kalt oder warm? Kribbelt es, oder ist da gar nichts? Geh jetzt langsam weiter zu den Beinen, und fühl deine Beine. Wir machen weiter mit den Händen. Wie fühlen sie sich an? Konzentrier dich nun auf den Oberkörper, auf den Bauch, auf die Brust, auf den Rücken. Geh in den Oberkörper zu den inneren Organen. Wie ist dein Atem? Atmest du tief oder flach? Schnell oder langsam? Nervös oder entspannt? Beobachte deinen Atem für einen Moment.

– 1 Minute Pause –

Wie schlägt dein Herz? Fühl die einzelnen Schläge deines Herzens jetzt. Jetzt geh tiefer zum Bauch. Ist dort etwas zu fühlen? Vielleicht ist er verkrampft, oder er rumort?

Egal, was ist, alles ist in Ordnung. Wenn du einen Druck feststellst, lass ihn dort, wo er ist. Versuch nicht, in diese Stelle zu atmen, mach einfach gar nichts. Beobachte nur den Druck. Wenn da ein Schmerz ist, ist das in Ordnung, alles darf jetzt sein, wie es ist.

Aber bitte: Beweg dich nicht. Augen und Mund bleiben geschlossen. Du verziehst nicht einmal das Gesicht, wenn es juckt. Jede Bewegung des Körpers kann den Prozess unterbrechen.

Lass alles einfach zu, und beobachte es. Auch wenn du möglicherweise große Angst verspürst: Lass sie da sein, und beobachte sie. Wie ist diese Angst, was macht sie in dir?

– 1 Minute Pause –

Beginnen wir mit der Reise. Ich wünsche dir viel Spaß dabei. Stell dir nun eine Landschaft vor, vielleicht eine Wiese, ein Tal, einen See oder einen Meeresstrand. Nimm ganz einfach eine Landschaft, die dir spontan in den Sinn kommt und die dir gefällt. Falls du Schwierigkeiten hast, nimm einen Ausgangsort, den du gut kennst, sonst gerne einen Fantasieort.

Du brauchst bei allem, was wir jetzt hier machen werden, nie zu suchen. Warte einfach ab, was an Bildern zu dir kommt. Gib deinem Verstand eine Pause, und achte auf deine Intuition.

✿

Schau dich um, vor dir siehst du jetzt einen Weg oder eine Straße. Wenn da kein Weg ist, erfinde einen! Geh diesen Weg geradeaus immer weiter, bis du in der Ferne einen Wald siehst.

– ½ Minute Pause –

Du folgst dem Weg bis an den Waldrand und weiter in den Wald hinein. Wie ist der Wald? Ist er dunkel und feucht oder trocken und von Licht durchflutet? Welche Bäume siehst du? Wachsen sie dicht? Sind es alte oder junge Bäume? Siehst oder hörst du Tiere? Wie ist der Waldboden? Ist er weich und moosig oder eher ein Sandboden? Kannst du den Wald riechen?

– ½ Minute Pause –

Geh weiter, bis du mitten im Wald eine Lichtung siehst, die umgeben ist von einem Zaun, einer Mauer, einer Hecke oder etwas Ähnlichem. Die Lichtung ist ein riesiger Garten, in den du hineingehen möchtest. Dies ist dein geheimer Garten. Such nach einer Stelle, an der du in den Garten eintreten kannst. Gibt es irgendwo ein Tor, eine Tür, eine Lücke?

– ½ Minute Pause –

Wenn du nichts findest, such nach einem Loch im Boden. Wenn du eins entdeckt hast, verwandle dich für einen Moment in ein kleines Tier, und husch ganz einfach durch das Loch auf die andere Seite.

Wenn auch kein Loch da ist, verwandle dich in ein Insekt, einen Vogel, vielleicht in einen Schmetterling, und flieg in den Garten.

– 1 Minute Pause –

Du bist jetzt in deinem Garten und nimmst dort wieder deine Menschengestalt an. Schau dir deinen Garten genau an. Was siehst du? Blumen? Gras? Acker? Bäume? Tiere? Dieser Garten ist dein privater Ort. Ein Ort, der von dir geschaffen worden ist und an dem du Träume erleben kannst, wo du dich einfach nur entspannen oder auch Probleme loswerden kannst. In deinem Garten beginnst du auch jede Reise in die Ober- und die Unterwelt. Nimm den Garten mit all deinen Sinnen wahr.

Schau dich um. Ist da etwas, was du anfassen möchtest? Vielleicht ein Stück Rinde, ein Stein oder Blätter? Fass es an. Fühl die Struktur dieses Gegenstandes. Fühlt er sich kalt oder warm an? Riech daran. Was riechst du? Hörst du Geräusche? Ist es windig, scheint die Sonne, oder regnet es? Ist der Garten vertrocknet oder grün? Sind da Blumen oder eine Wiese? Ist der Garten wild oder gepflegt?

– 1 Minute Pause –

Kennst du den Garten vielleicht schon von früher? Hast du in einem ähnlichen Garten als Kind gespielt? Schau dich um. Stimmt alles im Garten, oder ist etwas nicht in Ordnung? Wenn du meinst, dass etwas in Ordnung gebracht werden sollte, tu das. Müssen vielleicht Blumen gegossen werden? Nimm dir Zeit, ein wenig aufzuräumen, wenn es nötig ist. Du kannst den Garten so umgestalten, wie es dir gefällt.

– 1 bis 2 Minuten Pause –

Gibt es irgendwo eine Sitzmöglichkeit? Vielleicht eine alte Bank unter einem schattigen, großen Baum, einen Felsen, einen Baumstamm, einen Erdhügel oder eine Hängematte, vielleicht ein Stück Wiese in der Sonne? Setz dich dorthin, und verweil einen Augenblick. Gibt es Insekten? Was macht das Wetter? Entspann dich!

– 1 Minute Pause –

Teil 2

Siehst du am anderen Ende des Gartens, dort, wo das Gelände zu den Bergen hin ansteigt, den kleinen See mit dem Wasserfall? Der kleine Fluss, der durch deinen Garten fließt, wird von diesem See gespeist. Geh hin zu dem See, und fühl das angenehm warme Wasser.

Das Wasser ist kristallklar und frisch. Du stehst auf runden Kieselsteinen. Geh mit deinem ganzen Körper in den See, und lass dich von seinem warmen Wasser umspülen. Fühl, wie das Wasser deinen Körper umgibt und du eine Verbindung mit dem Wasser eingehst. In der Schwerelosigkeit weißt du kaum noch, wo dein Körper aufhört und wo das Wasser beginnt. Du fühlst dich eins mit dem Wasser. Das Wasser spült jede Müdigkeit und alle Sorgen von dir ab. Lass hier im Wasser all das, was du auf der weiteren Reise nicht mitnehmen möchtest.

– 1 Minute Pause –

Verlass den See wieder, und trockne dich ab, oder lass dich von der Sonne trocknen.

Du hörst ein Geräusch. Ist da noch jemand im Garten? Hast du Besuch bekommen? Irgendetwas ist da. Ist da ein Tier, ein Mensch, ein Geist, eine Elfe oder ein Ungeheuer? Sagt dein Besucher etwas? Hast du eine Frage an ihn? Sprich mit ihm. Dein Besucher weiß die Antworten auf all deine Fragen. Lass dir Zeit.

– 2 Minuten Pause –

Wenn du fertig bist, bedanke dich bei dem Besucher, und verabschiede dich von ihm. Bedanke dich auch bei allen Pflanzen und Tieren. Bedanke dich für den schönen Garten.

– ½ Minute Pause –

Teil 3

Nun verlässt du den Garten auf demselben Weg, auf dem du herein-gekommen bist. Geh den Weg durch den Wald wieder bis an die Stelle zurück, an der du die Wanderung begonnen hast. Der Rückweg kommt dir viel kürzer vor als der Hinweg. Ist der Wald nun anders als vorher? Hat sich der Weg irgendwie verändert? Wenn du das Ende des Weges erreicht hast, bleib stehen.
Überleg dir eine Widmung zu dem, was du erlebt hast. Frag dich, wie diese Reise zu deinem Garten sich auf dein Leben auswirken könnte. Was könnte sie bedeuten? Deine Widmung ist also die gewünschte Aus-

wirkung der schamanischen Reise auf dein Leben. Ein Beispiel wäre: »Möge diese Übung mir dabei helfen, dass ich Freude in meinem Leben finde.« Oder auch ganz einfach: »Möge diese Übung mir dabei helfen, diese Krankheit zu verstehen und gesund zu sein.«

– 2 Minuten Pause –

Bleib jetzt weiter liegen, beweg dich nicht, und hör einfach der Musik zu[10], oder entspann dich für etwa zehn Minuten. Wo kannst du die Musik spüren? Jede Zelle deines Körpers ist in der Lage, sie zu hören. Die Musik erreicht jede von ihnen. Wenn du die Stille bevorzugst, hör nun der Stille zu.

– 10 bis 15 Minuten Musik oder Stille –

Du kannst dich jetzt wieder hinsetzen. Führ mit beiden Händen die Energiewolke am Körper vorbei, dann hoch bis zum Kopf, und schließ die Wolke dann wieder. Sie ist jetzt so, wie sie vorher war.

Schließ dann auch den heiligen Raum wieder, indem du das verkürzte Gebet der Q'ero als Dank wiederholst.

An die Winde des Südens – Große Schlange, Danke.
An die Winde des Westens – Mutter Jaguar, Danke.
An die Winde des Nordens – Kolibri, Danke.
An die Winde des Ostens – Großer Adler, Danke.
Mutter Erde, Danke. Ich danke dir, dass du mir erlaubt hast, das Lied des Lebens heute zu singen.
Vater Sonne, Großmutter Mond, Euch allen danke ich.

Wenn du heute schlafen gehst, nimm ein Glas Wasser mit ans Bett, und trink eine Hälfte vor dem Einschlafen. Die andere Hälfte trinkst du bitte direkt nach dem Aufwachen.

---

10 Wenn du mit einer Aufnahme bzw. einem Freund arbeitest oder du mit einer Fernbedinung leise Musik starten kannst.

84: IHR TREUER GEFÄHRTE

Krafttiere sind für den Schamanen seine ständigen Begleiter und Ratge-
ber, sie sind vergleichbar mit den Schutzengeln im Katholizismus, aber
auch Islam und Judentum haben ähnliche Vorstellungen. Auf dieser Rei-
se in deinen Garten wirst du dein Krafttier finden, das dich auch nach
der Reise in der »Realität« unterstützen kann. Wie ein Schutzengel wird
es immer bei dir sein, und du kannst es um Rat fragen.

Teil 1 und Teil 3 sind gleich wie bei der vorherigen Reise, du musst nur
den folgenden Teil 2 dazwischensetzen.

Teil 1

Teil 2

Plötzlich spürst du etwas, dein Krafttier ist in der Nähe. Du kannst sei-
ne Anwesenheit bereits körperlich fühlen, aber du siehst es noch nicht.
Du spürst eine körperliche Anspannung. Dein Herz schlägt schneller.
Das Tier ist jetzt dicht hinter dir. Sein Atem ist in deinem Nacken, du
bekommst eine Gänsehaut. Konzentrier dich auf diese Nähe.

Dreh dich langsam um, und schau deinem Krafttier direkt in die Au-
gen. Halte seinen Blick für einen Moment fest. Siehst du die Kraft darin?
Die Augen sagen dir, dass du deinem Krafttier vertrauen kannst. Berühr
es vorsichtig. Hat es Fell oder Schuppen? Wie groß ist es? Hat es seine
natürliche Größe, oder ist es viel kleiner oder größer als in Wirklich-
keit?

Wenn du möchtest, kannst du es umarmen. Es wird ab jetzt dein Freund
und Ratgeber sein. Sprich nun mit deinem Krafttier. Stell ihm deine Fra-
gen. Was kann es für dich tun? Hat es eine Nachricht für dich?

*Frag es nach seinen Eigenschaften, seinen Stärken und Schwächen.
Wie kann es dir bei einem Problem helfen?*

   Was erwartet es von dir?

   Warum hat es dich gewählt?

   Unterhalte dich so lange mit ihm, wie du willst.

   *Wenn du fertig bist, bedanke dich bei deinem Krafttier. Es wird dir von
nun an immer zur Verfügung stehen, wenn du es benötigst. Nimm seine
Energie mit auf den Weg zurück aus dem Garten.*

   *Bedanke dich bei allen Pflanzen und Tieren, bedanke dich für den
schönen Garten.*

– ½ Minute Pause –

Teil 3

 ## 85: SEIEN SIE IHR KRAFTTIER

*Es kann sehr nützlich sein, wenn Sie sich mit Ihrem Krafttier vertraut
machen und sich darüber informieren, wie es lebt, wie es ist, wenn Sie
versuchen, sich in es hineinzuversetzen. Die Eigenschaften der Tiere
dürften Ihnen wenigstens ansatzweise bekannt sein. Sie erinnern sich
an die Märchen, die Sie als Kind gehört haben? Der Fuchs war schlau
und listig, der Bär stark und gutmütig, die Maus schwach, klein und
schnell.*

   *Nehmen Sie sich fünfzehn Minuten Zeit, und setzen Sie sich an einen
ruhigen Ort, vielleicht ist auch ein geschlossenes Zimmer sinnvoll. Wenn
Sie mutiger sind, können Sie diese Übung natürlich auch im Park oder
im Wald machen.*

   *Schließen Sie nun die Augen, und konzentrieren Sie sich auf Ihren
Atem. Wenn Sie zur Ruhe gekommen sind und die Gedanken verstum-
men, versuchen Sie, sich in Ihr Krafttier einzufühlen. Stellen Sie sich
vor, Sie wären Ihr Krafttier. Sie sind nun das Tier. Leben Sie in Gedan-*

ken sein Leben, solange Sie Lust dazu haben. Spielen Sie dabei nicht eine Rolle, sondern seien Sie das Tier selbst!

Nun wo Sie das Tier sind, bewegen Sie sich im Zimmer wie das Tier, machen Sie seine typischen Bewegungen, seine Laute. Tun Sie das für fünf bis zehn Minuten. Nehmen Sie sich bitte die Zeit, es ist sinnlos, nur für eine Minute einen Löwen zu spielen.

Seelenrückholung

Die Reise in die Unterwelt, zu der wir nun langsam kommen, hat drei wesentliche Aspekte. Zum einen dient sie der Auflösung falscher Glaubenssätze, zum anderen der Rückholung verlorener Seelenanteile und zum dritten dem Erkennen der Möglichkeiten, die Ihnen zur Verfügung stehen, wenn Sie die alten, falschen Glaubenssätze aufgelöst und die Seelenanteile wieder integriert haben.

Den Begriff »Seelenrückholung« können Sie wörtlich nehmen, wenn Sie sich vorstellen, dass Seelenteile abgespalten werden können. Sie können darunter aber auch einfach die Auflösung von Energieblockaden verstehen. Die Energie ist bei einer solchen Blockade zwar immer noch in Ihnen, Sie haben jedoch keinen Zugang mehr zu ihr. Wie Sie sich das erklären, spielt überhaupt keine Rolle. Es ist auch absolut gleichgültig, ob Sie an Wiedergeburt oder ähnliche Theorien glauben oder nicht. Das alles sind nur Bilder, die Ihnen helfen sollen, etwas zu verstehen, was Sie logisch nicht verstehen können.

Jeder verlorene Seelenanteil ist ein Teil Ihres Ichs, den Sie irgendwann einmal weggeschlossen haben mit der Absicht, diesen Aspekt Ihrer selbst tief in Ihrem Innern in Sicherheit zu bringen. Ein missbrauchtes Kind würde einen Teil seiner Seele nach seiner traumatischen Erfahrung abspalten und im Unterbewusstsein gut versteckt aufbewahren. Seelenabspaltungen müssen jedoch nicht immer derart schreckliche Ursachen haben. Aus energetischer Sicht können diese Seelenverletzungen über Generationen vererbt werden, genauso, wie bestimmte Krankheiten vererbt werden. Wenn Sie sich nun durch eine Seelenrückholung heilen, wirkt sich das nicht nur auf Ihre Kinder aus, die dieses Problem dann nicht mehr erben, sondern die Heilung geht auch rückwärts in der Zeit auf Ihre Vorfahren, zum Beispiel Ihre Eltern, über – so, als ob der Seelenverlust nie stattgefunden hätte.

Der zurückgeholte Seelenanteil wird Ihr Leben erheblich verändern, und diese Veränderung sollten Sie zulassen und pflegen. Stellen Sie sich den wiedergewonnenen Teil Ihres Selbst wie ein kleines Pflänzchen vor, das Sie vor dem Verdursten gerettet haben. Es bedarf auch in den nächsten Tagen und Wochen guter Pflege, damit es nicht wieder eingeht.

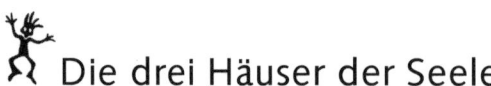 Die drei Häuser der Seele

Im Laufe der schamanischen Reise in die Unterwelt besuchen Sie verschiedene Häuser, deren Funktion ich, bevor Sie gleich das erste Mal reisen, erläutern möchte.

Wir starten im »Haus der Erinnerungen«, das auch das »Haus der Wunden« oder das »Haus der Seelenverletzungen« genannt wird. Hier werden Sie eine Seelenverletzung finden, die sehr lange zurückliegt. Diese Verletzung kann in Ihrer Kindheit oder noch früher entstanden sein. Diese Seelenverletzung lässt Sie auf bestimmte Dinge in einer bestimmten Art und Weise reagieren. Sie schränkt Sie ein und verhindert, dass Sie Ihr Leben frei leben können. Das, was Sie in diesem Haus sehen, ist nicht zwangsläufig »ein Video« über ein längst vergessenes Ereignis Ihres Lebens. Die Bilder können völlig anders sein und sollten keinesfalls überbewertet werden. In der Regel sehen Sie nicht Bilder aus der Vergangenheit, sondern Bilder, die Ihren derzeitigen Seelenzustand widerspiegeln. Es kommt auch überhaupt nicht darauf an, eine lang vergessene, schreckliche Geschichte noch mal anzusehen, geschweige denn selbst durchzumachen. Das Bild im »Haus der Erinnerungen« kann mit der Seelenverletzung von vor 20 Jahren nichts gemeinsam haben – und doch haben beide die gleiche Energie, und Heilung wird möglich.

Das zweite Haus, das wir besuchen, ist das »Haus der Glaubenssätze« oder auch »Haus der Seelenverträge«. Falsche Spielregeln und Verhaltensgrundsätze für Ihr Leben, die Sie sich irgendwann einmal auferlegt haben, finden Sie hier. Mancher hat anfangs Probleme, diese Glaubenssätze zu sehen. Diese Sätze können irgendwo geschrieben stehen, sie können Ihnen aber auch einfach in den Sinn kommen. Versuchen Sie nur, Ihren Verstand auszuschalten. Lassen Sie sich Zeit. Später kehren Sie dann nochmals in dieses Haus zurück und suchen sich einen neuen, sinnvolleren Glaubenssatz oder wandeln den alten einfach in einen neuen, besseren um.

Das dritte Haus ist das »Haus der Talente und Schätze«. Hier gelangen Sie zum positiven Teil Ihrer Vergangenheit, nämlich Ihren Talenten. Sie sehen, wo Ihre Talente und Fähigkeiten liegen und was Sie machen könnten oder machen würden, wenn Sie die Verletzungen und die falschen Glaubenssätze nicht erlitten hätten. Sie sehen Ihr wahres Potenzial!

 # 86: DIE REISE IN DIE UNTERWELT

Nun kommen wir zum Höhepunkt deines Weges zu dir selbst, der schamanischen Reise in die Unterwelt. Viele andere Techniken wie NLP oder systemische Therapien benutzen ähnliche Tools. Du nutzt dabei die Verbindung von KU und LONO sowie die Kraft der Gedanken. Diese Reise ermöglicht es dir zum einen, ein Bild deines derzeitigen Seelenzustands zu sehen, und zum anderen, diesen nach Bedarf zu verändern. Du wechselst alte Glaubenssätze aus und kannst auch verlorene Seelenanteile zurückholen. Wie bei der vorherigen Übung ist Teil 1 der gleiche wie zuvor. Teil 3 ist ähnlich wie zuvor, jedoch etwas an die Geschichte angepasst.

Teil 1

Teil 2

Verfolg den Verlauf des kleinen Flusses, der quer durch deinen Garten fließt. An seinem Ende liegt ein kleiner See, dem der Fluss entspringt. Dahinter steigt das Gelände zu den Bergen hin an, ein Wasserfall stürzt sich von dort in den See.

Geh hin zu dem See, und spür das warme Wasser. Es hat eine sehr angenehme Temperatur, ist kristallklar und frisch. Du stehst barfuß bis zu den Knöcheln im Wasser auf runden Kieselsteinen. Geh mit deinem ganzen Körper in den See, und lass dich vom warmen Wasser des Sees und des Wasserfalls umfließen. Fühl, wie es deinen Körper umspielt und du scheinbar eine Verbindung mit ihm eingehst. In der Schwerelosigkeit weißt du kaum noch, wo dein Körper aufhört und wo das Wasser beginnt, du fühlst dich eins mit dem Wasser. Das Wasser spült jede Müdigkeit und alle Sorgen von dir ab. Lass all das hier, was du auf der weiteren Reise nicht mitnehmen möchtest.

– 1 Minute Pause –

Verlass den See wieder, und trockne dich ab, oder lass dich von der Sonne trocknen.

– ½ Minute Pause –

Schau dich noch einmal in deinem Garten um. Siehst du etwas, was du verschenken könntest? Das kann zum Beispiel eine Blume sein, ein Stein oder ein Ring.

– 1 Minute Pause –

Nimm dein Geschenk jetzt mit auf deine Reise in die Unterwelt.
    Wenn du genau hinschaust, kannst du sehen, dass hinter dem Wasserfall etwas Dunkles ist. Ein Weg führt dorthin, und wenn du jetzt näher herangehst, entdeckst du einen Höhleneingang hinter dem Vorhang aus Wassertropfen.

– ½ Minute Pause –

Geh vorsichtig in die Höhle hinein. Wie ist sie? Spürst du die feuchte Luft? Beschreib nun die Höhle.

– ½ Minute Pause –

Nachdem du immer weiter in die Erde hinabgestiegen und dem Verlauf der Höhle gefolgt bist, weitet sich der Gang etwas. Und dann stehst du plötzlich in einer großen unterirdischen Halle. Du siehst hoch über dir vielleicht Stalaktiten hängen und hörst Wasser tropfen. An einigen Stellen funkelt es an der Wand. Obwohl du keine Lichter siehst, ist es nicht dunkel.

✧

Geh nun weiter in der Höhle nach hinten. Am Ende siehst du in der Höhlendecke eine Öffnung, durch die Licht fällt. Dort führt aus der Höhle eine alte, gusseiserne Wendeltreppe nach oben in das Licht, dessen Ursprung du nicht erkennen kannst.

✧

Vorsichtig kletterst du die Treppe hinauf, immer höher, eine Windung nach der anderen, und stehst plötzlich in einer anderen Welt. Hier ist es hell und freundlich. Du stehst inmitten einer Blumenwiese. Um dich herum fliegen bunte Schmetterlinge. Hier stehen auch mehrere kleine Hütten, und du siehst Menschen bei der Arbeit. Sie sehen zufrieden und glücklich aus.

✧

Der Ort ist voller Harmonie und Wärme. Überall laufen Hühner und Hunde herum, die von kleinen Kindern verfolgt werden. An diesem Ort kannst du lernen und heilen.

Hier triffst du nun auf Maui, deinen schamanischen Geistführer, den Hüter der Unterwelt. Er ist auch der Herr über Leben und Tod, er bewacht die Pforte zu deinem Unterbewusstsein. Ruf ganz einfach laut nach ihm, und er wird zu dir kommen.

– ½ Minute Pause –

Ist Maui ein Mann oder eine Frau? Vielleicht sogar ein Kind? Maui wird dir von nun an als Ratgeber bei jeder schamanischen Reise beistehen. Wenn niemand kommt, dann stell dir vor, wie jemand aussehen könnte, der dein Führer sein soll.

☼

Übergib ihm das Geschenk, das du mitgebracht hast. Bitte ihn um Einlass. Wenn dein Geistführer eingewilligt hat, dir zu helfen, erklär ihm dein Problem.

– ½ Minute Pause –

Frag ihn, ob er dir helfen möchte. Willigt er nicht ein, ist vielleicht nicht der richtige Tag, bitte geh dann zurück, und versuch es ein anderes Mal aufs Neue. Wenn doch, erzähl Maui jetzt alles, was dein Thema betrifft. Beschreib die Angst, den Schmerz, alles, was du fühlst.

– 1 Minute Pause –

Gemeinsam mit deinem Schamanen gehst du über die Blumenwiese zu einer Gruppe von drei kleinen Häusern. Wie sehen die Häuser aus? Sind sie aus Holz oder Mauerwerk? Sind sie bunt bemalt oder weiß? Betritt das erste Haus mit deinem Führer.

☼

Dies ist das »Haus der Erinnerung«, auch »Haus der Wunden« oder »Haus der Seelenverletzungen« genannt. Schau dich um. Was siehst du in dem Haus? Wie ist es eingerichtet?

–1 Minute Pause –

In diesem Haus darf alles sein, was du dir vorstellen kannst. Es können sich dort viele Leute aufhalten oder auch nur eine Person. Vielleicht hörst du Musik oder beobachtest eine bestimmte Szene. Wenn du nichts siehst, achte auf das, was du fühlst. Lass dir Zeit. Benutz all deine Sinne.

– 1 Minute Pause –

Beobachte in aller Ruhe, was du siehst. Siehst du das Kind? Schau, wo das kleine Kind ist, such das kleine Mädchen oder den kleinen Jungen. Das Kind kommt nun auf dich zu und sagt: »Ich habe so lange auf dich gewartet. Endlich bist du da.«

Du bist das kleine Kind. Alles, was du siehst, sind Seelenanteile deiner selbst.

– ½ Minute Pause –

Schau dich weiter in diesem Haus um. Du kannst mit den Leuten sprechen. Frag sie alles, was du wissen möchtest. Sprich auch mit dem kleinen Kind, das ein Teil von dir ist. Frag es, was passiert ist. Frag die Menschen, was der Grund für dein Problem ist. Sei dabei geduldig. Wenn du keine Antwort bekommst, frag einen anderen. Oder frag nochmal. Du kannst auch Maui um Hilfe bitten.

– 2 Minuten Pause –

Überleg jetzt nicht, wann das, was du siehst und hörst, in deinem Leben passiert ist. Das spielt keine Rolle mehr. Beobachte einfach.

– ½ Minute Pause –

Wir verlassen nun das »Haus der Erinnerung« und gehen mit Maui in das nächste Haus. Du betrittst das »Haus der Glaubenssätze«, auch das »Haus der Seelenverträge« genannt. Schau dich wieder um. Such hier nach einem Glaubenssatz. Siehst du ein Buch? Oder eine Schultafel, ein Stück Papier? Steht irgendwo etwas geschrieben? Vielleicht fühlst du den Glaubenssatz auch. Schau nach oder horch in dich hinein. Wie ist dein Glaubenssatz? Welche Lebensregel fällt dir spontan ein? Der Glaubenssatz kann durchaus zunächst unverständlich sein.

– 1 Minute Pause –

Verlasst gemeinsam das »Haus der Glaubenssätze«, und geht wieder ein Haus weiter in das »Haus der Talente und Schätze«. Hier kannst du eine Ahnung von deiner ursprünglichen Kraft bekommen. Du siehst eine Verbindung zu deinem reinen Selbst, zu deiner Bestimmung. Du siehst hier deine wahren Talente, Begabungen und Aufgaben. Du siehst dein Selbst, wie es wäre, wenn dieses Ereignis, das du im »Haus der Seelenverletzungen« gerade beobachtet hast, nicht stattgefunden hätte. Das Haus ist voll mit den unterschiedlichsten Dingen. Schau das an, was im Haus ist, und erkenne hier deinen Ursprung.

– ½ Minute Pause –

Dann siehst du dich selbst in dem Haus. Diesmal nicht als Kind, sondern etwa so alt, wie du jetzt bist. Du siehst dich ohne Probleme, ohne Schmerzen und ohne Leid. Du siehst, wie du wärst, wenn du dein Problem nicht hättest. Du machst genau das, was du willst und wofür du bestimmt bist. Wie siehst du dich hier? Was machst du gerade? Beobachte dich eine Weile bei dem, was dein anderes Selbst im »Haus der Talente« macht.

– 1 Minute Pause –

Such ein Geschenk, das du gerne mitnehmen würdest und das für dieses Talent, das du hier gerade gesehen hast, stehen könnte. Dieses Geschenk soll dich täglich an deine wahre Berufung erinnern. Du kannst alles nehmen, was du siehst. Das kann ein Stein, ein Pinsel oder eine Blume sein. Was spricht dich spontan an?

– ½ Minute Pause –

Bitte deinen Geistführer um die Erlaubnis, dieses Geschenk mitzunehmen. Wenn er einverstanden ist, nimm es mit zurück in dein richtiges Leben. Wenn Maui »Nein« sagt, lass es bitte liegen, und versuch es ein anderes Mal.

Verlass nun das »Haus der Talente«. Frag deinen Geistführer, wo der Seelenanteil ist, den du früher einmal verloren hast und der die Ursache deines Problems ist. Hast du den verlorenen Seelenanteil im Haus der Erinnerungen gesehen, dort, wo du das kleine Kind gefunden hast? Oder war der verlorene Seelenanteil im »Haus der Talente«, also dein wahres Selbst?

– ½ Minute Pause –

Maui kennt die Antwort. Was hast du verloren? Ist es deine Verletzung, die du als Kind erlitten hast, die du siehst? Oder ist es das verlorene Talent, das du nicht ausgelebt hast? Dein Führer sagt es dir.

Geh in das entsprechende Haus, und frag den verlorenen Seelenanteil, ob er bereit ist, wieder mit dir nach Hause zu kommen. Frag also den kleinen Jungen, wenn er der verlorene Seelenanteil ist, ob er mitkommt. Oder frag dein anderes Selbst im »Haus der Talente«. Es kann sein, dass der Seelenanteil nicht direkt mitkommen will, weil er Angst hat. Vielleicht möchte er gar nicht raus aus seinem vermeintlich sicheren Versteck. Vielleicht befürchtet er, dass du dich nicht ausreichend um ihn kümmerst. Überleg, wie du ihn überzeugen kannst, und nimm dir vor, ihn entsprechend seinen Bedürfnissen zu behandeln. Wenn der verlorene Seelenanteil bereit ist, mit dir zurückzukommen, nimmst du ihn an die Hand und gehst mit ihm noch einmal zurück in das »Haus der Glaubenssätze«.

Hat sich der Glaubenssatz, den du vorhin gesehen hast, verändert? Überleg, was an dem alten Satz nicht gestimmt hat und welche negativen Auswirkungen er auf dein Leben hatte. Was möchtest du wirklich, was wäre ein guter Glaubenssatz für dein neues Leben? Wenn kein neuer Glaubenssatz da ist, bitte deinen Geistführer darum, den alten zu ändern. Er hat die Macht dazu. Lies deinen neuen Glaubenssatz, und verinnerliche ihn. Der alte Grundsatz ist aufgelöst und weg.

– 1 Minute Pause –

Gemeinsam mit Maui, dem verlorenen Seelenanteil und dem Geschenk, also dem Symbol für dein Talent, verlässt du das Haus und gehst über die Blumenwiese zurück zu der Wendeltreppe.

Bedanke dich bei Maui für die Hilfe und Unterstützung. Verabschiede dich von ihm.

Steig die Treppe wieder hinab. Du gelangst zurück in die Höhle, die du nun mit dem verlorenen Seelenanteil und dem Geschenk verlässt. Dann trittst du wieder hinter dem Wasserfall aus der Höhle. Hier verlässt du die Unterwelt, die Welt des Unbewussten und kommst zurück in unsere.

Steig noch einmal in den See, und wasch alle verbliebenen schweren Energien ab, lass jede Müdigkeit vom Wasser wegspülen. Nimm deinen verlorenen Seelenanteil mit in das Wasser hinein, und reinigt euch beide von allen Schmerzen und allem Leid mithilfe des warmen, klaren Wassers des Sees.

– ½ Minute Pause –

Du bist zurück in deinem Garten und schaust dich um: Wie sieht der Garten nun aus? Hat sich etwas verändert? Schau genau hin.

– ½ Minute Pause –

Verlass nun den Garten. Bedank dich bei ihm.

Du durchquerst wieder den Wald auf dem bekannten Weg und gelangst an deinen Ausgangspunkt zurück. Du hast immer noch das Geschenk in der einen und den verlorenen Seelenanteil in der anderen Hand.

(Bitte bleib weiter ruhig liegen, beweg dich noch nicht, und halt die Augen weiterhin geschlossen. Du bist jetzt wieder zurück in der Menschenwelt.)

Nimm den verlorenen Seelenanteil in beide Hände, und führ ihn zu dem Chakra, das dir geeignet erscheint. Wenn du dich nicht entscheiden kannst, führe ihn zu deinem Herzen. Du darfst dafür jetzt die Arme und Hände bewegen. Du hältst also den kleinen Jungen oder das ideale Selbst, das Talent, in den Händen und führst es zu deinem Herzen. Bitte atme jetzt drei Mal tief ein, und nimm die Energie des verlorenen Seelenanteils durch den Atem auf.

– ½ Minute Pause –

Nun nimm das Geschenk. Das Geschenk ist ebenfalls pure Energie. Nimm das Geschenk in beide Hände, und führ es zu deinem Herzen. Stell dir vor, wie du die Energie des Geschenks einatmest. Atme jetzt drei Mal tief die Energie des Geschenks ein.

– ½ Minute Pause –

Bleib jetzt weiter liegen, beweg dich nicht, und hör einfach der Musik zu, oder entspann dich für etwa zehn Minuten. Wo kannst du die Musik fühlen? Jede Zelle deines Körpers ist in der Lage, sie zu hören. Die Musik erreicht jede Zelle.

– 10 bis 15 Minuten Musik oder Stille –

Du kannst dich jetzt wieder hinsetzen. Führ, am Boden beginnend mit beiden Händen, die Energiewolke am Körper vorbei bis zum Kopf hoch, und schließ die Wolke wieder so, wie sie vorher war.
Schließ dann den heiligen Raum wieder, indem du das verkürzte Gebet als Dank wiederholst.

An die Winde des Südens – Große Schlange, Danke.
An die Winde des Westens – Mutter Jaguar, Danke.
An die Winde des Nordens – Kolibri, Danke.
An die Winde des Ostens – Großer Adler, Danke.
Mutter Erde, Danke. Ich danke dir, dass du mir erlaubt hast,
das Lied des Lebens heute zu singen.
Vater Sonne, Großmutter Mond, ich danke euch allen.

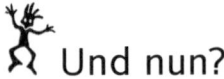 Und nun?

Sie haben Ihre erste schamanische Reise in die Unterwelt abgeschlossen. Was können Sie erwarten?

Nach der Reise kann es sein, dass Sie sich ein paar Tage lang schlechter fühlen als vorher. Es kann sein, dass Sie eine Erkältung oder Kopfschmerzen bekommen, denn die energetische Reinigung Ihres Körpers und Ihrer Seele bewirkt viel mehr, als Sie von außen wahrnehmen können. Die meisten fühlen sich jedoch direkt nach der Reise viel leichter und befreiter.

Sie könnten ein kleines schamanisches Reisetagebuch führen, in das Sie schreiben, was das Thema Ihrer Reise war, was Sie erlebt haben, welche Besonderheiten Ihnen aufgefallen sind etc. Sie werden, wenn Sie Ihre Aufzeichnungen später nochmal lesen, erstaunt sein, wie viel passiert ist.

Die Verbindung zu Ihrem Ich ist noch lange nicht vollständig hergestellt, wenn Sie die erste Reise gemacht haben. Die Erfahrung zeigt, dass unter der ersten Schicht von schweren Energien die nächste liegt, die schon etwas dünner und kleiner ist. Denken Sie an eine Zwiebel: Sie schälen und schälen, die Augen tränen, aber dann wird gegessen. Machen Sie also ruhig einige Reisen, machen Sie auf jeden Fall mindestens drei, besser fünf Reisen, bevor Sie in die Oberwelt reisen!

Kennen Sie Ihre Bestimmung?

Die meisten von uns machen sich Gedanken über den Sinn des Lebens, doch oft unterdrücken wir angesichts seiner Größe und Schwere dieses Thema auch wieder. Wir alle wissen: Irgendetwas stimmt nicht mit uns und unserer Gesellschaft. Aber wie kommen wir zu einer Veränderung? Was wäre das Ziel?

Aus meiner Sicht ist das Leben nach den schamanischen Gesetzen ein erfolgreiches Rezept. Damit erreichen Sie Ziele wie

⇨   im Überfluss zu leben,
⇨   nicht so stark von materiellen Dingen abhängig zu sein,

⇨ Ihre Verantwortung für Ihr Leben voll und ganz zu übernehmen,

⇨ den Sinn Ihres Lebens in Ihnen selbst zu finden,

⇨ sich mit allem und jedem verbunden zu fühlen,

⇨ sich jedoch nicht als den Nabel der Welt anzusehen,

⇨ in der Gegenwart, im Jetzt, zu leben,

⇨ zu geben und zu teilen und nicht zu raffen und zu horten,

⇨ Liebe als Basis Ihres Lebens zu verstehen und nicht von der Angst beherrscht zu sein,

⇨ Dinge sein zu lassen, wie sie sind,

⇨ nicht alles bewerten zu wollen,

⇨ nicht alles zu kommentieren oder

⇨ Zielen nicht hinterherzulaufen, sondern sie einfach zu leben.

Aber gibt es darüber hinaus eine Vision oder Bestimmung für Sie, etwas wie den perfekt zu Ihnen passenden Weg? Eine Arbeit, die optimal zu Ihnen passt? Ein perfekt auf Sie abgestimmtes Leben? Oder ist genau das Leben, das Sie gerade leben, das exakt auf Sie abgestimmte? Haben Sie den Beruf, den Sie gerade ausüben, nicht deshalb, weil er für Sie gerade jetzt der beste ist? Sonst würden Sie ihn doch sicher nicht weiter ausüben, oder? Offensichtlich überwiegen seine Nachteile seine Vorteile noch nicht.

Ich bin der Meinung, dass jeder eine Bestimmung hat, die optimal zu ihm passt, nämlich genau die, die er gerade lebt. Es gibt keine andere. An dieser können Sie arbeiten oder auch nicht, niemand wird Ihnen ein anderes Leben schenken. Wir wählen uns unsere Bestimmung selbst aus, wir füllen unser Leben selbst mit dem, was wir auswählen. Da ist niemand anderes, der das für uns macht. Wenn wir nichts tun, tut niemand etwas.

Insofern haben Sie alles Recht dieser Welt, genau das zu machen, was Ihnen das beste Gefühl gibt. Das, was Ihnen Spaß macht, das, was Sie gerne und mit Liebe tun, führt zu den für Sie besten Gedanken. Sie werden genau das am besten können, und die Freude, das Glück, das Sie dabei empfinden, wird sich in Ihrem Außen manifestieren. Glück sucht das Glück, die Liebe sucht die Liebe.

Ob dahinter ein großer Plan steht, werden wir nie erfahren. Vielleicht hat jeder Mensch seine spezielle Aufgabe, die er erfüllt. Diese Aufgabe, diese Rolle, entspricht dem Begriff des Archetyps, wie Carl Gustav Jung ihn geprägt hat. Märchen und Sagen beruhen fast immer auf jahrtausendealten Archetypen. Es gibt Leute, die sagen, der Samen eines bestimmten Archetyp sei in jedem von uns und diesen zu entwickeln sei unser Ziel. Im Hinduismus kann nur der Mensch Großartiges erreichen, der seinen Archetyp erkannt hat.

Das würde dazu passen, dass rückblickend scheinbar zufällige Ereignisse des Lebens oft doch einem Plan gefolgt zu sein scheinen. Zwangsläufig würde das bedeuten, dass Sie sich, wenn Sie nicht Ihrer Bestimmung folgen, gegen den Fluss des Lebens stemmen, der dieser Bestimmung folgt. Dieser Widerstand wäre zu groß für Sie, irgendeine Krankheit oder Krise würde Ihnen das Leben schon schicken, um Sie aufzuhalten, wenn Sie allzu sehr von Ihrem Weg abwichen.

Bestimmung darf jedoch nicht als Vorgabe eines Schöpfers verstanden werden. Ihre Bestimmung ist wohl etwas Höheres, etwas, was wir heute möglicherweise noch gar nicht vollständig verstehen.

 # 87: DIE BERATERRUNDE

Stellen Sie sich vor, wie es wäre, wenn Sie eine Gruppe von realen oder fiktiven Beratern zusammenstellen dürften, die Ihnen Ihr Leben lang zur Seite stünden, wenn Sie ein Problem oder eine Frage hätten. Sie könnten lebende oder tote Persönlichkeiten wählen, aber auch Comicfiguren. Vielleicht kennen Sie eine Figur aus einem Buch, die Ihnen imponiert hat und besonders geeignet erscheint. So ein Beraterkabinett könnte sein: Merlin als der weise Zauberer, George Clooney als Lebemann, Mickey Mouse als Witzbold, Harry Potter als der Mächtige, Bill Gates als finanzieller Berater und Buddha als spiritueller Meister.

Suchen Sie sich zwischen vier und acht Berater aus, für jeden Lebensbereich einen. Wenn Sie meinen, dass ein Berater seine Aufgabe nicht gut macht, schicken Sie ihn nach Hause, und wählen Sie einen neuen. Es empfiehlt sich, nicht jedes Mal andere Berater zu nehmen und eine Beziehung zu ihnen aufzubauen.

Als Oberthemen für die Auswahl der Berater schlage ich die folgenden vor, Sie können aber auch andere Oberbegriffe wählen oder die Runde verkleinern bzw. vergrößern:

1. Gesundheit – *Dieser Berater wird Ihnen alle Fragen zu Ihrer Gesundheit und zu der Ihrer Mitmenschen beantworten.*

2. Wohlstand – *Bei Fragen zu Geld, Vermögen und Reichtum wenden Sie sich an diesen Ratgeber.*

3. Glück – *Alles was Harmonie und Spaß betrifft, ist bei diesem Berater gut aufgehoben.*

4. Arbeit und Erfolg – *Berufliche Themen besprechen Sie mit diesem Berater. Er kann Ihnen sagen, wie Sie Ihre Ziele erreichen können.*

5. Freunde und Beziehung – *Ein wichtiger Ratgeber ist derjenige, an den Sie sich wenden, um Antworten auf praktische Fragen zum Thema Liebe und Zwischenmenschliches, zu Freunden, Partnern, Familie und Kindern zu bekommen.*

6. Weisheit – *Mit allen Fragen, auf die Sie von den ersten Ratgebern keine passende Antwort bekommen, wenden Sie sich an Ihren Weisheitsratgeber.*

Wenn Sie meinen, Sie müssten zusätzliche Berater engagieren, steht Ihnen das frei.

Zumindest für den Anfang schlage ich vor, dass Sie Ihre Beraterrunde an einem großen Tisch in Ihrem Garten treffen und dort die Fragen stellen. Vielleicht sehen Sie sie aber auch lieber in einer Seelandschaft?

Gehen Sie also vor wie bei der normalen Reise in den Garten, und treffen Sie Ihre Berater. Stellen Sie ihnen Ihre Fragen. Bedanken Sie sich, wenn Sie meinen, genug Antworten bekommen zu haben. Gehen Sie den Weg zurück aus dem Garten hinaus, wie Sie es bei den anderen Reisen auch getan haben.

Sie werden merken, dass die Berater mit der Zeit ein Eigenleben entwickeln und diese Visualisierung immer einfacher wird. Dann ist es auch nicht mehr zwingend notwendig, dass Sie in den Garten reisen, sondern Sie können bei einem akuten Problem die Berater auch gerade einmal

einzeln oder gemeinsam in Ihr Büro oder nach Hause aufs Sofa rufen.
Auch dort werden sie Ihnen dann die passende Antwort geben.

Leben Sie Ihren Traum!

Schon in den ersten Zeilen dieses Buches bin ich darauf eingegangen: Wer träumt, kann sich und die Welt verändern. Träume verändern die Welt. Wenn niemand mehr träumt, kommt die Welt zum Stillstand. Mittlerweile wissen Sie, warum.

Jetzt geht es um Träume als Wunschträume oder auch Visionen. »Gott hat die Menschen nach seinem Bilde als Träumer geschaffen. Als Lebewesen, die nicht nur begabt sind, in ihrer Phantasie Unglaubliches zu erdenken, sondern das Erdachte auch wirklich umzusetzen.«[11]

Jeder Mensch hat Träume, doch nicht jeder Mensch glaubt, diese auch tatsächlich verwirklichen zu können und verfolgt sie. Dabei sind Träume, die wir nicht verfolgen, Leben, das wir nicht leben. Dadurch, dass wir träumen, bringen wir etwas in die Welt, erfüllen vielleicht eine Aufgabe, geben dem Leben einen Sinn. Atmen, essen, arbeiten, schlafen und gelegentlich ein Bierchen (oder grüner Bio-Tee) sind noch nicht die Verwirklichung dieses Traums. Träumen heißt, sich selbst Zugang zum großen Einen zu verschaffen, mit ihm wieder eins zu werden und auf seine eigenen Fähigkeiten zu vertrauen. Erst dann wird auch Ihr Leben so sein, dass Sie plötzlich das Gefühl haben, auf dem richtigen Weg zu sein. Wenn Sie die Kraft Ihrer Gedanken nutzen und Ihre Träume einfach leben, werden Sie den Unterschied spüren. Dass die meisten von uns nicht auf diesem Weg sind, wissen wir innerlich schon lange. Nur wissen die wenigsten, dass das an ihren fehlenden Träumen liegt und nicht an fehlendem Glück, nicht an fehlendem Geld, und nicht an den Zwängen des Alltags. Die Konzentration auf die negativen Dinge und die Suche nach dem Schuldigen verhindern die Verwirklichung unserer Träume. Je mehr Widerstände Sie im Leben erfahren, desto dringender sollten Sie diese auflösen und stattdessen Ihre Kraft in Ihre Träume setzen. Haben Sie bereits einmal gedacht: »Ach hätte ich damals nur dieses oder jenes Ziel verfolgt«?

Unter Zielen verstehe ich hier nicht ein größeres Auto, ein eigenes Haus oder Ähnliches. Das alles sind legitime Wünsche, die Sie verfolgen dürfen und sollen,

11 Douglass, K./Scheunemann, K./Vogt, F.: *Träume nicht dein Leben – lebe deinen Traum*, Asslar 2000, S. 9.

solange sie Ihnen wichtig erscheinen. Träume dieser Art können sich aber auch häufig als Trugschluss herausstellen, wenn Sie zum Beispiel irgendwann Karriere gemacht und alles erreicht haben, was Sie beruflich erreichen wollten, dann aber feststellen, dass Sie das gar nicht ausfüllt.

Woran erkennen Sie nun, welches Ihre wahren Träume und Ziele sind? Welche sind realistisch für Sie? Was ist wirklich erreichbar und keine Spinnerei? Da ist irgendetwas, nur was? Das, was Sie haben, ist es nicht, aber was ist es dann?

Nun, wenn Sie die Übungen bis hierhin gemacht haben, wenn Sie ein Gefühl für die Ideen dieses Buches bekommen haben, sollten Sie zumindest eine Ahnung davon haben, in welche Richtung Sie gehen wollen. Ihr wahrer Traum ist viel mehr als das bloße Erreichen eines nächsten Ziels, er enthält immer auch die scheinbare Unmöglichkeit der Realisierung. Doch viele Träume waren einmal scheinbar unmöglich, die Erde galt einmal als Scheibe, ein Flugzeug war zu den Zeiten Leonardo da Vincis pure Utopie. Ihr Traum kann auch die Selbstheilung, das Wiederganz-Werden sein.

Viele Träumer wurden für ihre Träume beschimpft, verleumdet oder gar getötet. Achten Sie also darauf, mit wem Sie über Ihre Träume sprechen. Auch heute noch können zweifelnde und missgünstige Menschen einen gerade entstehenden Traum durch ihre Worte wieder vernichten. Seien Sie aber auch kein Einzelkämpfer, sprechen Sie mit Menschen, denen Sie vertrauen. Sie werden bei der Realisierung Ihres Traums auf die Hilfe anderer immer angewiesen sein.

Es wird Menschen geben, die Ihnen Ihre Träume madig machen. Sei es, weil sie sie für unrealistisch halten, sei es, weil sie Ihnen Ihre Träume einfach nicht gönnen. Auch das ist ein Grund dafür, Ihre Träume nicht mit jedem zu teilen.

Es war einmal … ein Wettkampf der Frösche. Das Ziel war es, auf die Spitze eines großen Wasserturms zu gelangen. Es versammelten sich viele andere Frösche. Große und kleine, alte und junge, um zuzusehen und ihre Artgenossen eifrig anzufeuern. Zur festgesetzten Zeit begann der Wettlauf. Aber in Wirklichkeit glaubte keiner der zahlreichen Zuschauer daran, dass auch nur ein Frosch auf die Spitze des hohen Turmes gelangen könnte, und alles was man hörte, waren Sätze wie: »Die Armen! Sie werden es nie schaffen!« Und tatsächlich begannen die Wettlauffrösche einer nach dem anderen aufzugeben, außer einem, der weiterhin eifrig und mit großer Anstrengung versuchte, auf die Spitze des Turmes zu klettern. Die Zuschauer fuhren fort zu sagen: »Der Arme! Er wird es nie schaffen!« Aber der eine Dickschädel, gab nicht auf und kämpfte weiter und unter großer Anstrengung erreichte er Spitze des Turmes. Nun wollten die übrigen von ihm wissen, wie er das geschafft hatte. Und so näherte sich ein Journalistenfrosch, um zu fragen, wie er es geschafft hätte, den Wettlauf zu gewinnen. Da merkten sie, dass er taub war![12]

Seien Sie wie der Frosch! Arbeiten Sie für Ihren Traum, zu träumen allein reicht nicht. Träume brauchen Zeit, Ihr wahrer Traum kann Ihr gesamtes Leben zur Realisierung benötigen, aber wäre es nicht traumhaft, am letzten Tag Ihres Lebens zu erkennen, dass Sie es geschafft haben? Welcher Tag wäre besser zum Sterben geeignet?

Es mag Zeiten geben, in denen der Weg schwer wird oder in denen Sie sogar wieder zurückfallen. Dann können Sie aufgeben und Ihren Traum als unrealistisch einstufen, oder Sie machen einfach weiter und glauben an sich. Seien Sie also vorbereitet auf diese Momente – sie kommen so sicher wie das Amen in der Kirche!

Gelegentlich werden Sie Zweifel bekommen und Angst haben, zu versagen. Wie war das mit der Angst? Denken Sie an das, was Sie gelernt haben. Verschwenden Sie keine Energie auf die Frage, was alles schiefgehen kann. Denken Sie an die wunderbaren Gefühle, die Sie haben werden, wenn Sie Ihren Traum verwirklichen. Der Traum wird Ihnen sowieso alle Ängste nehmen, in ihm ist kein Platz für Ängste oder Sorgen. Der wahre Traum macht frei.

Es gibt Punkte, an denen haben Sie ein Zwischenziel erreicht, und Sie könnten damit bereits durchaus zufrieden sein. Doch warum sollten Sie, wenn Sie es geschafft haben, so weit zu kommen, nicht auch den restlichen Weg gehen? Machen Sie eine Pause, sprechen Sie mit jemandem, dem Sie vertrauen können, aber dann schlafen Sie bitte nicht ein, sondern träumen Sie weiter. Denken Sie daran: Sie haben im besten Fall die zweit- oder drittbeste Lösung erreicht. Oder kommt es möglicherweise gar nicht darauf an, den besten Traum zu finden, sondern einen Traum einfach zu leben? Also ganz im Sinne des Daos die Dinge auf sich zukommen zu lassen und nicht zu versuchen, sie zu ändern?

Irgendwann werden Sie merken, wie Ihr wahrer Traum Ihnen Halt gibt, wenn Sie ihn gefunden haben. Ihr wahrer Traum ist nicht unbedingt, dass Sie in Afrika als Entwicklungshelfer arbeiten, auch ist anzunehmen, dass die Auswanderung in ein karibisches Land für die meisten nicht die Realisierung eines Traums ist, sondern die Flucht vor anderen Problemen. Ihr Traum kann ganz klein und bescheiden sein.

12 Gefunden auf www.ascoach.de (Stand: 29.12.2009).

Er kann sein, seine Kinder gut aufzuziehen, er kann einfach sein, seine Arbeit mit Liebe zu tun.

Drei Männer arbeiten auf einer Baustelle. Der erste Mann wird gefragt: »Was machen Sie?« Er antwortet: »Ich bearbeite und verlege Steine. Ich bin ein Meister meiner Tätigkeit.« Der zweite Mann wird befragt: »Was machen Sie?« Er antwortet: »Ich bin angesehener Steinmetz in führender Position, werde von allen hoch geschätzt und verdiene sehr gut.« Der dritte Mann wird ebenfalls gefragt: »Was machen Sie?« Er antwortet mit leuchtenden Augen: »Ich bin Teil eines Teams und trage zum Bau einer großartigen Kathedrale bei.«[13]

Woran also erkenne ich meinen wahren Traum? Vielleicht daran, dass er eine gewisse Größe hat, dass er nicht nur egoistisch ist, sondern die Welt mit berücksichtigt. Oder daran, dass er auf Liebe aufbaut. Ihr wahrer Traum wird Sie motivieren, nicht schwächen.

Er wird Sie motivieren, jeden Tag die erforderlichen Schritte zu gehen, Sie werden verstehen, dass auch Gott die Welt nicht an einem Tag geschaffen hat. Und so wird bereits der Weg ein Teil Ihres Traumes sein und nicht bloß die Distanz zwischen Wunsch und Realisierung. Jeden Tag werden Sie Ihren Traum mehr leben und Freude dabei empfinden.

Wenn Sie Ihren Traum gefunden haben, stehen Sie vor der Frage, wie Sie ihn in Ihre Welt integrieren können. Vielleicht hat Ihr Partner einen eigenen Traum, der möglicherweise in einigen Punkten genau das Gegenteil von Ihrem Traum ist. Sprechen Sie mit Ihrem Partner darüber, und versuchen Sie, auch seinen/ihren Traum zu verstehen. Lassen Sie sich gegenseitig Raum. Ob dann am Ende eine unerwartete wunderbare Lösung, ein Kompromiss oder womöglich die Trennung steht, entscheiden Sie.

Wenn wir weiter bedenken, dass jeder Mensch, mit dem wir zu tun haben, einen eigenen Traum hat, so wird es schwierig. Unsere Eltern haben einen Traum für uns Kinder, wir haben einen Traum für unsere Kinder. Jeder hat seine eigene Vorstellung vom Leben. Wie soll das alles unter einen Hut zu bringen sein? Gibt es vielleicht einen großen Traum für alle, und jeder individuelle Traum ist ein Teil dieses Ganzen? Wie müsste dieser große Traum aussehen?

Ich denke, er würde die Menschen glücklich machen, sie würden weniger leiden, oder sie würden es verstehen, ihr Leiden anzunehmen. All das, was wir in den Übungen bereits behandelt haben, also Liebe, Dankbarkeit, Annehmen, Loslassen

13 Quelle unbekannt.

und Vergeben, würde eine größere Rolle spielen. Im Gegenzug würden Ängste und Sorgen abnehmen. Was hindert uns an der Verwirklichung unserer Vision? Nur wir selbst. Kein anderer, nicht das Außen, nur wir.

 ## 88: DER AUFBRUCH IN IHRE TRÄUME

Es ist schon merkwürdig, dass die meisten Menschen ganz genau wissen, was sie nicht mögen, kaum aber einer weiß, was er eigentlich will. Wer hat neben dem Alltagstrott noch Zeit, Geld und Muße, ein Lebensziel zu verfolgen? Was wollen Sie vom Leben? Das ist wohl eine der schwierigsten Fragen, die Sie sich stellen können.

Wie gefällt Ihnen der Gedanke, dass all das, was Sie bisher bei der Zielerreichung beschränkt und eingeengt hat, von einem Moment auf den anderen verschwunden wäre?

Stellen Sie sich vor, Sie hätten plötzlich die Fähigkeit, die zweifelnden Gedanken gar nicht erst zuzulassen. Stellen Sie sich vor, dass Sie Entscheidungen einfach mit Freude und Leichtigkeit treffen können und dann mit Spaß und Neugier die weitere Entwicklung beobachten.

Was gibt es, das Sie schon immer einmal machen wollten? Ich zum Beispiel würde gerne einfach einmal mit Frau und Kind in einem mittelkleinen Wohnmobil in Richtung Peking losfahren und schauen, wohin uns das Schicksal treibt. Aber wer macht das schon? Ich hab es bisher auch noch nicht gewagt, die Menschen unterscheiden sich, was solche Dinge angeht, nicht allzu sehr. Da gibt es die Verantwortung für die Familie, die Arbeit, die man nicht so einfach aufgeben kann (oder will?), die schöne Wohnung, die Krankenversicherung, die vielen Dinge, die passieren können …

All diese Gedanken haben Sie aber jetzt und hier in diesem Moment einfach nicht mehr. Jetzt haben Sie die Möglichkeit, drei Dinge, die Sie schon immer tun wollten, einfach zu machen. Angenommen, Gott, Ihr Schutzengel oder eine gute Fee schenkt Ihnen die Erfüllung dreier Wünsche, was würden Sie sich wünschen? Sie könnten sich andere Charaktereigenschaften wünschen oder dass Sie die schon immer ersehnte Welt-

reise machen können, dass Sie einfach den verhassten Job kündigen, dass Sie vielleicht auch nur einfach von nun an glücklich sind. Brauchen Sie mehr Mut? Wollen Sie sich gerne selbst verändern? Wären Sie gerne wieder mehr, wie Sie früher einmal waren? Fehlt Ihnen Ihre ureigene Kreativität, die Ihnen irgendwann abhanden gekommen ist? Was möchten Sie gerne noch erleben? Wie wären Sie gerne? Würden Sie sagen, dass Ihre Gesundheit ein wichtiger Aspekt ist? Geht es für Sie eher um finanzielle Sicherheit oder materielle Dinge? Wo sehen Sie Ihre Prioritäten?

Bitte bedenken Sie: In dieser Übung geht es nicht um die kleinen Wünsche des Alltags und auch nicht um ein neues Auto. Jetzt und hier überlegen Sie bitte, wie Sie sich in einigen Jahren gerne sehen wollen. Was könnte langfristig zu Ihrem Ziel werden? Welche Vision haben Sie für Ihr Leben? Was wäre, wenn Sie frei entscheiden könnten?

Diese Fragen nagen in jedem von uns ein ganzes Leben lang, nur wissen wir nicht, wie wir sie beantworten können. Jeder ist auf der Suche nach etwas, was er nicht kennt. Kein Mensch ist in der Lage, diese Fragen erfolgreich zu verdrängen. Wer sie zu verdrängen versucht, wer dagegen ankämpft, wird innere Anspannung erzeugen, die irgendwann krank macht. Vielleicht ist sogar die Suche selbst der Sinn?

Schreiben Sie bitte Ihre drei Ziele auf!

Kreativität

Kreativität ist das Werkzeug zur Verwirklichung Ihrer Träume. Sie ist der Prozess, der aus Ihnen heraus Neues erschafft. Wussten Sie, dass ein vierzigjähriger Mann gerade noch zwei Prozent der Kreativität eines Fünfjährigen hat? Und warum? Aus Angst. Alte Gewohnheiten und Regeln begrenzen unsere Kreativität, Angst blockiert unsere Kreativität. Dabei schafft gerade die Kreativität neue Lösungsansätze, wenn Sie Ihr Leben mit den gewohnten Mitteln nicht mehr bewältigen können. Doch oft dauert es, bis Sie Ihrer Kreativität eine Chance geben, lieber stülpen Sie jeder problembehafteten Situation Ihre gesammelten Weisheiten und Glaubenssätze über und versuchen, sie mit dem, was Sie kennen, zu regeln. Neue Wege zu gehen kommt erst dann in Frage, wenn die alten Regeln allesamt – und das am besten mehrfach

– versagt haben. Und auch dann wartet mancher lieber noch und findet sich mit dem Problem einfach ab: Es gibt eben keine Lösung dafür.

Ein besserer Ansatz wäre es, der eigenen Kreativität, der Kreativität des Lebens, eine Chance zu geben. Sie sollten dem Problem, der Situation die Möglichkeit geben, sich auszudrücken. Sie sollten hören, was sie Ihnen sagen will, was sie bedeutet. Erst einmal gar nichts zu tun und nur zu beobachten ist oft der beste Weg, ein vermeintliches Problem anzugehen. Schauen Sie sich das Leben an: Das Leben ist Kreativität pur, das vermeintliche Chaos ist die Quelle aller Kreativität und die Bremse unser Verstand, denn seine Zweifel behindern die Kreativität. Diese findet immer nur im Jetzt statt, nie in der Vergangenheit und nie in der Zukunft. Wenn Sie einmal Zugang zu Ihrer Kreativität gefunden haben, werden Sie merken, wie sie scheinbar ganz von allein wächst.

Vorbereitung – Reise in die Oberwelt

Ein Satz vorweg: Machen Sie diese Reise bitte erst, wenn Sie wirklich alle anderen Übungen der Reihe nach sauber durchgeführt haben! Sie benötigen für die Reise eine gewisse Vorbildung, Übung und Reife, denn es handelt sich um eine energetisch sehr kraftvolle Sache.

Der Höhepunkt des schamanischen Reisens ist die Reise in die Oberwelt, dort treffen Sie Ihre energetischen Eltern und werden vieles über sich lernen können. In der Reise in die Unterwelt haben Sie Ihre Vergangenheit aufgearbeitet, jetzt geht es um Ihre Zukunft. Auf der Reise in die Oberwelt sehen Sie Ihre mögliche Zukunft, dort finden Sie zu Ihrer wahren Bestimmung, also Ihrer Lebensaufgabe, die Sie erfüllen können, aber nicht müssen. Dort erhalten Sie Ratschläge oder Hinweise für Ihre Zukunft.

Im Gegensatz zur Unterwelt setzt sich die Oberwelt im schamanischen Weltbild aus fünf Ebenen zusammen. Keine Sorge, es ist nicht wirklich wichtig, diese »Theorie« vollständig zu verstehen, es genügt, wenn Sie die Reise gewissenhaft machen.

Die erste Ebene ist die Ebene der Steinmenschen. Hierhin gelangen wir, wenn der Hüter der Oberwelt uns Einlass in sein Reich gewährt. Die ungemütliche Welt der Steinmenschen dient der Buße, hier sind nur Einsamkeit und Leiden. Unsere Seele bleibt hier nach dem Tod so lange, bis sie geläutert ist.

Die zweite Ebene ist die Ebene der Pflanzenmenschen. Auch diese Ebene dient der Läuterung, sie ist jedoch schon wesentlich angenehmer. Hierhin reist ein Schamane zum Beispiel, wenn er ein Pflanzenheilmittel sucht. Die indianischen Schamanen haben nämlich nicht Hunderte von Jahren experimentiert, welche Pflanze bei welcher Krankheit hilft, sondern sind einfach in die Ebene der Pflanzenmenschen gereist, und dort hat sich ihnen eine Pflanze offenbart, die sie dann nach ihrer Rückkehr von dieser Reise nur noch in der Natur finden mussten. Die Paleros, die Baumschamanen in Peru, machen dies noch heute, wenn sie ein Mittel gegen eine neue Krankheit suchen.

Die dritte Ebene ist die Ebene der Tiergeister. Vor der endgültigen Bewusstwerdung der Seele wird diese auch hier noch geläutert.

Die vierte Ebene ist die Ebene der Ahnen. In der Ebene der Ahnen finden wir all unsere Vorfahren und können auch mit ihnen sprechen. Hier finden wir unseren Ursprung, also unsere himmlischen Eltern, was bitte nicht wörtlich gemeint ist. Zudem können wir hier unsere ursprüngliche Bestimmung erfahren.

Die fünfte Ebene ist die Ebene des Lichts. Hier finden wir das reine Licht, das reine Bewusstsein. Alle fertigen Seelen, die die anderen vier Stufen durchlaufen haben, sind gemäß diesem schamanischen Weltbild hier.

Die Reise in die Oberwelt sollte immer erst nach einer längeren Beschäftigung mit schamanischen Übungen und Theorien gemacht werden, weil sie der Höhepunkt der persönlichen Entwicklung ist und nur entsprechend wirkt, wenn man bereits an sich gearbeitet hat und seine Probleme angegangen ist.

In der Oberwelt finden Sie also Ihre wahre Bestimmung, welcher Art auch immer diese sein mag. Man könnte diese Bestimmung auch als göttliche Führung bezeichnen. Wollen Sie dieser Bestimmung von nun an folgen, so werden Sie auch erfahren, was Ihnen bevorsteht, wie der Weg sein wird und wie Sie diesen Weg gehen können.

Wie für jede Reise überlegen Sie sich auch für die Reise in die Oberwelt vorher ein Thema. Fangen Sie mit kleinen Fragestellungen an. Zum Beispiel könnten Sie sich fragen, wie Sie sich in der eigenen Familie besser integrieren und nützlich machen könnten. Noch besser: Reisen Sie beim ersten Mal nur, um diese Welt kennenzulernen, und suchen Sie sich erst einmal ein Krafttier für die Oberwelt. Genauso können Sie aber erst einmal auch Ihr bisheriges Krafttier behalten. Ihre Krafttiere werden wechseln, wenn Sie sich verändern. Irgendwann wird ein neues Tier auftauchen und Sie weiter begleiten.

Die Reise zu den himmlischen Eltern bietet sich dazu an, die Oberwelt kennenzulernen. Es handelt sich dabei nicht um biologische Eltern oder Vorfahren, sondern um Ihren Ursprung, um die Quelle, aus der Sie kommen. Teil 1 und 3 sind wieder wie bei der Reise in die Unterwelt.

Teil 1

Teil 2

Siehst du am anderen Ende des Gartens, dort, wo das Gelände zu den Bergen ansteigt, den kleinen See mit dem Wasserfall? Der kleine Fluss, der durch deinen Garten fließt, wird von diesem See gespeist. Geh hin zu dem See, und fühl das angenehm warme Wasser.

Das Wasser ist kristallklar und frisch. Du stehst auf runden Kieselsteinen. Geh mit deinem ganzen Körper in den See, und lass dich von seinem warmen Wasser umspülen. Fühl, wie das Wasser deinen Körper umgibt und du eine Verbindung mit dem Wasser eingehst. In der Schwerelosigkeit weißt du kaum noch, wo dein Körper aufhört und wo das Wasser beginnt. Du fühlst dich eins mit dem Wasser. Das Wasser spült jede Müdigkeit und alle Sorgen von dir ab. Lass hier im Wasser all das, was du auf der weiteren Reise nicht mitnehmen möchtest.

– 1 Minute Pause –

Verlass den See wieder, und trockne dich ab, oder lass dich von der Sonne trocknen.

– ½ Minute Pause –

Geh nun zu dem großen Baum, der am Seeufer steht. Stell dir vor, wie tief er in die Erde reicht. Der Baum ist so groß, dass seine gewaltigen

Äste bis auf den Boden reichen. Allerlei Tiere leben in ihm und lassen sich von dir nicht stören. Schau nach oben, der Baumwipfel verschwindet in den Wolken.

Überleg dir, wie du bis zu den Wolken klettern kannst. Wenn du selbst ein guter Kletterer bist, kletter direkt hinauf. Du kannst dich aber auch für den Aufstieg in ein Tier verwandeln. Oder du sendest deine Energie in den riesigen Baumstamm und steigst mit den Pflanzensäften bis in die Blattspitzen.

– 1 Minute Pause –

Du steigst nun die letzten Meter in den Baumwipfel. Oben angekommen, stellst du fest, dass direkt über dir ein Loch im Himmel ist. Greif nach den Rändern, und zieh dich hoch. Du bist in der Oberwelt und befindest dich auf einer Wiese an einem wunderschönen, reinen Ort.

– ½ Minute Pause –

Oben angekommen, stehst du nun auf der Wolkendecke, die wie eine Art Bodennebel auf einer grünen Wiese aussieht. In der Ferne siehst du zwei leuchtende Lichtpunkte, die schnell näher kommen.

Du erkennst, dass es sich um den Ursprung deines Selbst handelt, deine himmlischen Eltern stehen vor dir. Von ihnen kommt all deine Energie. Sie begrüßen dich herzlich. Du kannst dich mit ihnen unterhalten und sie fragen, was du möchtest. Versuch dabei, energetisch eins mit ihnen zu sein, kommuniziere über den Geist. Sie erkennen deine Gedanken, du erkennst die ihren.

Frag deine himmlischen Eltern nach deiner Lebensaufgabe. Was war deine Intention, als deine Seele sich vor langer Zeit genau die Familie

ausgesucht hat, in die du hineingeboren wurdest? Welches Ziel ist für dein Leben vorgesehen? Was ist als Aufgabe für dich vorgesehen, was sollst du lernen und lehren? Wie lautet dein heiliger Vertrag?

– 2 Minuten Pause –

Bist du auf diesem Weg geblieben, oder bist du vielleicht von ihm abgewichen? Welche Möglichkeit gibt es, zurück zur ursprünglichen Intention zu gelangen?

– 1 Minute Pause –

Jetzt geh mit deinen Eltern zu der Leiter, die weiter nach oben in die nächste Wolkenschicht, in den Himmel, führt. Am Ende der Leiter stehst du vor einer großen, mächtigen Tür. Klopf an die Tür, ruf nach Rangi, dem Hüter der Schwelle.

Wenn der Hüter der Schwelle die Tür öffnet, sieh ihm fest in die Augen, und bitte um Hilfe und um die Erlaubnis, einzutreten. Sag ihm, warum du hier bist.

– ½ Minute Pause –

Tritt nur ein, wenn der Hüter einverstanden ist. Wenn nicht, geh den Weg zurück in deinen Garten, und versuch es ein anderes Mal wieder. Verabschiede dich nun von deinen Eltern. Sie werden hier auf dich warten.

– ½ Minute Pause –

Hinter der Tür ist ein langer Gang. Du gehst gemeinsam mit Rangi bis zum Ende des Gangs, und ihr gelangt dort in einen Raum aus Kristall, der voll warmem Licht und Energie ist. Die Wände des Raums scheinen zu leben, die ganze Welt in ihrer reinen Form spiegelt sich dort, alles scheint noch unberührt und ursprünglich zu sein.

In diesem Raum steht ein Tisch mit zwei Stühlen. Auf dem Tisch steht eine Kristallkugel, deren Abmessungen sich ständig verändern. Die Ku-

gel pulsiert wie eine energetische Wolke, sie scheint nicht materiell und doch fest zu sein.

✿

Bitte deinen Führer darum, dass er dich in die Energiekugel blicken lässt. Fokussier dich vollständig auf das glänzende Zentrum. Was siehst du in der Kugel? Nach und nach wandelt sich die Kugel von festem Glas zu klarem Wasser und wird zu einem kleinen See mit spiegelglatter Oberfläche.

– ½ Minute Pause –

Bitte darum, dass du deine Vision erkennen kannst. Wie kannst du deinen persönlichen Weg gehen und für das Gesamte von Wert sein? Achte auf alles, was du fühlst, spürst oder siehst.

– 1 Minute Pause –

Solltest du Dinge sehen, die dir nicht gefallen, bitte deinen Geistführer darum, sie zu verändern. Sag ihm, wie du es lieber hättest, und sieh diese veränderte Vision in der Wasseroberfläche. Solltest du dich zuerst krank gesehen haben, so siehst du dich jetzt gesund. Solltest du dich in der ersten Vision einsam gefühlt haben, wünsche dir zahlreiche Freunde, und sieh dich mit ihnen feiern. Fühlt sich für dich alles okay an? Sind deine Sehnsüchte ausreichend erfüllt? Hier, an diesem Ort, kannst du deine Zukunft durch deine Gedanken, durch reine Intention verändern. Beobachte im Wasser, wie deine Vision nun aussieht.

– 1 Minute Pause –

Siehst du etwas, was du als Geschenk, als Erinnerung mitnehmen könntest? Bitte Rangi um Erlaubnis, es mitzunehmen. Er wird es dir gestatten.

– ½ Minute Pause –

Wenn du genug gesehen hast, bedank dich bei Rangi, dem Hüter des Tores, und steig gemeinsam mit deinen himmlischen Eltern, die an der Pforte auf dich gewartet haben, die Leiter wieder hinab.

Auf der Wolkendecke kannst du nun deinen Eltern Fragen stellen zu dem, was du in der Kristallkugel gesehen und vielleicht verändert hast. Du kannst hier auch deine himmlischen Eltern bitten, dich zu verstorbenen Verwandten oder Freunden zu bringen. Sie alle leben hier, es geht ihnen gut, und du kannst sie hier immer besuchen, wenn du sie vermisst oder eine Frage an sie hast.

– 1 Minute Pause –

Verabschiede dich jetzt bitte langsam. Bedanke dich.

– ½ Minute Pause –

Steig zurück in den Baum, und geh genauso, wie du heraufgekommen bist, den Weg zurück in deinen Garten.

Setz dich einen Moment hin, und schau, wie du dich fühlst. Was hat sich verändert?

– ½ Minute Pause –

Nimm nun in Gedanken dein Geschenk, halt es an dein Herz, und tu drei tiefe Atemzüge, mit denen du die Energie des Geschenks aufnimmst.

– ½ Minute Pause –

Bedanke dich bei allen Pflanzen und Tieren, bedanke dich für den schönen Garten.

Teil 3

Und nun sind Sie sich selbst überlassen ...

Ich hoffe, Sie sind nun in Ihrem wahren Traum angekommen und erträumen Ihr Leben wie die Schamanen. Sie beherrschen mittlerweile die Kunst des Träumens und können so Ihr Leben selbst gestalten. Ich habe Ihnen verschiedene Türen zu Ihrem Selbst und zur Achtsamkeit gezeigt. Sie werden bemerkt haben, dass die Welt, in der wir gewöhnlich leben und die wir auch immer selbst erträumen, nur ein kleiner Teil des möglichen Lebens ist.

Leben Sie also Ihren Traum, und wenn das Leben mal nicht so ist, wie es sein sollte, dann erträumen Sie einfach – wie ein Schamane – Ihr Leben neu. Lassen Sie sich von niemandem davon abhalten, vor allem aber nicht von sich selbst!

Leben Sie Ihren Traum von Anfang an, als ob er bereits wahr wäre. Haben Sie also keine Zweifel! Tun Sie immer alles, was Sie im jeweiligen Moment tun können, also das, was die Realisierung des Traums erfordert. Träumen Sie nicht nur im stillen Kämmerlein, die meisten Träume erfordern, dass andere Menschen davon erfahren. Wenn Sie schon immer eine eigene Coaching- oder Physio-Praxis haben wollten, müssen Sie irgendwann einen Mietvertrag unterschreiben und ein Schild an die Tür nageln. Wer Klavier spielen möchte, braucht zunächst ein Klavier und dann viel Fleiß.

Ein guter Traum ist wie eine neue Liebe, Sie werden fasziniert von ihm sein und ihm all Ihre Energie schenken. Hindernisse und Probleme erscheinen Ihnen klein und leicht zu überwinden zu sein. Und wie in der Liebe lässt der Schwung irgendwann nach, Sie werden es nicht verhindern können. Aber bleiben Sie am Ball: Es wird sich lohnen.

Den richtigen Traum zu leben erfordert die Erkenntnis der eigenen Ziele. Und auch ein Traum erfüllt sich in der Regel nicht von allein. Zu seiner Realisierung benötigen Sie einen Plan oder eine Strategie. Nun haben Sie also ein Ziel, auf das Sie hinarbeiten möchten. Wo Ziele sind, da sind Probleme und Hindernisse, sonst würden Sie Ihr Ziel in der Sekunde der Planung bereits erreicht haben. Oder umgekehrt: Dort, wo ein Problem ist, ist auch ein Ziel. Probleme und Hindernisse erfordern Lösungen. Die notwendigen Tools, die Sie benötigen, um an diese Probleme und Hindernisse heranzugehen und sie aufzulösen, haben Sie in diesem Buch erlernt.

Von allen Übungen möchte ich Ihnen neben denen, die Ihnen im Alltag eine schnelle Hilfe sein können, insbesondere die Meditation ans Herz legen. Die tägliche Meditation – am besten für mindestens eine halbe Stunde – bewirkt unglaublich viel. Dazu benötigen Sie keine weiteren Bücher, CDs, Räucherstäbchen, Sitzkissen oder Hilfsmittel. Setzen Sie sich einfach hin, und konzentrieren Sie sich auf Ihren Atem, das reicht aus. Kein Ziel, keine Vorgaben, keine Regeln sind darüber hinaus erforderlich. Andere Übungen, wie die schamanische Reise in den Garten oder in die Unter- und die Oberwelt, machen Sie bei Bedarf. Sie können dabei nichts falsch machen.

»Ab heute bin ich ein guter Mensch.« Behalten Sie Ihre Gedanken im Auge. Sie wissen jetzt: Ihre negativen Gedanken fallen auf Sie selbst zurück, Sie schaden sich selbst damit am meisten, nicht dem anderen. Und das Schöne ist, dass wir, sobald wir uns selbst verändern, sobald wir die Spielregeln unseres eigenen Lebens ändern, die Spielregeln für alle ändern. Alles in Ihrem Außen, in Ihrer Welt wird sich verändern.

Ich hoffe, Sie haben die Übungen wie beschrieben gemacht, dann bin ich sicher, dass Sie das, was Sie gelernt und geübt haben, auch nutzen werden. Es liegt ausschließlich an Ihnen, wie Sie Ihr Leben träumen. Sie haben die Wahl. Sie können jetzt im Moment Ihr Leben ändern und die Dinge, die Sie belastet haben, hinter sich lassen. Oder Sie machen genauso weiter wie bisher. Sie entscheiden.

Die Vergangenheit ist nicht mehr da. Das, woran Sie sich noch erinnern, ist, wie Sie gelernt haben, subjektiv geprägt und nicht gerade verlässlich. Die Zukunft ist ein Gedankenspiel, Sie werden sie nie erreichen. Nur im Jetzt können Sie handeln und leben.

Folgen Sie also dem Weg, den Sie eingeschlagen haben, setzen Sie die Prioritäten, die Ihnen richtig und wichtig erscheinen, finden Sie sich selbst. Seien Sie spontan, vertrauen Sie Ihrer Intuition. Lassen Sie sich nicht von Gedanken und Sorgen, sondern von Ihrer Vision leiten. Geben Sie die Orientierung an dem Bild Ihres Selbst einfach auf, an der Vorstellung, wie Sie sein sollten oder wie andere meinen, dass Sie sein sollten.

Kommen wir zu guter Letzt zu Ihrem ursprünglichen Wunsch, mit dem Sie in dieses Buch gestartet sind. Vielleicht war Ihr Wunsch die Überwindung eines Schmerzes oder einer Krankheit und Sie wollten sich selbst heilen. Zum Abschluss beantworten Sie bitte bewusst diese Fragen:

1. Wie würden Sie auf einer Skala von 1 bis 10, wobei 10 der Wert der Schmerz-freiheit oder vollständigen Heilung ist, Ihren aktuellen Wert einstufen?
2. Was müsste passieren, damit Sie sich noch besser fühlen?
3. Wie würden Sie Ihren heutigen Gesamtzustand auf einer Skala von 1 bis 10 be-werten, wenn 10 der beste Wert ist?
4. Würde Ihre Umwelt sagen, dass Sie sich in den letzten Wochen verändert ha-ben?

Vergleichen Sie diese Antworten mit denen, die Sie am Anfang des Buches notiert haben.

Wissen Sie nun schon, was Sie in der nächsten Zeit erleben werden? Hören Sie in sich hinein: Wie sind Ihre Gedanken, was fühlen Sie? Sind Sie gut gelaunt und positiv gestimmt? Genau das werden Sie im Außen bekommen. Sie, die Sie jetzt all dies für nicht realistisch halten und das Buch kopfschüttelnd und zweifelnd zur Seite legen, werden erfahren, dass sich Ihre Zweifel auch in Ihrem Leben manifestieren. Halten Sie dann Heilung für wahrscheinlich? Sie aber, die Sie die heilende Wirkung des schamanischen Wissens für möglich halten, Sie werden diese heilende Wirkung auch erleben.

Ich wünsche Ihnen alles Liebe, seien Sie achtsam, passen Sie auf sich auf, alles andere findet sich ganz von allein. Wie sagt der Hawaiianer:

»MANA – Alle Macht kommt von innen.«

In Indien hieß es bereits vor ein paar Tausend Jahren:

Du bist wie Deine tiefen, drängenden Wünsche.
Wie Deine Wünsche, so Dein Wille.
Wie Dein Wille, so Deine Tat,
und wie Deine Tat, so ist Dein Schicksal.[14]

14 Chopra, Deepak: *Die sieben geistigen Gesetze des Erfolgs.* Berlin 2004.

Übungskalender

Tag 1	Tag 2	Tag 3	Tag 4	Tag 5	Tag 6	Tag 7	Tag 8	Tag 9	Tag 10	Tag 11
Ü1	Ü1	Ü1	Ü1	Ü1	Ü1	Ü1	Ü1	Ü1	Ü1	Ü14
Ü2	Ü3	Ü3	Ü3	Ü3	Ü9	Ü9	Ü9	Ü9	Ü9	Ü9
	Ü4	Ü5	Ü6	Ü6		Ü10	Ü11	Ü12	Ü12	Ü12
			Ü7	Ü8					Ü13	

Tag 22	Tag 23	Tag 24	Tag 25	Tag 26	Tag 27	Tag 28	Tag 29	Tag 30	Tag 31	Tag 32
Ü14	Ü14	Ü14	Ü14	Ü14	Ü14	Ü14	Ü14	Ü14	Ü14	Ü14
Ü22	Ü22	Ü22	Ü22	Ü22	Ü28	Ü28	Ü29	Ü30	Ü31	Ü32
Ü24	Ü25	Ü26	Ü27	Ü28						
Ü25										

Tag 43	Tag 44	Tag 45	Tag 46	Tag 47	Tag 48	Tag 49	Tag 50	Tag 51	Tag 52	Tag 53
Ü14	Ü14	(Ü14)	(Ü14)	(Ü14)	(Ü14)	(Ü14)	(Ü14)	(Ü14)	(Ü14)	Ü14
Ü41	Ü42	Ü43	Ü43	Ü43	Ü43	Ü43	Ü43	Ü43	Ü47	Ü48
		Ü44	Ü45	Ü45	Ü45	Ü45	Ü46			

Tag 64	Tag 65	Tag 66	Tag 67	Tag 68	Tag 69	Tag 70	Tag 71	Tag 72	Tag 73	Tag 74
Ü14	Ü14	Ü14	Ü14	Ü14	Ü14	Ü14	Ü14	Ü14	Ü14	Ü14
						Ü58	Ü58	Ü59	Ü60	Ü61
Ü57 (3x)	Ü57 (3x)	Ü57 (3x)	Ü57 (3x)	=> weiter nach Bedarf …						

Tag 85	Tag 86	Tag 87	Tag 88	Tag 89	Tag 90	Tag 91	Tag 92	Tag 93	Tag 94	Tag 95
Ü14	Ü14	Ü14	Ü14	Ü14	Ü14	Ü14	Ü14	Ü14	Ü14	Ü14
Ü63	Ü63	Ü63	Ü67	Ü68	Ü69	Ü70	Ü70	Ü71a	Ü71b	Ü72
Ü66	Ü66	=> weiter nach Bedarf …								

Tag 106	Tag 107	Tag 108	Tag 109	Tag 110	Tag 111	Tag 112	Tag 113			
Ü14	Ü14	Ü14	Ü14	Ü14	Ü14	Ü14	Ü14			
Ü84	Ü86	Ü86	Ü86	Ü87	Ü87	Ü88	Ü89			
Ü85	(Ü82)	(Ü82)	(Ü82)							

Selbstheilungspraxis									
Übungskalender									
Tag 12	Tag 13	Tag 14	Tag 15	Tag 16	Tag 17	Tag 18	Tag 19	Tag 20	Tag 21
Ü14	Ü14	Ü14	Ü14	Ü14	Ü14	Ü14	Ü14	Ü14	Ü14
Ü15	Ü15	Ü15	Ü18	Ü18-21	Ü18-21	Ü22	Ü22	Ü22	Ü22
Ü12	Ü16	Ü17	Ü19				Ü23	Ü24	Ü24
			Ü20						Ü25
			Ü21						
Tag 33	Tag 34	Tag 35	Tag 36	Tag 37	Tag 38	Tag 39	Tag 40	Tag 41	Tag 42
Ü14	Ü14	Ü14	Ü14	Ü14	Ü14	Ü14	Ü14	Ü14	Ü14
Ü33	Ü33	Ü33	Ü33	Ü33	Ü37	Ü37	Ü37	Ü40	Ü41
	Ü34	Ü34	Ü35	Ü36		Ü38	Ü39		
Tag 54	Tag 55	Tag 56	Tag 57	Tag 58	Tag 59	Tag 60	Tag 61	Tag 62	Tag 63
Ü14	Ü14	Ü14	Ü14	Ü14	Ü14	Ü14	Ü14	Ü14	Ü14
Ü49	Ü50	Ü51	Ü52	Ü52	Ü53	Ü54	Ü55	Ü57 (3x)	Ü57 (3x)
							Ü56		
Tag 75	Tag 76	Tag 77	Tag 78	Tag 79	Tag 80	Tag 81	Tag 82	Tag 83	Tag 84
Ü14	Ü14	Ü14	Ü14	Ü14	Ü14	Ü14	Ü14	Ü14	Ü14
Ü62	Ü62	Ü62	Ü63	Ü63	Ü63	Ü63	Ü63	Ü63	Ü63
			Ü64	Ü64	Ü64	Ü65	Ü66	Ü66	
Tag 96	Tag 97	Tag 98	Tag 99	Tag 100	Tag 101	Tag 102	Tag 103	Tag 104	Tag 105
Ü14	Ü14	Ü14	Ü14	Ü14	Ü14	Ü14	Ü14	Ü14	Ü14
Ü73	Ü75	Ü77	Ü77	Ü78	Ü78	Ü80	Ü81	Ü82	Ü83
Ü74	Ü76				Ü79				

Machen Sie lieber weniger Übungen am Tag und strecken das Programm, als dass Sie Übungen auslassen oder nur darüber hinweghuschen! Wenn Sie nicht alle Übungen eines Tages gemacht haben, machen Sie diese am nächsten Tag und beginnen keine neue.
Sie können jeden Tag und jede Übung auch öfter machen, als angegeben, wenn Sie meinen, dass es Sinn macht. Verschieben Sie dann die nachfolgenden Tage einfach nach hinten.
Vielleicht streichen Sie in diesem Plan jede Übung einzeln durch, wenn Sie sie gemacht haben?

©shamanic coaching institute

Über den Autor

Oliver Driver hat 19 Jahre lang als Führungskraft in der Bau- und Immobilienwirtschaft gearbeitet, bevor der 2006 sein Leben auf den Kopf stellte. Auslöser dafür war eine Krankheit, die ihn lehrte, seinen Weg zu überprüfen. Den Werdegang vom Manager zum Schamanen beschreibt er in seinem Buch »Die Reise meines Lebens« (erschienen im Schirner Verlag).

Heute arbeitet er als Unternehmensberater, Coach und Stadt-Schamane. So wie die Schamanen immer auch Grenzgänger zwischen den Welten sind, so wechselt Oliver Driver vom Coach zum Schamanen zum Autor und verbindet diese so verschiedenen Welten. Er gibt sein Wissen zu Themen wie Vision, Glück und Sinn und Persönlichkeit sowohl in schamanischen Ausbildungen und Workshops als auch in einem für jedermann offenen »shamanic circle« in Köln weiter.

In seinem *coaching salon* arbeitet er als Coach systemisch, schamanisch und lösungsorientiert mit seinen Klienten an weltlichen und spirituellen Themen aller Art. Zudem begleitet er große und kleine Unternehmen in Veränderungsprozessen aller Art.

Feedback und Kontakt zum Autor

Bitte schreiben Sie uns Ihre Erfahrungen, Ihre Erfolge und auch Ihre Kritik zu diesem Buch an mail@shamanic-coach.de. Wir freuen uns über jede Zuschrift!

Informationen über die Ausbildungen und Seminare sowie das Coaching und schamanische Sitzungen finden Sie unter www.shamanic-coach.de.